DERNIERS TOURS ECN+

validation PUPH

VG Editions

Collection dirigée par L. LE

IMAGERIE AUX ECN

Edition 2013

Professeur Ivan BRICAULT
Julien FRANDON
Mehmet SAHIN

Editions Vernazobres-Grego
99 bd de l'Hôpital
75013 PARIS - Tél. : 01 44 24 13 61
www.vg-editions.com

Mai 2013 - ISBN : 978-2-8183-0898-1

Cet ouvrage a pour objectif de vous présenter de façon didactique une sélection d'images caractéristiques des principaux items du programme des ECN (81 items traités).

Chaque item est traité en trois parties :

- Principales constatations et descriptions-clé où sont fournis les mots clés de l'interprétation des examens d'imagerie concernant l'item étudié.

- Une image soumise à votre analyse orientée par une brève description clinique.

- La même image annotée associée à un tableau-résumé indiquant le type d'examen, son indication dans la pathologie étudiée, les repères anatomiques, la description des images pathologiques ainsi que le diagnostic.

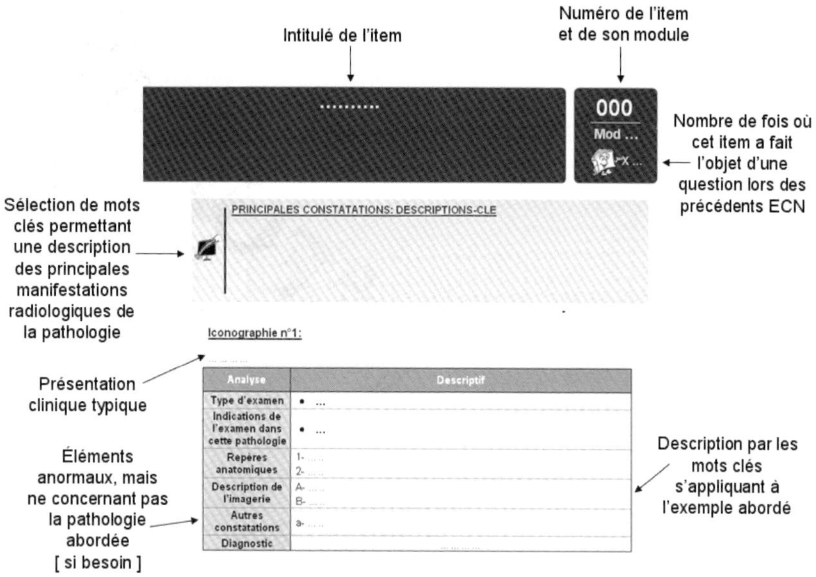

Des nouveautés pour cette mise à jour :

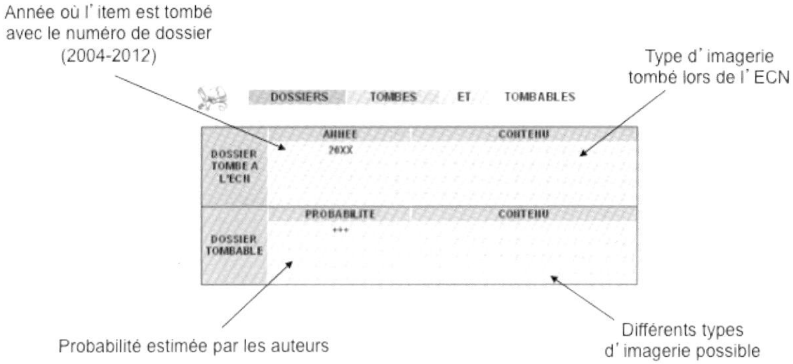

: zero à la question si omission

Les recommandations pour les examens d'imagerie sont basées sur le « guide du bon usage des examens d'imagerie médicale » ré-édité en 2012 par la Société Française de Radiologie.

Nous tenons à remercier pour leur aide à la rédaction de cet ouvrage l'ensemble des services d'imagerie du CHU de Grenoble, et en particulier le Professeur Gilbert Ferretti, les Docteurs Pierre-Yves Savoye, Ömer Eker, Mathieu Rodière, Caroline Dubois, Chantal Durand, Delphine Collomb, Sylvie Grand et Jean Cyril Bourre.

Un grand MERCI au Pr Ivan Bricault qui a coordonné notre travail.

SOMMAIRE

11	201	Evaluation de la gravité et recherche de complications précoces	2	• Rupture de l'isthme aortique • Traumatisme thoracique • Traumatisme abdominal • Saignement actif (TDM) • Saignement actif (artériographie) • Hémorragie sous arachnoïdienne post-traumatique • Hématome extra-dural • Hématome sous dural aigu • Contusion encéphalique • Entorse cervicale grave • Lésions axonales diffuses	281
11	215	Rachialgie	5	• Hernie discale	309
11	217	Syndrome occlusif	1	• Occlusion de l'intestin grêle (TDM) • Occlusion de l'intestin grêle (ASP)	313
MGS	220	Adénome hypophysaire	0	• Macroadénome • Microadénome	319
MGS	221	Algodystrophie	1	• Algoneurodystrophie du pied (radio) • Algoneurodystrophie du pied (scintigraphie)	325
MGS	224	Appendicite de l'enfant et de l'adulte	0	• Appendicite aiguë avec stercolithe en échographie • Appendicite aiguë en TDM • Abcès appendiculaire	331
MGS	225	Arthropathie micro-cristalline	1	• Chondrocalcinose (genou, poignet)	339
MGS	227	Bronchopneumopathie chronique obstructive	3	• BPCO (Rx)	345
MGS	228	Cirrhose et complications	1	• Cirrhose avec hypertension portale et CHC • Nodule hypervasculaire suspect de CHC • Lavage typique de CHC	349
MGS	231	Compression médullaire non traumatique et syndrome de la queue de cheval	1	• Epidurite métastatique compliquée d'une compression médullaire	355
MGS	234	Diverticulose colique et sigmoïdite	0	• Sigmoïdite diverticulaire abcédée	359
MGS	237	Fractures chez l'enfant : particularités épidémiologiques, diagnostiques et thérapeutiques	0	• Fracture « en motte de beurre » • Fracture « en bois vert » • Fracture « en cheveux » • Fracture « plastique » • Appositions périostées • Fracture décollement épiphysaire	363

Notes personnelles

MALTRAITANCE ET ENFANTS EN DANGER. PROTECTION MATERNELLE ET INFANTILE

037

Mod 3

X 2

PRINCIPALES CONSTATATIONS : DESCRIPTIONS-CLE

- Syndrome de l'enfant secoué → hématome cérébral intra-parenchymateux, hématome sous dural
- Syndrome de Silverman → fractures multiples d'âges différents, décollements périostés, arrachements épiphysaires

Iconographie n°1

Enfant amené par ses parents pour ralentissement staturo-pondéral et impotence du membre supérieur droit.

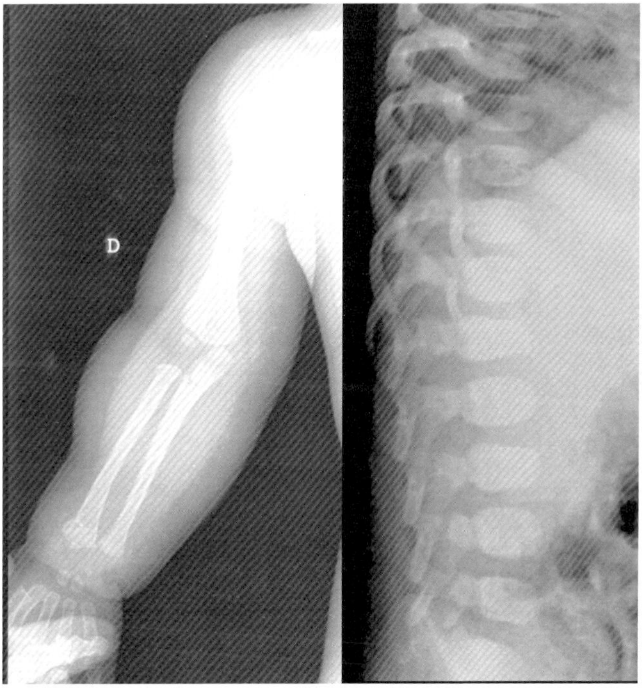

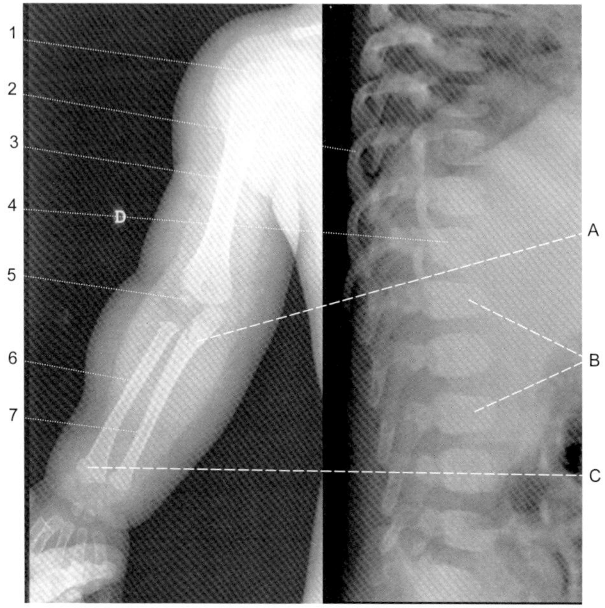

Analyse	Descriptif
Type d'examen	• **Icono de gauche : membre supérieur droit de face,** • **Icono de droite : radiographie du rachis lombaire de profil**
Indications de l'examen dans cette pathologie	• **Radiographie du squelette en entier si < 2 ans, radiographie localisée ensuite (on peut discuter un contrôle à J15 pour rechercher des appositions périostées).**
Repères anatomiques	1- Noyau épiphysaire de la tête humérale 2- Arc costal postérieur de T10 3- Humérus 4- Corps vertébral de T12 5- Noyau épiphysaire épicondylien 6- Radius 7- Ulna
Description de l'imagerie	A- Tassements vertébraux multiples (L1 et L3) B- Fracture diaphysaire de l'ulna C- Fracture en motte de beurre de la métaphyse radiale inférieure
Diagnostic	Syndrome de Silverman

Iconographie n°2

Enfant amené par ses parents pour dyspnée, somnolence et pleurs lors des manipulations.

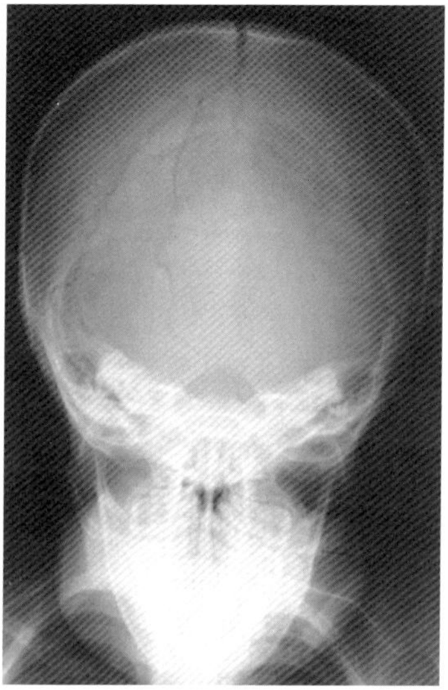

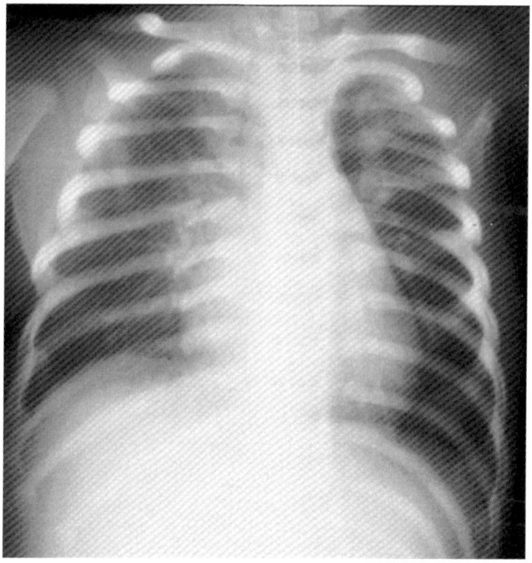

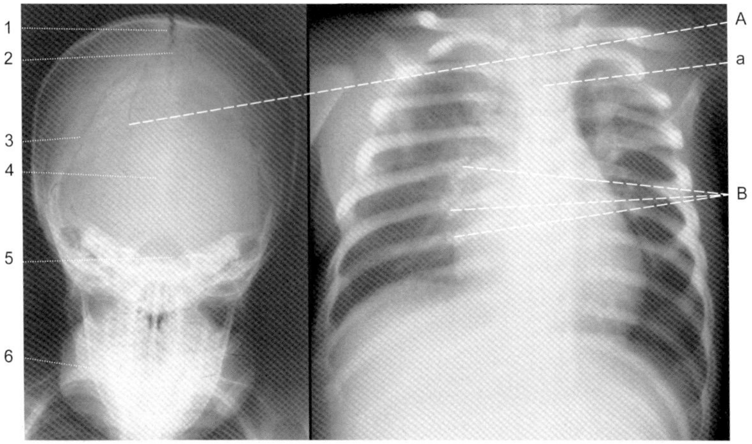

Analyse	Descriptif
Type d'examen	• **Icono de gauche : radiographie du crâne - incidence de Worms** • **Icono de droite : radiographie thoracique de ¾ droit**
Indications de l'examen dans cette pathologie	• **Radiographie du squelette en entier si < 2 ans, radiographie localisée ensuite (on peut discuter un contrôle à J15 pour rechercher des appositions périostées).**
Repères anatomiques	1- Suture longitudinale supérieure 2- Fontanelle postérieure (lambda) fermée 3- Suture lambdoïde droite 4- Ecaille occipitale 5- Foramen Magnum 6- Mandibule
Description de l'imagerie	A- Solution de continuité → fracture de l'écaille occipitale B- Fractures des arcs postérieurs de K 5-6-7 droites
Autres constatations	a- Sonde œsophagienne
Diagnostic	Syndrome de Silverman

Iconographie n°3

Enfant amené par ses parents pour somnolence, geignement.

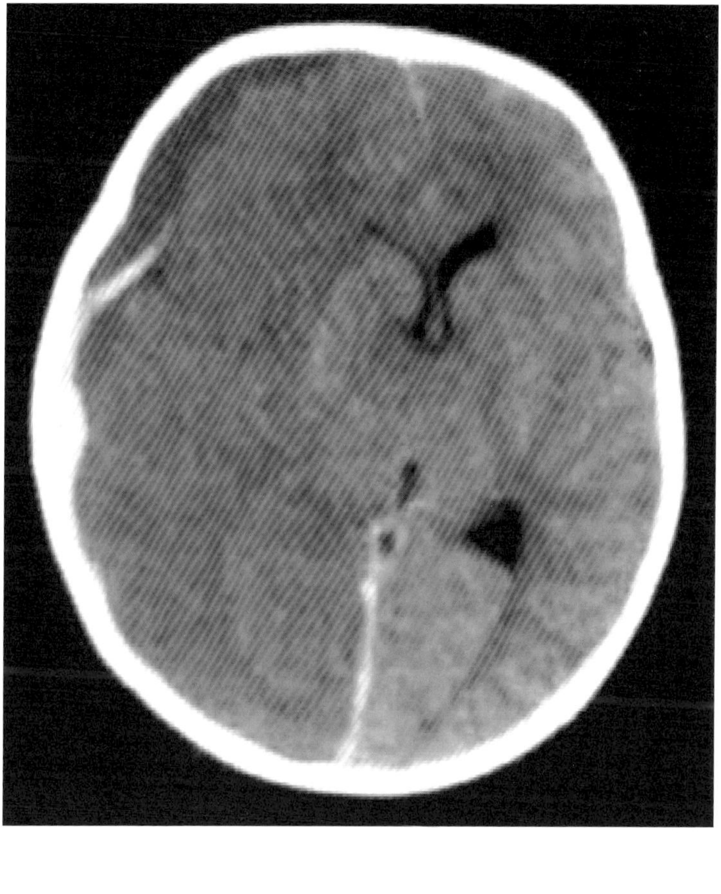

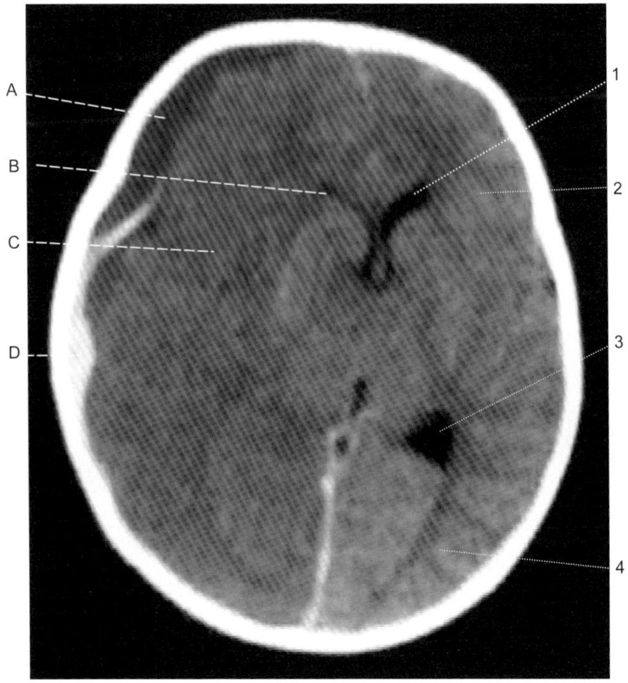

Analyse	Descriptif
Type d'examen	• **TDM encéphalique, coupe axiale, sans injection**
Indications de l'examen dans cette pathologie	• **Dépistage devant signe neurologique**
Repères anatomiques	1- Corne frontale du ventricule latéral gauche 2- Lobe frontal gauche 3- Carrefour ventriculaire gauche 4- Lobe pariétal gauche
Description de l'imagerie	A- Hypodensité en lentille biconcave → décollement sous dural chronique B- Compression de la corne frontale droite et déplacement de la ligne médiane → effet de masse C- Hypodensité hémisphérique droite diffuse → œdème D- Hyperdensité déclive en lentille biconcave → hématome sous dural aigu
Diagnostic	Hématomes sous duraux d'âges différents avec effet de masse en faveur d'un syndrome de l'enfant secoué

DOSSIERS TOMBES ET TOMBABLES

DOSSIER TOMBE A L'ECN	ANNEE	CONTENU
	2009 DOSSIER 9	Mort subite du nourrisson (pas d'imagerie)
	2012 DOSSIER 2	Hématome sous dural - TDM cérébrale
DOSSIER TOMBABLE	**PROBABILITE**	**CONTENU**
	++	RADIOGRAPHIES - TDM CEREBRALE

Notes personnelles

ADDICTION ET CONDUITES DOPANTES

045

Mod 3

X 5

PRINCIPALES CONSTATATIONS : DESCRIPTIONS-CLE

- **Encéphalopathie de Gayet-Wernicke:**
  Hypersignaux T2 et FLAIR (gliose réactionnelle) des régions périaqueducales, plancher des IVème et IIIème ventricules, des corps mamillaires, du thalamus, du cervelet

Iconographie

Alcoolisme chronique, syndrome confusionnel, paralysie oculomotrice, syndrome cérébelleux statique.

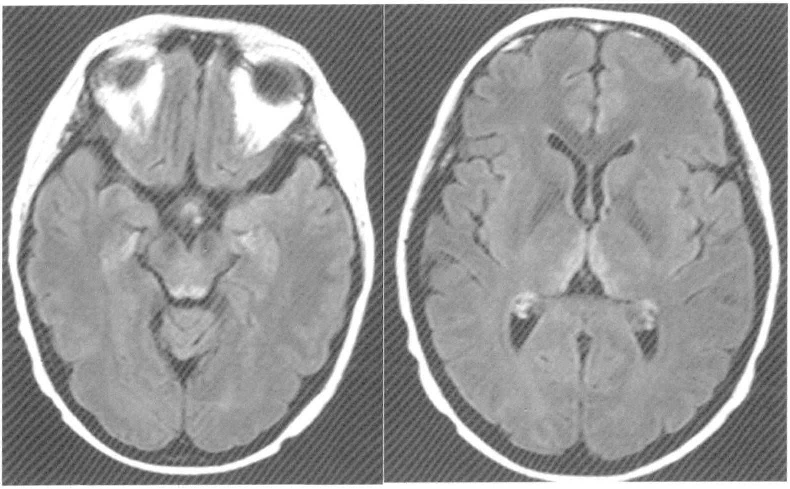

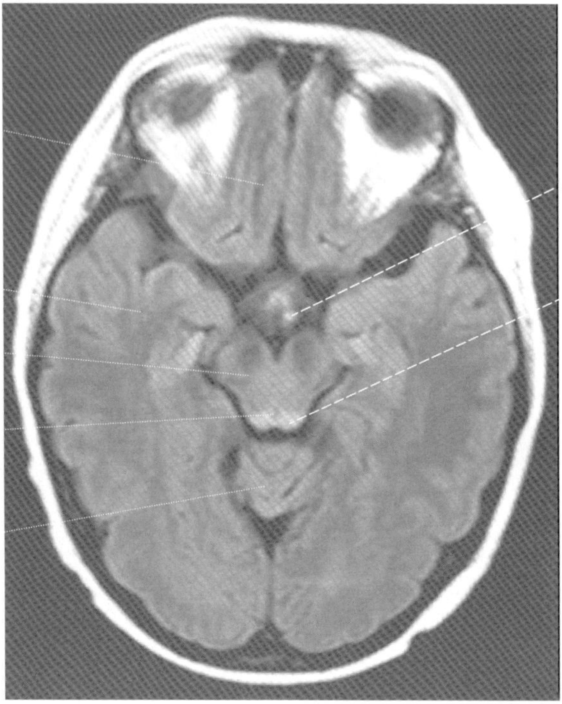

Analyse	Descriptif
Type d'examen	• **IRM encéphalique pondération FLAIR coupe axiale passant par le tronc cérébral**
Indications de l'examen dans cette pathologie	• **IRM peut objectiver les lésions mais le diagnostic reste clinique**
Repères anatomiques	1- Gyrus Rectus 2- Lobe temporal droit 3- Pédoncule cérébral droit 4- Aqueduc de Sylvius 5- Vermis du cervelet
Description de l'imagerie	A- Hyper signal FLAIR des corps mamillaires B- Hyper signal FLAIR périaqueducale (tubercules quadrijumeaux, lame tectale)
Diagnostic	Encéphalopathie de Gayet - Wernicke

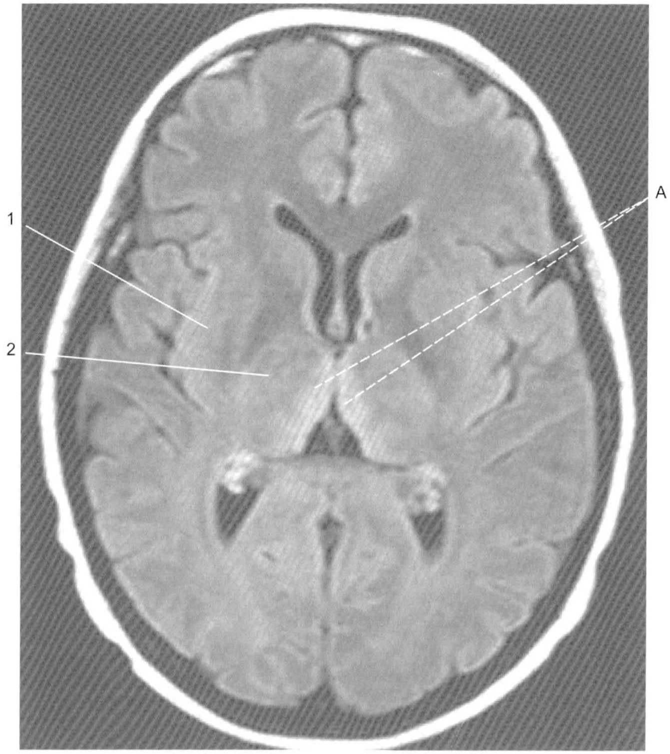

Analyse	Descriptif
Type d'examen	• **IRM encéphalique pondération FLAIR coupe axiale passant par le thalamus**
Indications de l'examen dans cette pathologie	• **IRM peut objectiver les lésions mais le diagnostic reste clinique**
Repères anatomiques	1- Insula droite 2- Thalamus droit
Description de l'imagerie	A- Hypersignaux FLAIR de la partie médiane des Thalamus
Diagnostic	Encéphalopathie de Gayet - Wernicke

DOSSIERS TOMBES ET TOMBABLES

	ANNEE	CONTENU
DOSSIER TOMBE A L'ECN	2004 DOSSIER 6	Ethylisme (pas d'imagerie)
	2005 DOSSIER 5	Tabagisme (pas d'imagerie)
	2006 DOSSIER 3	Cancer bronchique - RADIO thorax
	2010 DOSSIER 9	Ethylo-tabagisme (pas d'imagerie)
	2011 DOSSIER 2	Cancer bronchique - TDM & TEP
DOSSIER TOMBABLE	PROBABILITE	CONTENU
	+++	RADIO thorax - TDM TAP - TEP

OSTEOPOROSE

056
Module 5
X 4

PRINCIPALES CONSTATATIONS : DESCRIPTIONS-CLES

- **Déminéralisation osseuse diffuse et homogène** avec pour tous les os :
  - Augmentation de la transparence osseuse
  - Amincissement des corticales

  Vertèbres :
  - Raréfaction des travées horizontales faisant apparaître les plateaux plus denses
  - Respect des travées verticales

- **Tassements vertébraux** dorso-lombaires ou lombaires
  - Inférieurs à T7
  - Multiples avec alternance caractéristique de vertèbres tassées et non tassées
  - Symétriques sur la radiographie de face
  - Cunéiformes, biconcaves, en galette
  - Respect de l'arc postérieur avec bonne visibilité des pédicules et des épineuses, pas de recul du mur postérieur, contours osseux bien visibles

- "Signe du puzzle": corticale fracturée avec fragments osseux éclatés mais non effacés

Iconographie n°1

Lombalgies chez une patiente de 74 ans.

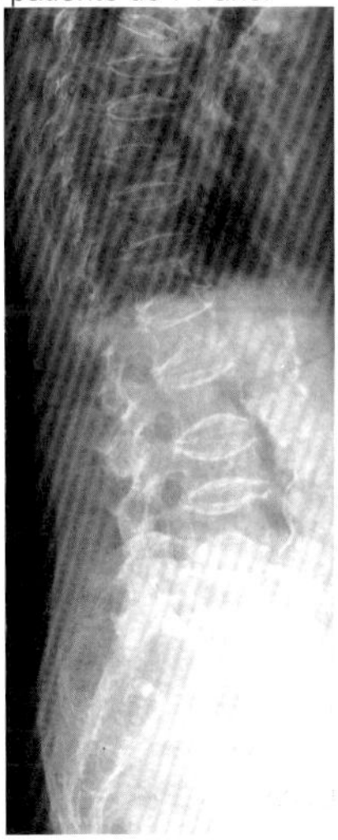

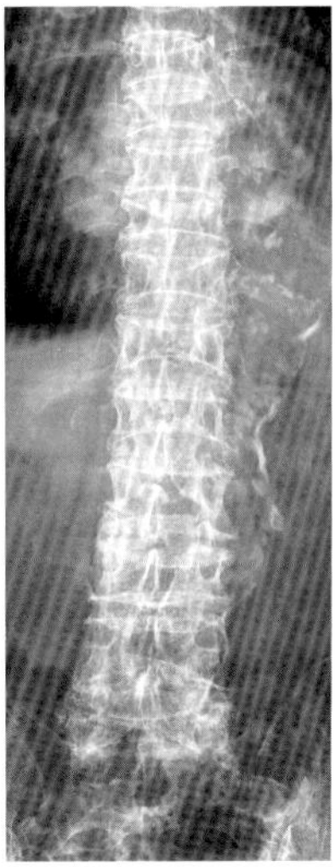

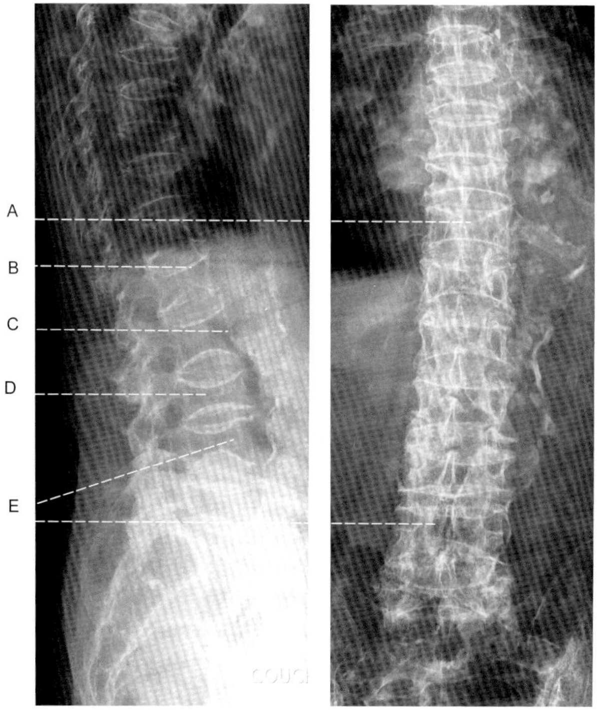

Analyse	Descriptif
Type d'examen	• **Radiographie du rachis dorso-lombaire de profil et de face**
Indications de l'examen dans cette pathologie	• **DIAGNOSTIC POSITIF**
Description de l'imagerie	A- Tassement vertébral symétrique de face B- Plateaux denses C- Corticale antérieure amincie D- Tassement vertébral biconcave de L4 E- Déminéralisation osseuse diffuse
Diagnostic	Tassements dorso-lombaires ostéoporotiques

Iconographie n°2

Bilan de douleurs du pied droit.

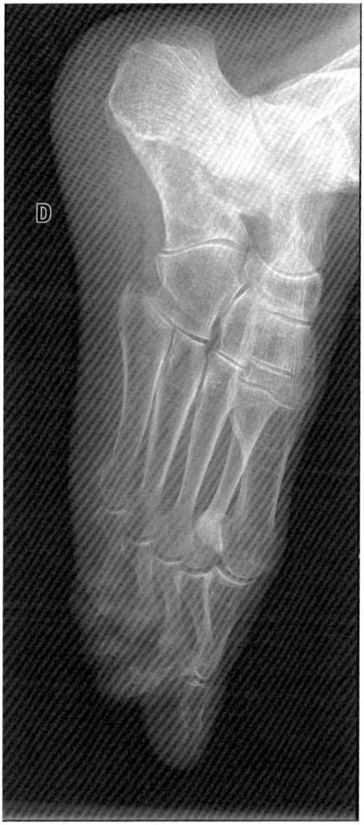

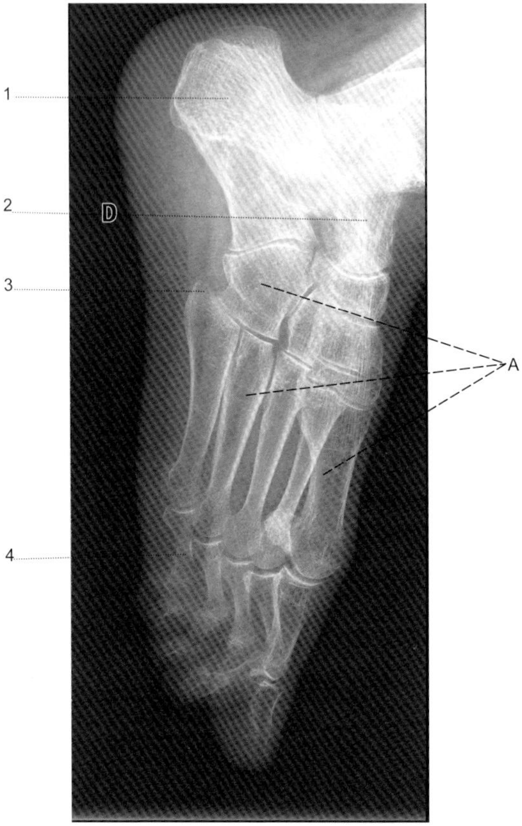

Analyse	Descriptif
Type d'examen	• **Radiographie de l'avant pied droit (incidence en déroulé)**
Indications de l'examen dans cette pathologie	• **DIAGNOSTIC POSITIF**
Repères anatomiques	1- Calcanéum 2- Talus 3- Styloïde du 5ème métatarsien 4- 1ère phalange du 5ème rayon
Description de l'imagerie	A- Déminéralisation osseuse diffuse (hyper transparence)
Diagnostic	Ostéoporose touchant le pied droit

DOSSIERS TOMBES ET TOMBABLES

	ANNEE	CONTENU
DOSSIER TOMBE A L'ECN	2004 DOSSIER 3	Ménopause (pas d'imagerie)
	2006 DOSSIER 6	Tassement vertébral - RADIO lombaire
	2007 DOSSIER 3	Fracture du poignet - RADIO poignets
	2008 DOSSIER 1	Fracture du col fémoral - (pas d'imagerie)
DOSSIER TOMBABLE	PROBABILITE	CONTENU
	+++	RADIOS - OSTEODENSITOMETRIE

Notes personnelles

ARTHROSE

057
Module 5
X 2

PRINCIPALES CONSTATATIONS : DESCRIPTIONS-CLES

- **Pincement focal** de l'interligne articulaire
- **Ostéophytose** marginale
- **Ostéocondensation** sous chondrale
- **Géodes** sous chondrales

Iconographie n°1

Coxalgie droite d'horaire mécanique.

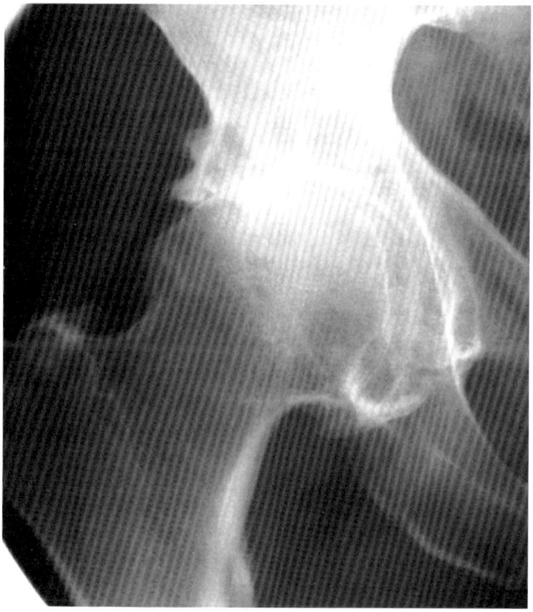

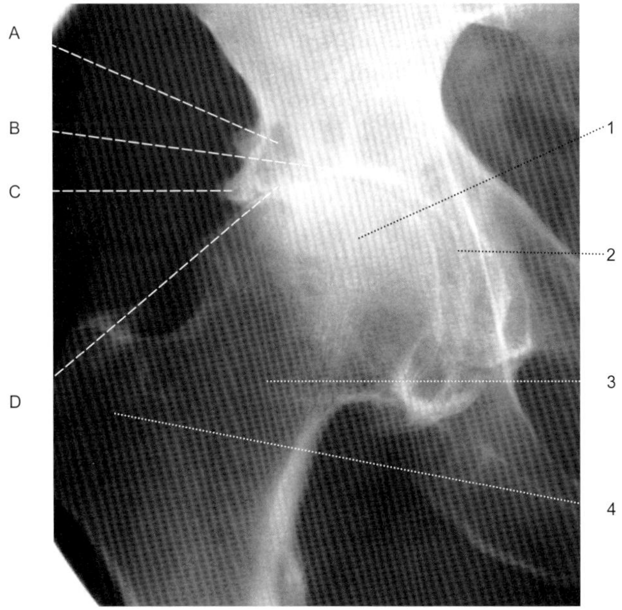

Analyse	Descriptif
Type d'examen	• **Radiographie de la hanche droite de face**
Indications de l'examen dans cette pathologie	• **DIAGNOSTIC POSITIF (non corrélé à la gravité clinique)**
Repères anatomiques	1- Tête fémorale 2- Fond du cotyle 3- Col fémoral 4- Grand trochanter
Description de l'imagerie	A- Déminéralisation focale sous chondrale → géode B- Ostéocondensation sous chondrale C- Production osseuse du toit du cotyle → ostéophyte marginal D- Pincement à la partie supéro-externe de l'interligne articulaire
Diagnostic	Coxarthrose polaire supérieure droite

Iconographie n°2

Gonalgie gauche chronique.

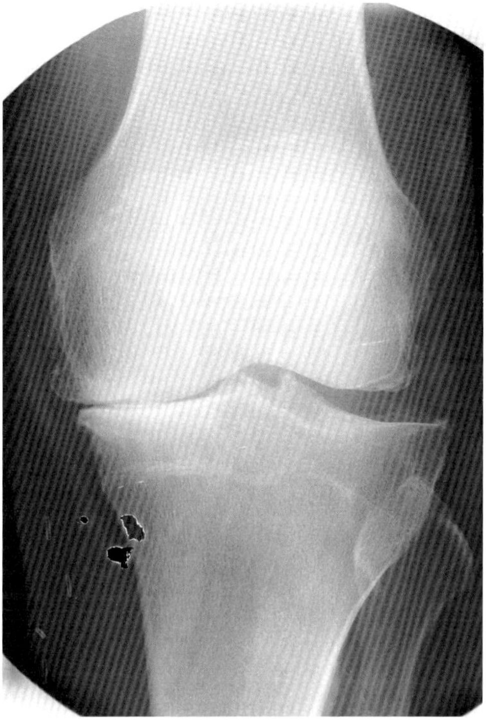

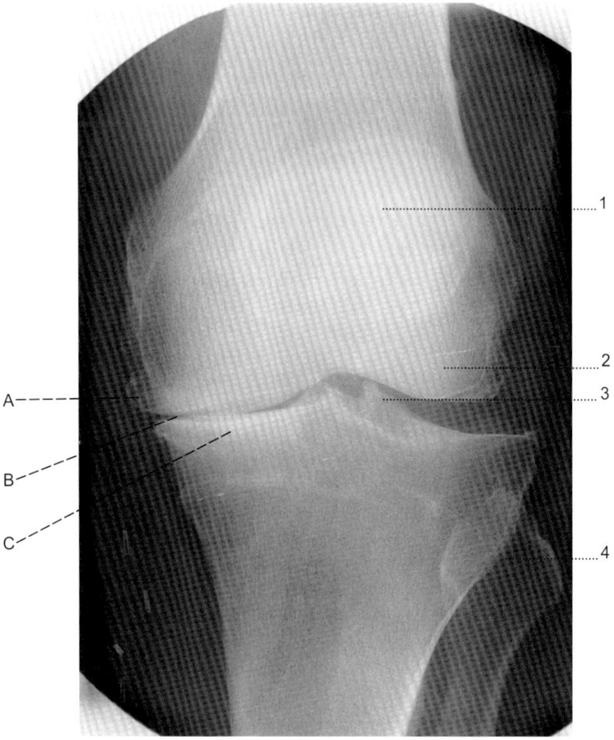

Analyse	Descriptif
Type d'examen	• **Radiographie du genou gauche de face**
Indications de l'examen dans cette pathologie	• **DIAGNOSTIC POSITIF (non corrélé à la gravité clinique)**
Repères anatomiques	1- Patella 2- Condyle latéral 3- Epine tibiale latérale 4- Tête fibulaire
Description de l'imagerie	A- Ostéophyte B- Pincement de l'interligne fémoro-tibial interne C- Condensation sous chondrale
Diagnostic	Gonarthrose fémoro-tibiale interne gauche

DOSSIERS TOMBES ET TOMBABLES

DOSSIER TOMBE A L'ECN	ANNEE	CONTENU
	2005 DOSSIER 2	Gonarthrose - RADIO genou
	2006 DOSSIER 6	Lombalgie - RADIO lombaire

DOSSIER TOMBABLE	PROBABILITE	CONTENU
	+++	RADIOS rachis - articulations

Notes personnelles

ANGINE ET PHARYNGITE DE L'ENFANT ET DE L'ADULTE

077

Mod 7

X 4

PRINCIPALES CONSTATATIONS : DESCRIPTIONS-CLE

- **Phlegmon amygdalien** → abcès au niveau amygdalien avec effet de masse sur les voies aéro-digestives, adénomégalies bien rehaussées
- **Adénophlégmon latéro-cervical ou adénite cervicale suppurative** → abcès au niveau d'un ganglion lymphatique de la chaine jugulocarotidienne
- **Syndrome de Lemierre** → infection ORL avec thrombose septique d'une veine jugulaire et emboles septiques systémiques avec abcès multiples (poumons +++)

Iconographie

Enfant amené par ses parents devant dysphagie douloureuse, trismus, voussure unilatérale du pilier antérieur.

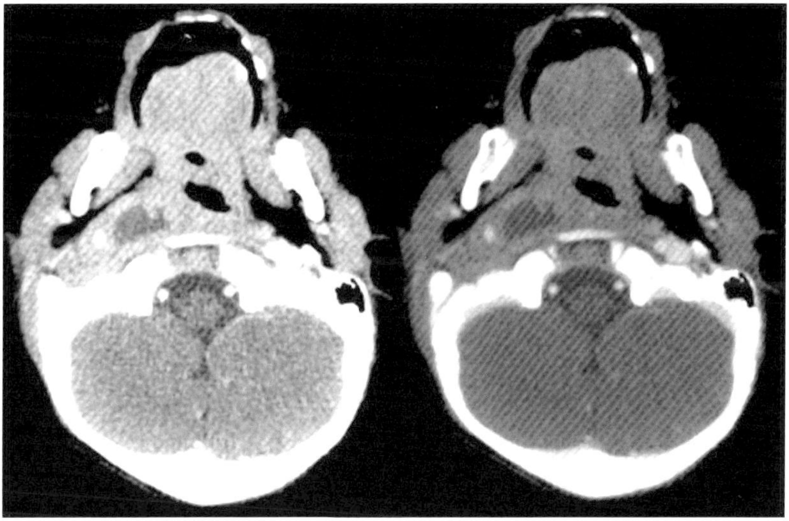

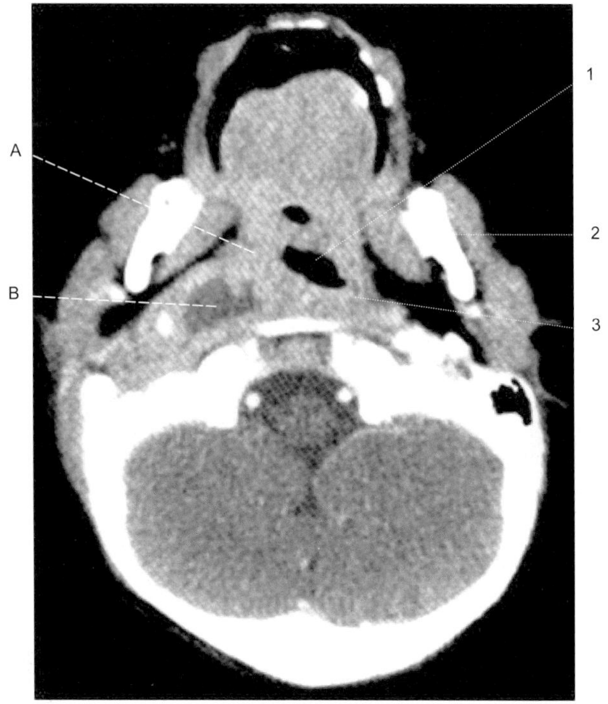

Analyse	Descriptif
Type d'examen	• **TDM cervico-faciale avec injection, fenêtre tissulaire**
Indications de l'examen dans cette pathologie	• **TDM indiquée si suspicion d'abcédation. Première approche par échographie cervicale possible**
Repères anatomiques	1- Voie aérodigestive supérieure 2- Mandibule gauche 3- Loge amygdalienne gauche
Description de l'imagerie	A- Déviation et bombement du pilier antérieur → effet de masse B- Hypodensité avec prise de contraste périphérique → abcès
Diagnostic	Phlegmon amygdalien droit

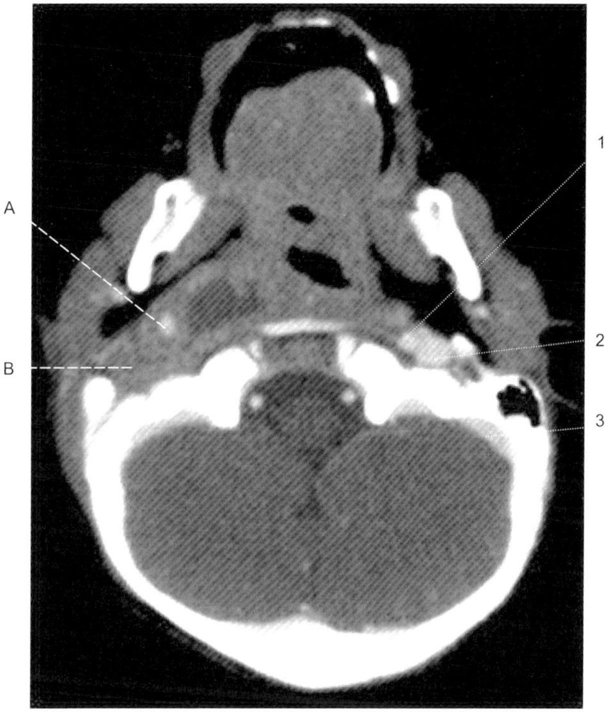

Analyse	Descriptif
Type d'examen	• **TDM cervico-faciale avec injection, fenêtre vasculaire**
Indications de l'examen dans cette pathologie	• **TDM indiquée si suspicion d'abcédation. Première approche par échographie cervicale possible**
Repères anatomiques	1- Artère carotide interne gauche 2- Veine jugulaire interne gauche 3- Sinus veineux transverse gauche
Description de l'imagerie	A- Refoulement postérieur de l'artère carotide interne droite → effet de masse B- Veine jugulaire interne droite non rehaussée → thrombose
Diagnostic	Phlegmon amygdalien droit compliqué d'un syndrome de Lemierre

DOSSIERS TOMBES ET TOMBABLES

	ANNEE	CONTENU
DOSSIER TOMBE A L'ECN	2004 DOSSIER 9	Angine (pas d'imagerie)
	2007 DOSSIER 8	Angine (pas d'imagerie)
	2008 DOSSIER 6	Rhinopharyngite (pas d'imagerie)
	2008 DOSSIER 9	Pharyngite (pas d'imagerie)
DOSSIER TOMBABLE	PROBABILITE	CONTENU
	+	ANGIOSCANNER ORL

ENDOCARDITE INFECTIEUSE

080
Mod 7
X 3

PRINCIPALES CONSTATATIONS : DESCRIPTIONS-CLE

- **Anévrisme mycotique / septique encéphalique :**
  Lésion ischémique ou hémorragique possible sur emboles septiques.
  Vascularite : prise de contraste au temps veineux, hypersignaux FLAIR.
  Anévrisme distaux (portion M3-M4 des artères sylviennes), multiples, collet large, formes irrégulières

Iconographie

Endocardite infectieuse, céphalées, confusion.

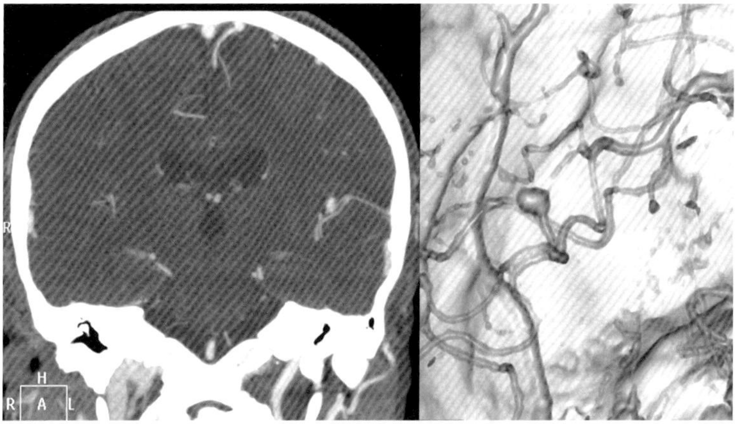

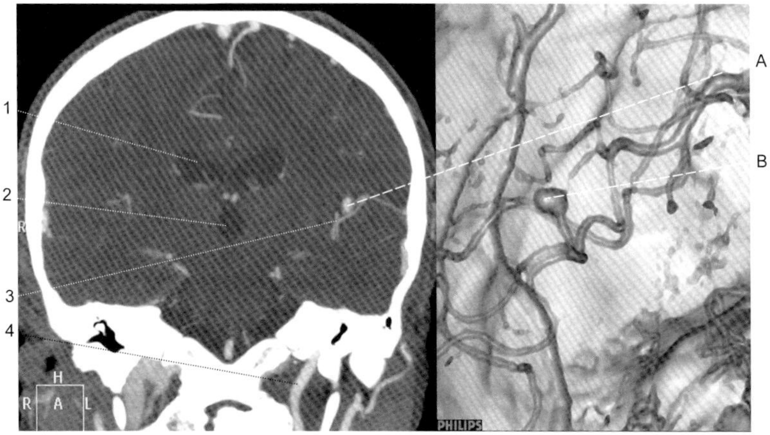

Analyse	Descriptif
Type d'examen	• **Icono de gauche : angioscanner au temps artériel, reconstruction coronale** • **Icono de droite : reconstruction volumique**
Indications de l'examen dans cette pathologie	• **Angioscanner plus performant que angio-IRM pour l'exploration du polygone de Willis. L'angiographie reste l'examen de référence** 💣
Repères anatomiques	1- Ventricule latéral droit 2- 3ème ventricule 3- Portion M3 de l'artère Sylvienne gauche 4- Artère carotide interne gauche
Description de l'imagerie	A- Image sacciforme situé sur la portion M3 → Anévrisme distal B- Anévrisme de forme irrégulière
Diagnostic	Anévrisme mycotique

DOSSIERS TOMBES ET TOMBABLES

	ANNEE	CONTENU
DOSSIER TOMBE A L'ECN	2006 DOSSIER 8	Purpura (pas d'imagerie)
	2010 DOSSIER 7	Endocardite (pas d'imagerie)
	2012 DOSSIER 3	Endocardite (pas d'imagerie)
DOSSIER TOMBABLE	PROBABILITE	CONTENU
	+	TDM TAP - ANGIOSCANNER cérébral

Notes personnelles

FIEVRE AIGUE CHEZ UN MALADE IMMUNODEPRIME

081
Mod 7
X 2

PRINCIPALES CONSTATATIONS : DESCRIPTIONS-CLE

- Pneumocystose → **dissociation radio-clinique**, **infiltration alvéolo-interstitielle** diffuse en **verre dépoli**, à prédominance péri-hilaire
- Aspergillose pulmonaire invasive → lésion **nodulaire**, **excavation** possible avec image en croissant gazeux, épanchement pleural, **signe du "halo"** (verre dépoli autour du nodule traduisant l'hémorragie alvéolaire)

Iconographie n°1

Infection VIH connue, fièvre, essoufflement, toux sèche.

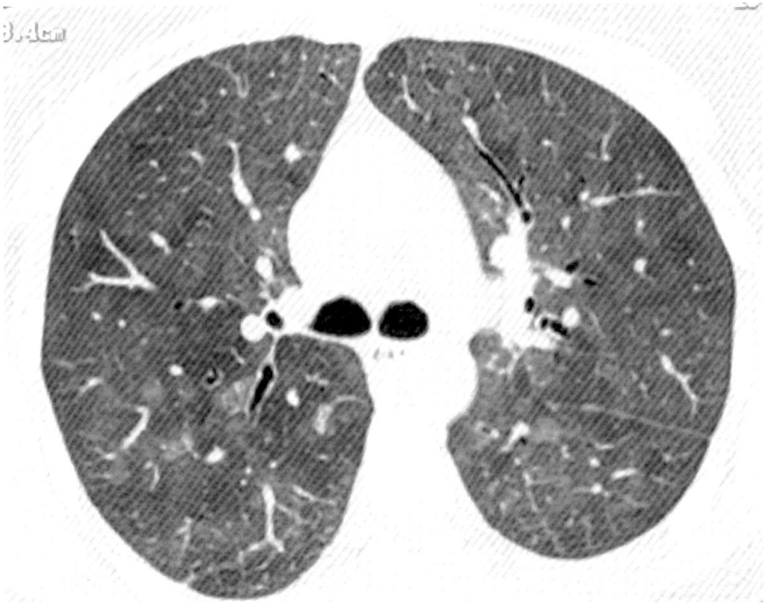

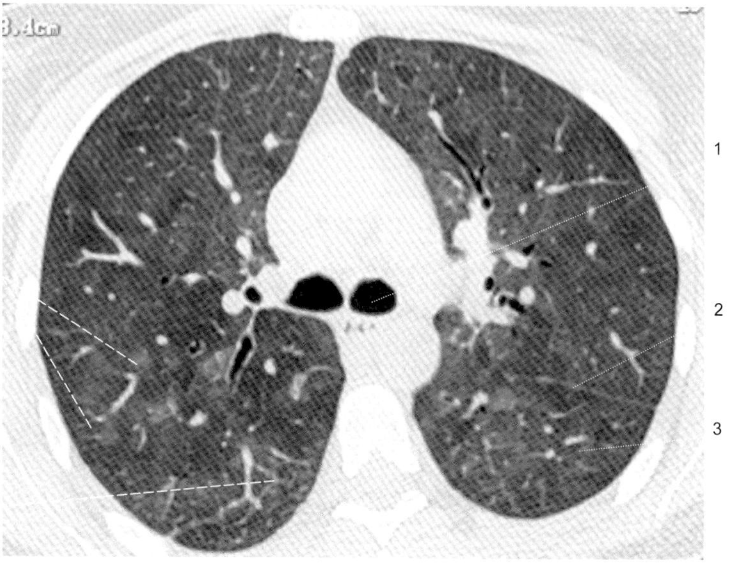

Analyse	Descriptif
Type d'examen	• **TDM thoracique en inspiration, sans injection, en fenêtre parenchymateuse**
Indications de l'examen dans cette pathologie	• **TDM est l'examen de référence et vient en complément de la radiographie thoracique**
Repères anatomiques	1- Bronche souche gauche 2- Grande scissure gauche 3- Lobe inférieur gauche
Description de l'imagerie	A- Infiltration alvéolaire en verre dépoli B- Epaississement des septa pulmonaires → syndrome interstitiel
Diagnostic	Pneumocystose pulmonaire

Iconographie n°2

Chimiothérapie, toux sèche, fièvre, dyspnée, douleur thoracique.

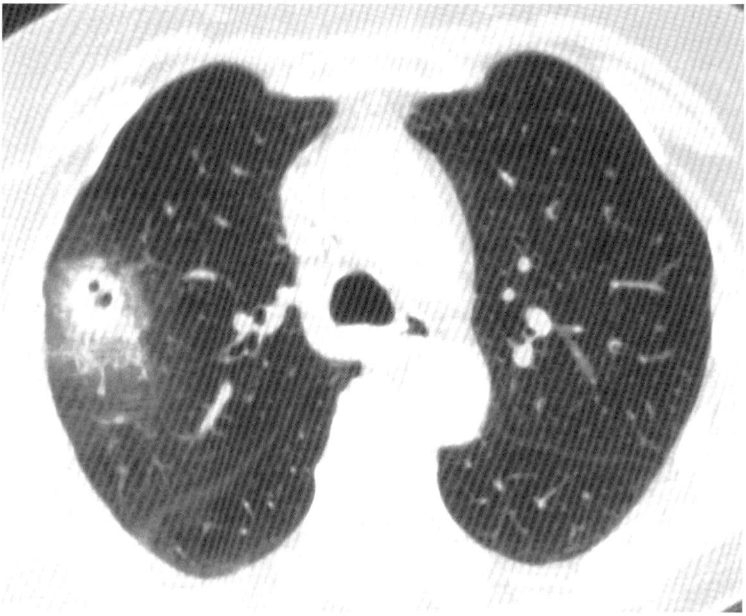

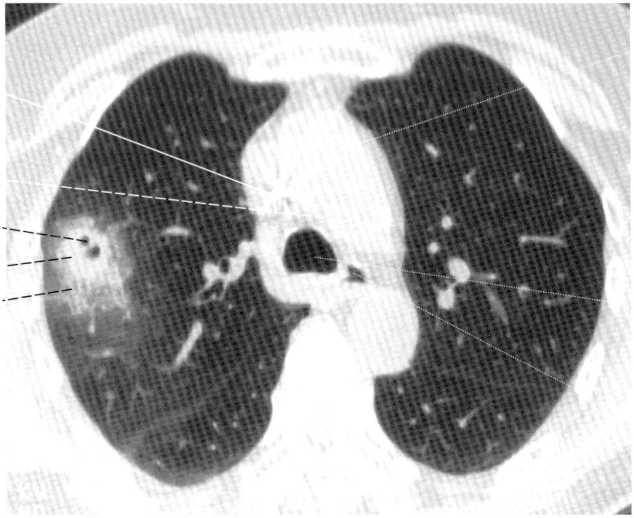

Analyse	Descriptif
Type d'examen	• **TDM thoracique en inspiration, sans injection, en fenêtre parenchymateuse**
Indications de l'examen dans cette pathologie	• **TDM est l'examen de référence et vient en complément de la radiographie thoracique**
Repères anatomiques	1- Crosse aortique 2- Trachée 3- Œsophage
Description de l'imagerie	A- Nécrose excavée B- Nodule pulmonaire C- Halo de verre dépoli
Autres constatations	a- Artéfact du cathéter de la voie veineuse centrale b- Plaque d'athérome aortique calcifié
Diagnostic	Aspergillose pulmonaire invasive

DOSSIERS TOMBES ET TOMBABLES

DOSSIER TOMBE A L'ECN	ANNEE	CONTENU
	2004 DOSSIER 5	Pneumopathie sur LLC (pas d'imagerie)
	2009 DOSSIER 2	Pneumopathie sur VIH - RADIO thorax
DOSSIER TOMBABLE	PROBABILITE	CONTENU
	++	RADIOS thorax - TDM TAP - IRM cérébrale

Notes personnelles

INFECTION A VIH

085
Mod 7
X 2

PRINCIPALES CONSTATATIONS : DESCRIPTIONS-CLE

- **Encéphalite à VIH :**
  Atrophie corticale, atteinte diffuse de la substance blanche sous-corticale, bilatérale, symétrique prédominant au niveau lobes frontaux et pariétaux. Hyper T2 sous corticaux
- **Leucoencéphalopathie multifocale progressive (LEMP) :**
  Atteinte démyélinisante, images confluentes hypo T1, Hyper T2, Hyper FLAIR, atteinte cortico-sous-corticale, asymétrique, pas de prise de contraste, localisation hémisphérique mais aussi tronc cérébral et cervelet.
- **Lymphome cérébral :**
  Atteintes multiples et bilatérales expansives, masse iso / hypo T2 avec infiltration périphérique Hyper T2 et Flair, à bords mal limités prenant le contraste avec un faible effet de masse, localisation: corps calleux, les noyaux gris centraux (thalamus), les régions péri-ventriculaires et le cervelet
- **Toxoplasmose**
  Images multiples prenant le contraste nodulaire ou en cocarde correspondant à des abcès.

Iconographie n°1

Patient VIH+ au stade SIDA, trouble de la vigilance, trouble visuel, crise convulsive, apyrexie.

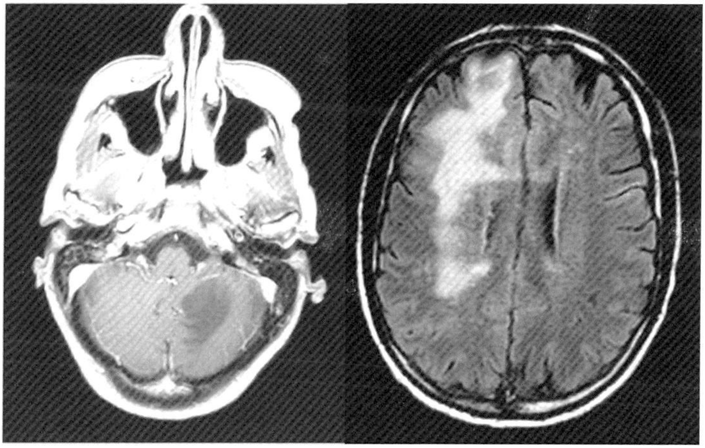

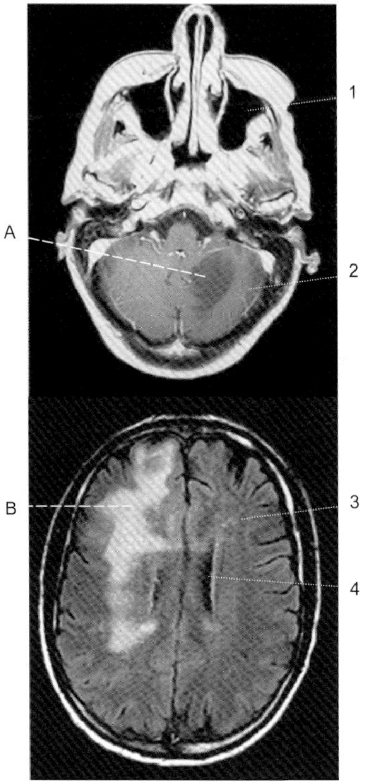

Analyse	Descriptif
Type d'examen	• **Icono du haut : IRM en pondération T1 centrée sur la fosse postérieure avec injection de gadolinium** • **Icono du bas : IRM en pondération FLAIR passant par les lobes fronto-pariétaux**
Indications de l'examen dans cette pathologie	• **Examen de référence devant un déficit neurologique (en fonction de la disponibilité du plateau technique)**
Repères anatomiques	1- Sinus maxillaire gauche 2- Hémisphère cérébelleux gauche 3- Lobe frontal gauche 4- Ventricule latéral gauche
Description de l'imagerie	A- Hypo signal T1 franc du cervelet non rehaussé → démyélinisation majeure B- Hyper signal FLAIR sous cortical → démyélinisation fronto pariétale asymétrique
Diagnostic	LEMP

Iconographie n°2

Patient VIH+, céphalées, troubles mnésiques, confusion d'installation progressive, apparition d'une hémiparésie gauche.

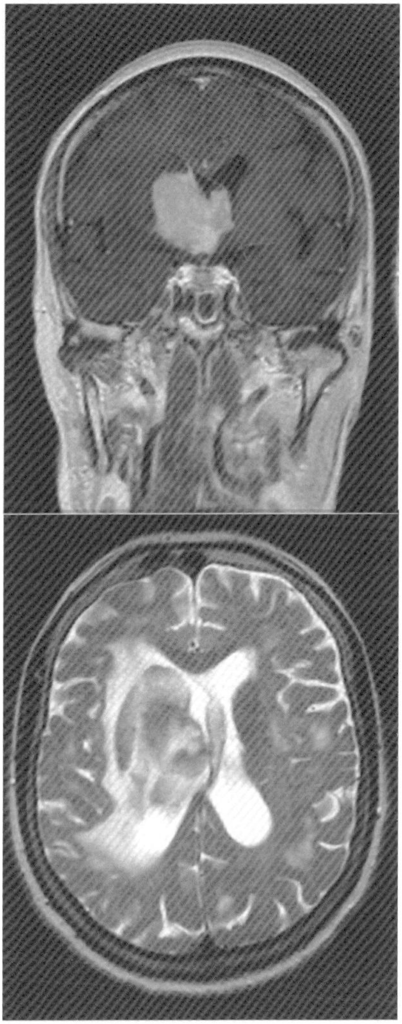

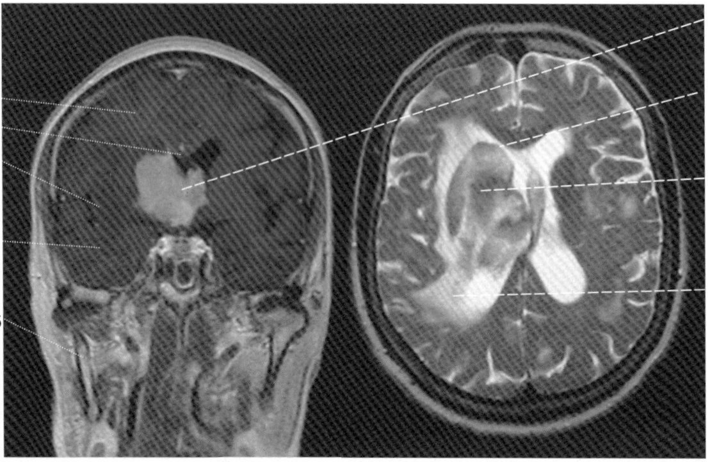

Analyse	Descriptif
Type d'examen	• **Icono de gauche : IRM en pondération T1 avec injection de gadolinium en coupe coronale** • **Icono de droite : IRM en pondération T2 en coupe axiale**
Indications de l'examen dans cette pathologie	• **Examen de référence devant un déficit neurologique (en fonction de la disponibilité du plateau technique)**
Repères anatomiques	1- Lobe frontal droit 2- Corps calleux 3- Insula 4- Lobe temporal droit 5- Branche montante de la mandibule
Description de l'imagerie	A- Masse au niveau des noyaux gris centraux rehaussée par le gadolinium B- Disparition de la corne frontale du ventricule droit → effet de masse modéré C- Masse en hypo signal T2 à contour mal limité D- Hypersignal T2 périphérique mal limité → œdème + infiltration tumorale.
Diagnostic	Lymphome cérébral

Iconographie n°3

Patient VIH+, syndrome dépressif insidieux, ralentissement psychomoteur, trouble de la mémoire.

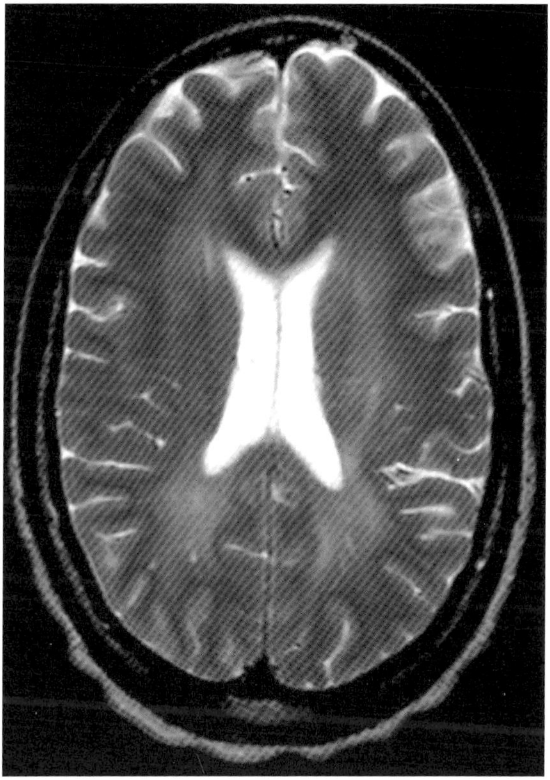

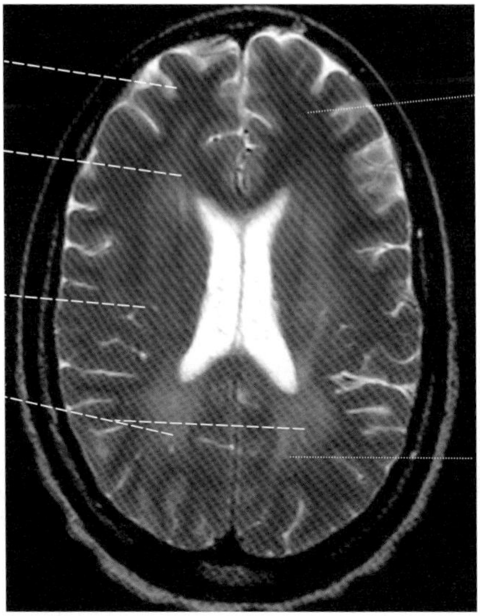

Analyse	Descriptif
Type d'examen	• **IRM en pondération T2 en coupe axiale**
Indications de l'examen dans cette pathologie	• **Examen de référence devant un déficit neurologique (en fonction de la disponibilité du plateau technique)** 💣
Repères anatomiques	1- Lobe frontal gauche 2- Lobe pariétal gauche
Description de l'imagerie	A- Elargissement des sillons corticaux → Atrophie corticale B- Hyper signaux T2 sous corticaux frontaux bilatéraux C- Hyper signaux T2 sous corticaux pariétaux bilatéraux
Autres constatations	a- Dilatation d'un espace de Virchow Robin
Diagnostic	Encéphalite à VIH

Iconographie n°4

Patient VIH+, état subfébrile, céphalées et crise convulsive.

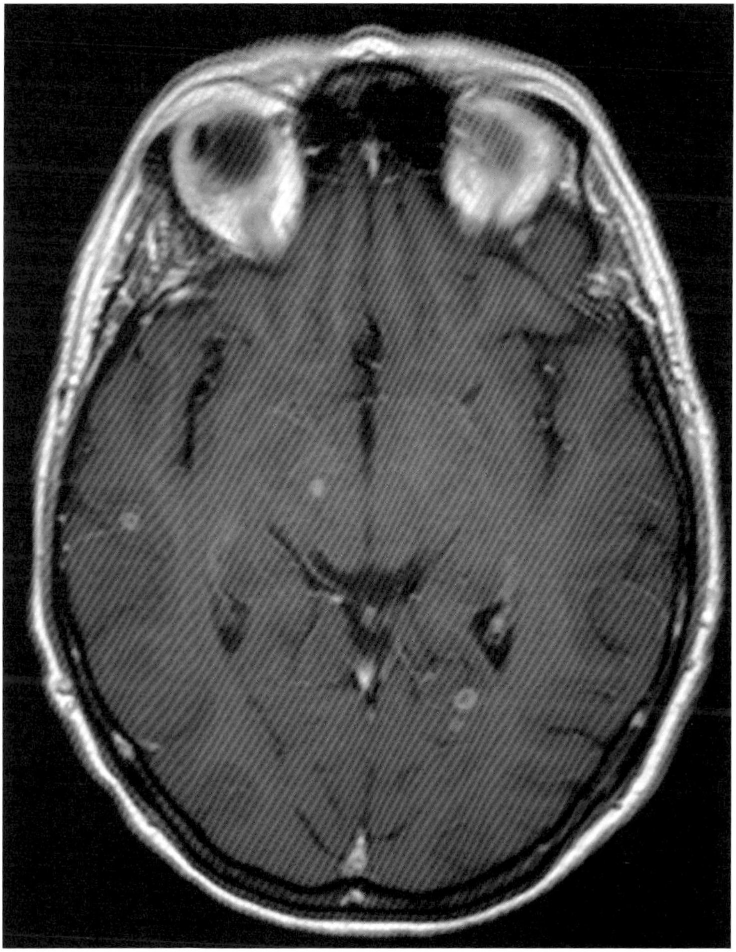

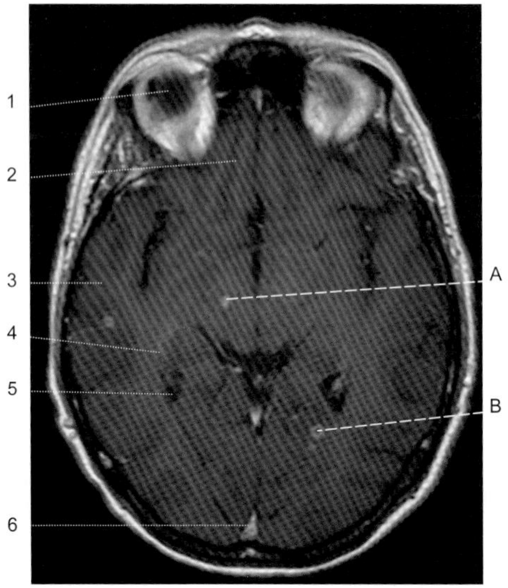

Analyse	Descriptif
Type d'examen	• **IRM en pondération T1 après injection de gadolinium, en coupe axiale**
Indications de l'examen dans cette pathologie	• **Examen de référence devant un déficit neurologique (en fonction de la disponibilité du plateau technique)**
Repères anatomiques	1- Orbite droit 2- Gyrus Rectus (lobe frontal) 3- Lobe temporal droit 4- Plexus choroïde 5- Carrefour ventriculaire droit 6- Sinus veineux longitudinal supérieur
Description de l'imagerie	A- Prise de contraste nodulaire multiples B- Prise de contraste en anneau → abcès
Diagnostic	Toxoplasmose cérébrale

DOSSIERS TOMBES ET TOMBABLES

DOSSIER TOMBE A L'ECN	ANNEE	CONTENU
	2009 DOSSIER 2	Pneumopathie sur VIH - RADIO thorax
	2010 DOSSIER 4	Toxoplasmose cérébrale - IRM cérébrale
DOSSIER TOMBABLE	PROBABILITE	CONTENU
	++	RADIO / TDM thorax - IRM cérébrale

Notes personnelles

INFECTIONS BRONCHO-PULMONAIRES DU NOURRISSON, DE L'ENFANT ET DE L'ADULTE

086
Mod 7
X 5

PRINCIPALES CONSTATATIONS : DESCRIPTIONS-CLE

- Pneumonie franche lobaire aigüe → opacité alvéolaire **systématisée,** dense avec bronchogramme aérique
- Bronchopneumonie → opacité alvéolaire **non systématisée**
- Pleuropneumonie → + **épanchement pleural**
- Pneumonie interstitielle → infiltrat pulmonaire peu dense, **opacités réticulo-micronodulaires diffuses, non systématisées**
- Pneumonie d'aspiration → opacité **déclive**, +/- abcès (entérobactéries)

Iconographie n°1

Toux, douleur thoracique, fièvre, début brutal.

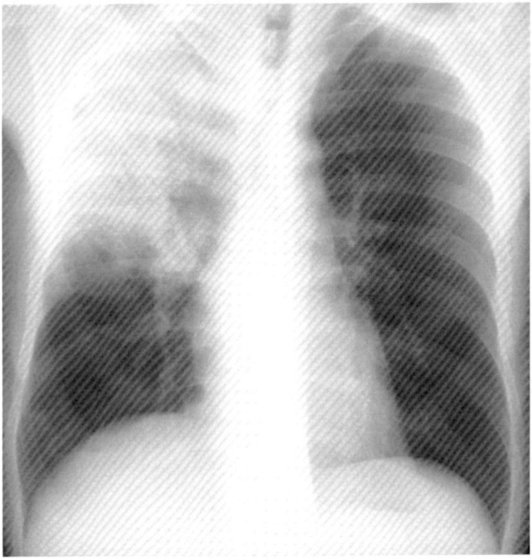

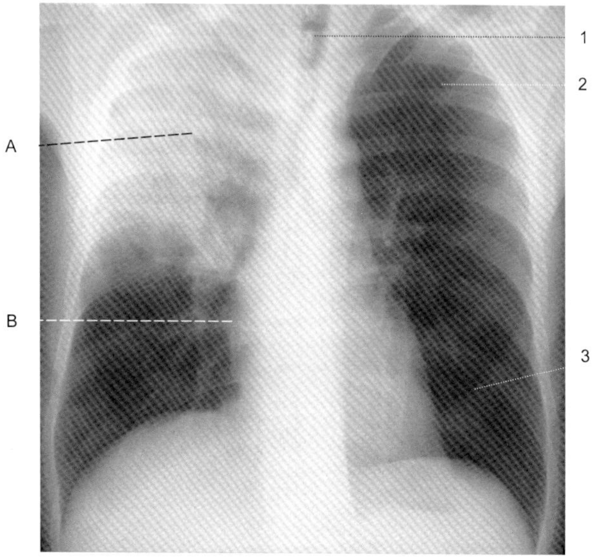

Analyse	Descriptif
Type d'examen	• **Radiographie thoracique de face en inspiration**
Indications de l'examen dans cette pathologie	• **Bilan diagnostic** • **+/- Suivi à 6 semaines**
Repères anatomiques	1- Trachée 2- Lobe supérieur droit 3- Lobe inférieur droit
Description de l'imagerie	A- Opacité alvéolaire avec bronchogramme aérique B- Pas d'effacement du bord droit du cœur → signe de la silhouette
Diagnostic	Pneumonie franche lobaire aigüe du lobe supérieur droit

Iconographie n°2

Toux, douleur thoracique, fièvre, début brutal.

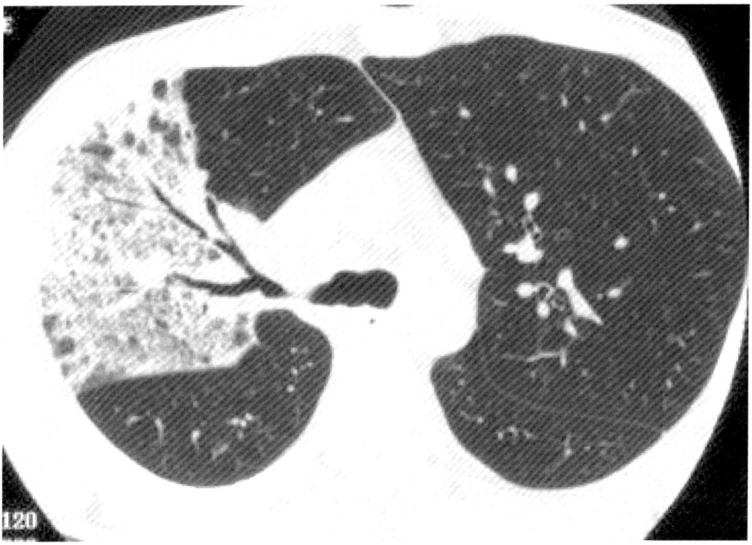

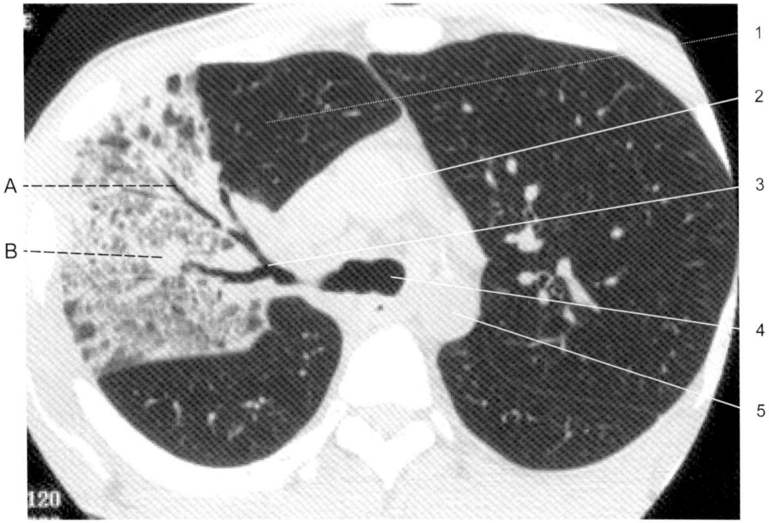

Analyse	Descriptif
Type d'examen	• **TDM thoracique, en inspiration, sans injection, fenêtre pulmonaire**
Indications de l'examen dans cette pathologie	• **En complément de la radiographie thoracique**
Repères anatomiques	1- Lobe pulmonaire supérieur droit 2- Aorte ascendante 3- Bronche lobaire supérieure droite 4- Carène de la trachée 5- Aorte descendante
Description de l'imagerie	A- Bronchogramme aérique B- Condensation alvéolaire
Diagnostic	Pneumonie franche lobaire aigue du lobe supérieur droit

DOSSIERS TOMBES ET TOMBABLES

	ANNEE	CONTENU
DOSSIER TOMBE A L'ECN	2004 DOSSIER 5	Pneumopathie sur LLC (pas d'imagerie)
	2009 DOSSIER 2	Pneumopathie sur VIH - RADIO thorax
	2012 DOSSIER 4	Neuroblastome - RADIO thorax
	2012 DOSSIER 5	SDRA sur méningite - RADIO thorax
	2012 DOSSIER 6	Pneumopathie (pas d'imagerie)
DOSSIER TOMBABLE	PROBABILITE	CONTENU
	+++	RADIO / TDM thorax

Notes personnelles

INFECTIONS NASO-SINUSIENNES DE L'ENFANT ET DE L'ADULTE

090

Module 7

X 0

PRINCIPALES CONSTATATIONS : DESCRIPTIONS-CLE

- **Sinusite** → disparition de l'aération des sinus, comblement, ostéo-condensation si atteinte chronique
- **Ethmoïdite aiguë de l'enfant** → comblement sinus ethmoïdal, abcès sous périosté, infiltration orbitaire (cellulite), exophtalmie, thrombophlébite du sinus caverneux

Iconographie n°1

Céphalées frontales droites pulsatiles avec rhinorrhée et obstruction nasale.

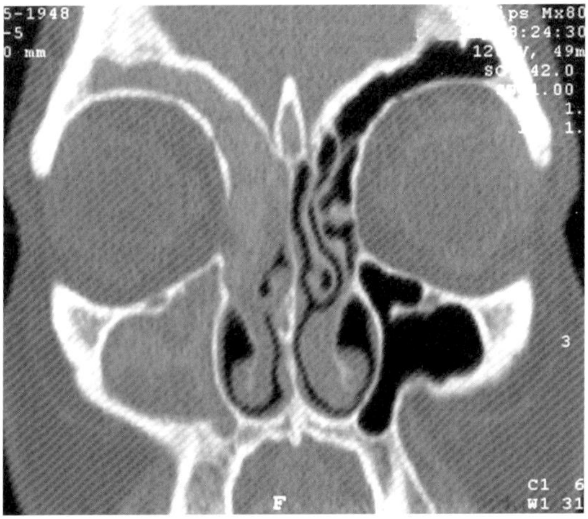

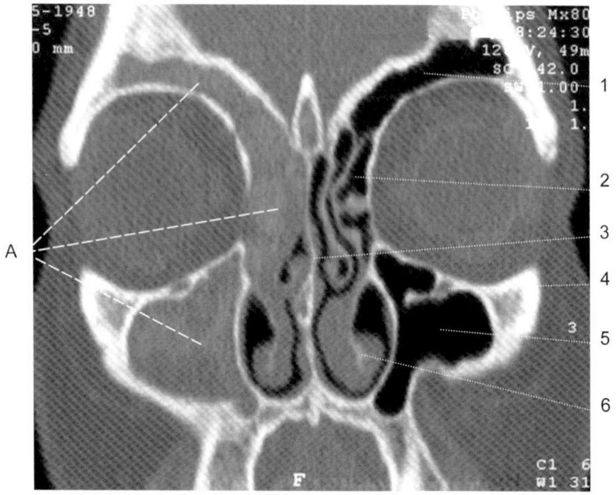

Analyse	Descriptif
Type d'examen	• **TDM des sinus, fenêtre osseuse, reconstruction coronale**
Indications de l'examen dans cette pathologie	• **TDM indiquée pour les formes atypiques ou chroniques, radiographies simples généralement non indiquées**
Repères anatomiques	1- Sinus frontal gauche 2- Cellules ethmoïdales gauches 3- Cloison nasale 4- Canal sous orbitaire gauche (V_2) 5- Sinus maxillaire gauche 6- Cornet nasal inférieur gauche
Description de l'imagerie	A- Disparition de l'aération des sinus → comblement
Diagnostic	Sinusite maxillaire et ethmoïdo-frontale droite

Iconographie n°2

Enfant amené par ses parents devant fièvre + œdème palpébral supéro-interne douloureux avec ophtalmoplégie partielle.

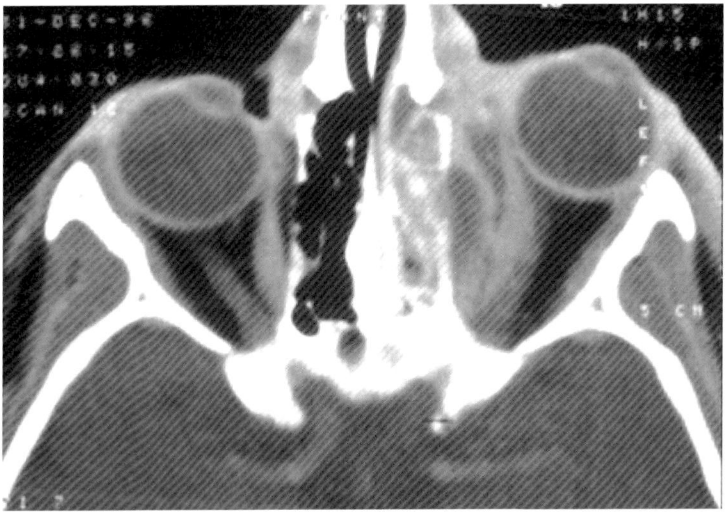

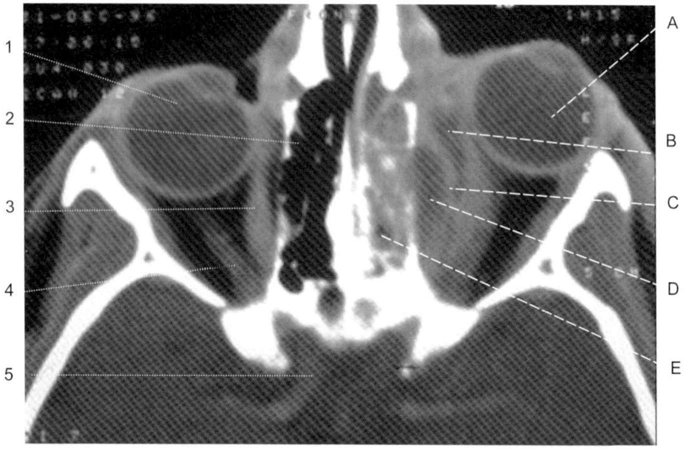

Analyse	Descriptif
Type d'examen	• **TDM de la face avec injection de produit de contraste**
Indications de l'examen dans cette pathologie	• **TDM indiquée si suspicion d'atteinte rétro septale. Radiographie simple seulement avant ponction**
Repères anatomiques	1- Globe oculaire droit 2- Sinus ethmoïdal droit 3- Muscle droit interne 4- Nerf optique droit 5- Artère carotide interne droite
Description de l'imagerie	A- Exophtalmie gauche B- Perte de l'hypodensité graisseuse intra-orbitaire → infiltration C- Prise de contraste en coque D- Hypodensité → collection centrale E- Comblement des cellules ethmoïdales gauches
Diagnostic	Ethmoïdite aigüe gauche compliquée d'un abcès sous périosté

DOSSIERS TOMBES ET TOMBABLES

DOSSIER TOMBE A L'ECN	ANNEE	CONTENU
	0	

DOSSIER TOMBABLE	PROBABILITE	CONTENU
	+	TDM sinus

Notes personnelles

INFECTION OSTEO-ARTICULAIRE. DISCOSPONDYLITE

92

Mod 7

X 1

PRINCIPALES CONSTATATIONS : DESCRIPTIONS-CLES

Radiographie de spondylodiscite

- Signes tardifs (3-4 semaines)
- **Pincement discal**, **érosions des plateaux vertébraux en miroir**, refoulement des lignes paravertébrales, angle vertébral antérieur flou

Scintigraphie osseuse

- Hyperfixation de deux plateaux vertébraux adjacents, hypofixation discale

TDM

- Discopathie (=pincement discal), érosions des plateaux en miroir
- Après injection : abcès paravertébral ou épidural
- Guidage biopsique

IRM +++

- **Inflammation** de part et d'autre du disque, en hyposignal T1 et hypersignal T2
- **Abcès** au sein du disque en hypersignal T2, prenant le contraste après injection
- Injection +++ : **abcès épidural** ou des parties molles péri-vertébrales

Iconographie n°1 : Endocardite infectieuse avec dorsalgie fébrile.

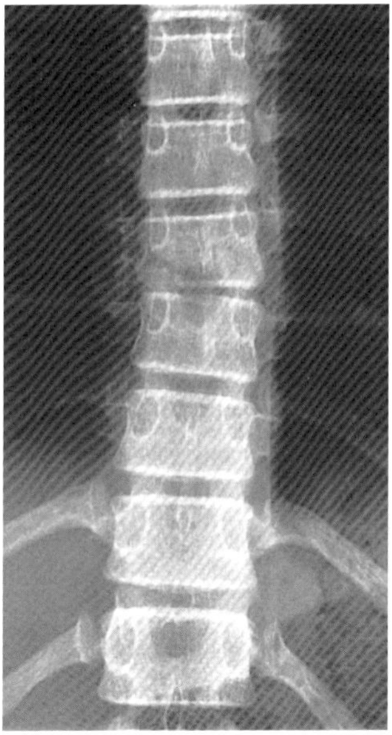

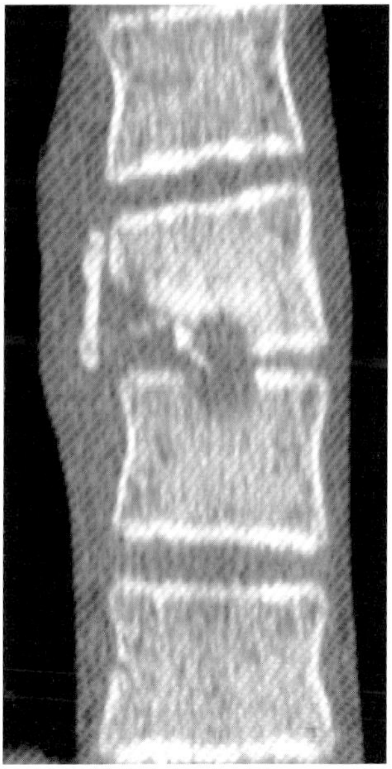

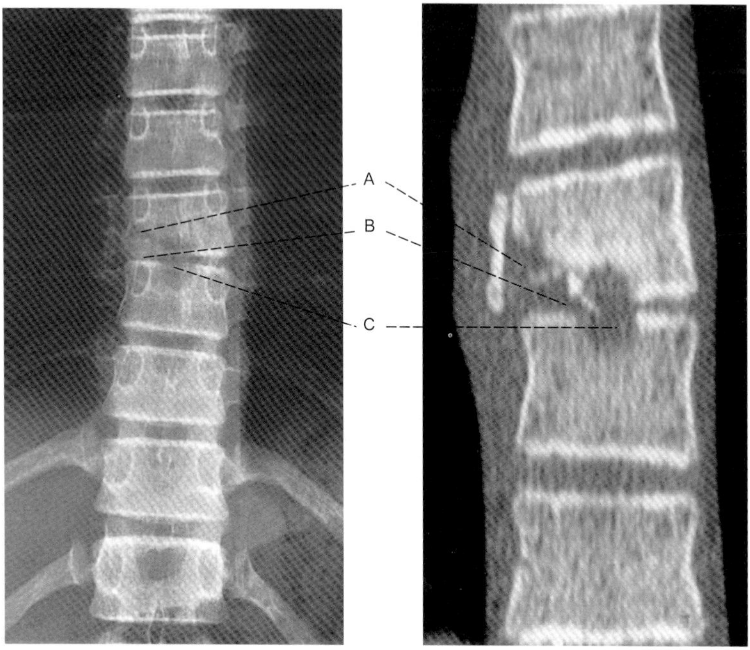

Analyse	Descriptif
Type d'examen	• **Rachis thoracique : radiographie de face** • **TDM avec reformations dans le plan frontal**
Indications de l'examen dans cette pathologie	• **Radiographie : signes tardifs, normale au début, permet le suivi** • **TDM : guidage biopsique** • **IRM : examen de référence**
Description de l'imagerie	A- Effacement du coin vertébral inférieur droit B- Pincement latéral droit du disque intervertébral C- Erosions en miroir des plateaux vertébraux
Diagnostic	Spondylodiscite

Iconographie n°2

Dorsalgie fébrile.

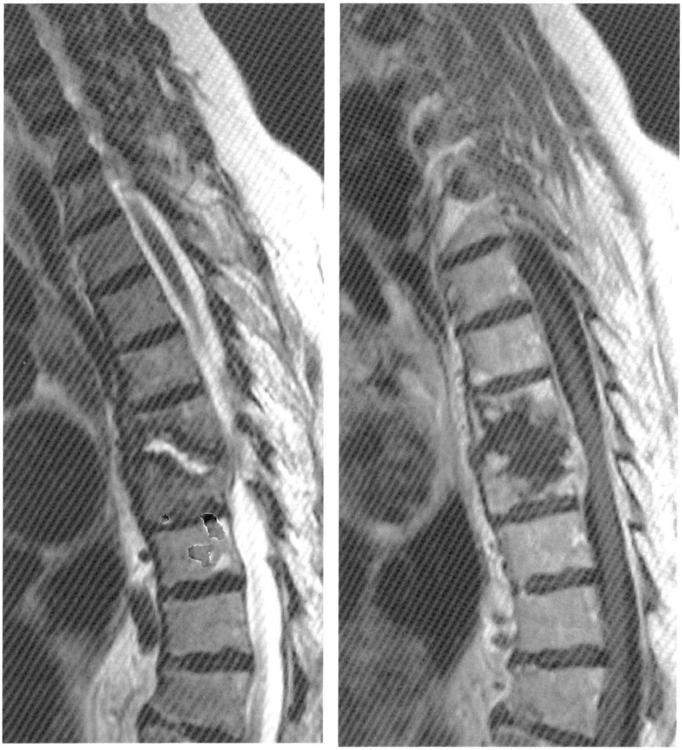

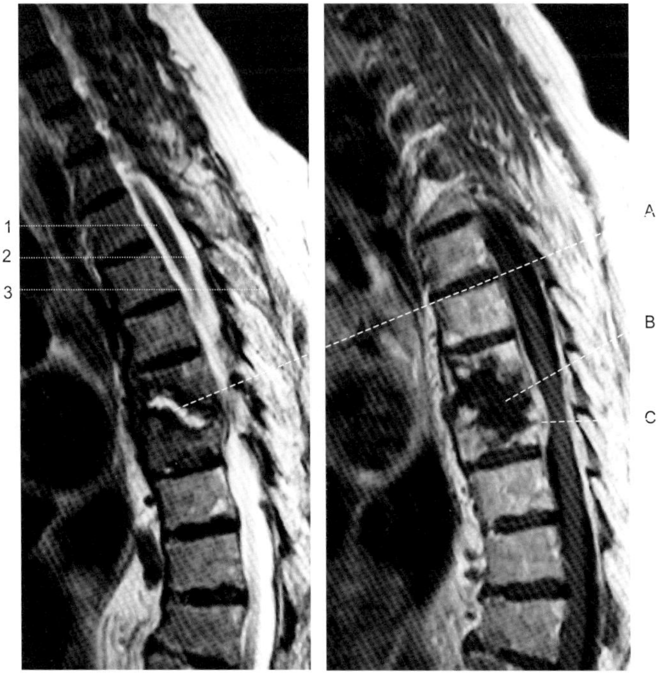

Analyse	Descriptif
Type d'examen	• **IRM du rachis thoracique en séquence T2 et T1 après injection de gadolinium**
Indications de l'examen dans cette pathologie	• **Diagnostic positif : examen de référence** 💣
Repères anatomiques	1- Moelle épinière 2- LCR 3- Processus épineux
Description de l'imagerie	A- Hypersignal T2 du disque B- Prise de contraste après injection avec cavité liquidienne centrale ne se rehaussant pas → abcès C- Prise de contraste et épaississement épidural → épidurite réduisant le calibre du canal vertébral
Diagnostic	Spondylodiscite dorsale avec épidurite

DOSSIERS TOMBES ET TOMBABLES

DOSSIER TOMBE A L'ECN	ANNEE	CONTENU
	2009 DOSSIER 5	Mal de Pott - RADIO & IRM lombaire

DOSSIER TOMBABLE	PROBABILITE	CONTENU
	+	RADIO / TDM / IRM rachis

Notes personnelles

INFECTIONS URINAIRES DE L'ENFANT ET DE L'ADULTE. LEUCOCYTURIE

093
Mod 7
X 4

PRINCIPALES CONSTATATIONS : DESCRIPTION-CLES

Signes d'infection urinaire haute

- **Foyer de néphrite** → parenchyme rénal hétérogène
- **Pyélite** → épaississement des parois du bassinet et de l'uretère lombaire supérieur
- Infiltration de la graisse périrénale

Complications

- **PNA obstructive** → dilatation pyélocalicielle, calcul spontanément hyperdense
- **Abcès intra ou péri rénal** → masse arrondie, hypodense, réhaussement périphérique de la coque
- Pyélonéphrite emphysémateuse (diabète) → air dans le parenchyme rénal

Iconographie n°1

Persistance de la fièvre et de la douleur chez une patiente traitée pour PNA droite.

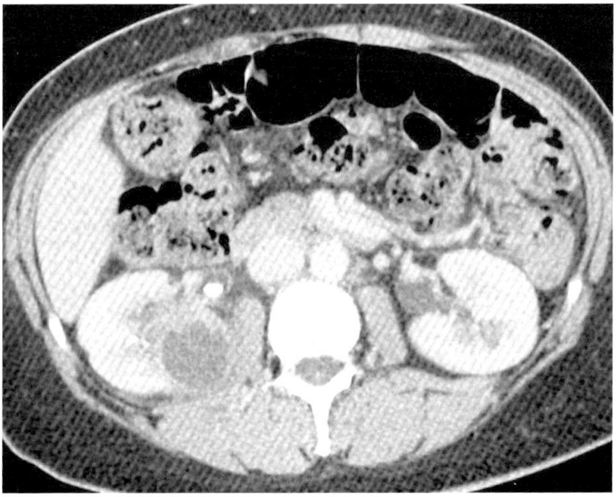

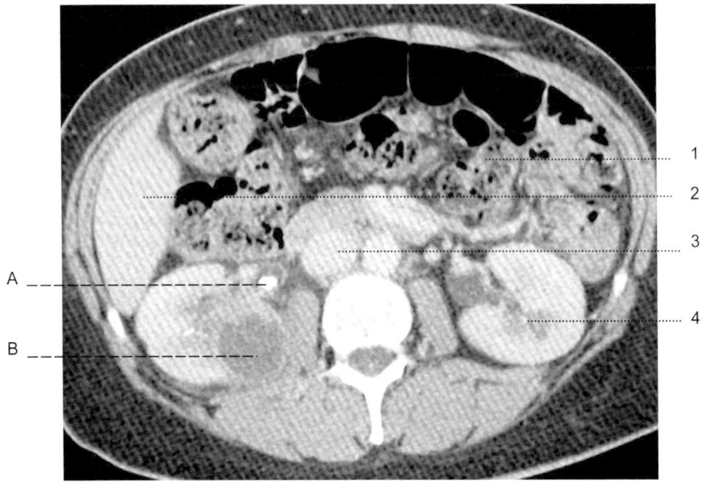

Analyse	Descriptif
Type d'examen	• **TDM abdominale avec injection**
Indications de l'examen dans cette pathologie	• **Diagnostic positif d'une pyélonéphrite compliquée** • **Diagnostic de gravité**
Repères anatomiques	1- Anse digestive 2- Foie 3- VCI 4- Rein gauche
Description de l'imagerie	A- Hyperdensité ovalaire au sein du pyélon droit → Calcul B- Collection intra rénale droite hypodense avec parois irrégulières et rehaussées
Diagnostic	Pyélonéphrite aiguë droite compliquée d'un abcès avec lithiase pyélique

Iconographie n°2

Patiente diabétique avec tableau de lombalgie droite, fébrile et brûlures mictionnelles.

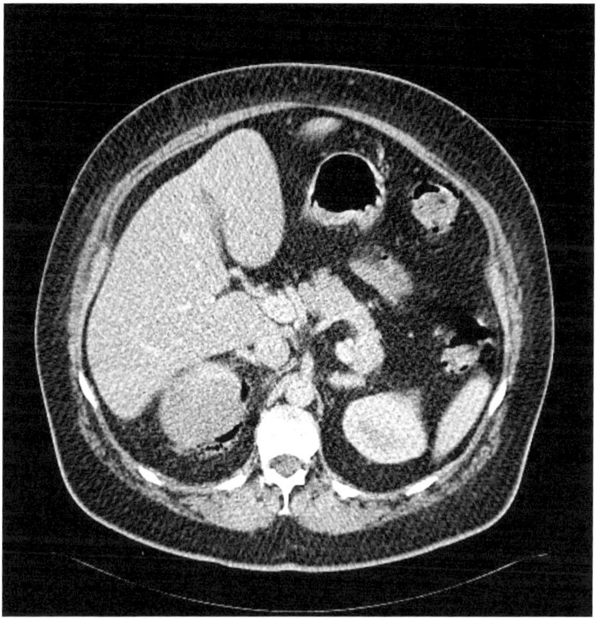

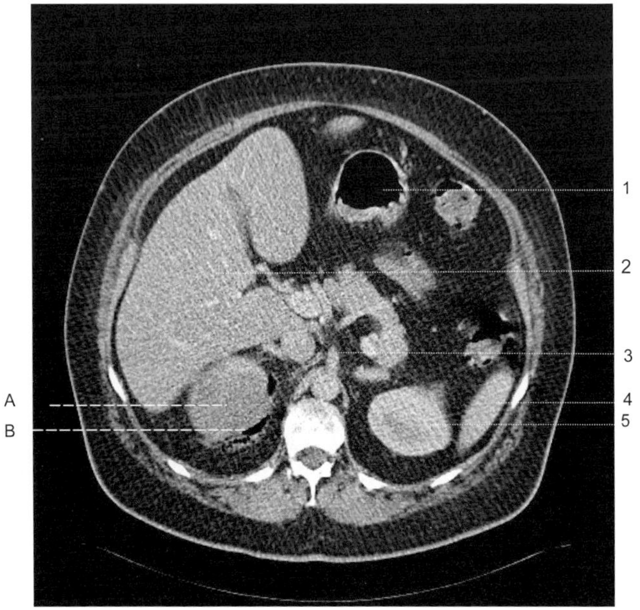

Analyse	Descriptif
Type d'examen	• **TDM abdominale avec injection**
Indications de l'examen dans cette pathologie	• **Diagnostic positif d'une PNA compliquée** • **Diagnostic de gravité**
Repères anatomiques	1- Estomac 2- Foie 3- Tronc cœliaque 4- Rate 5- Rein gauche
Description de l'imagerie	A- Hypodensité du parenchyme rénal droit = foyer de néphrite B- Images parenchymateuses linéaires de densité aérique (bulles d'air)
Diagnostic	PNA emphysémateuse droite

Iconographie n°3

Enfant ayant présenté deux épisodes de PNA gauche traités et guéris.

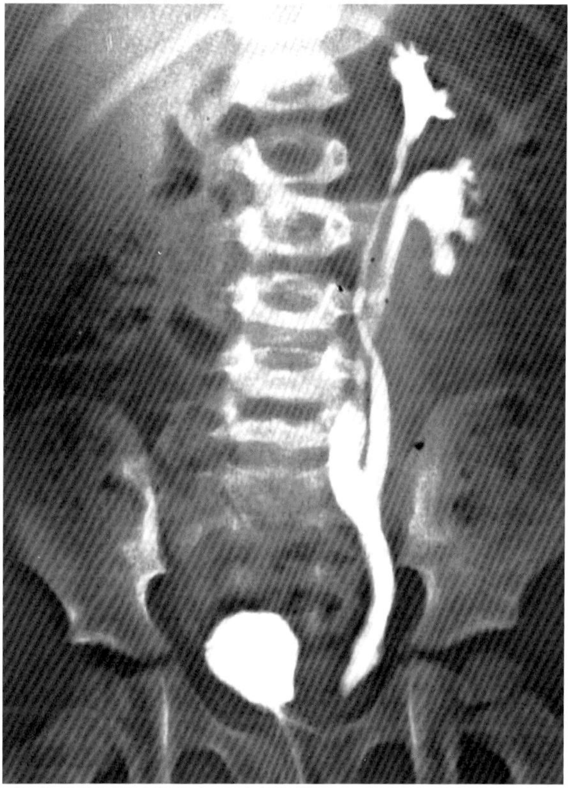

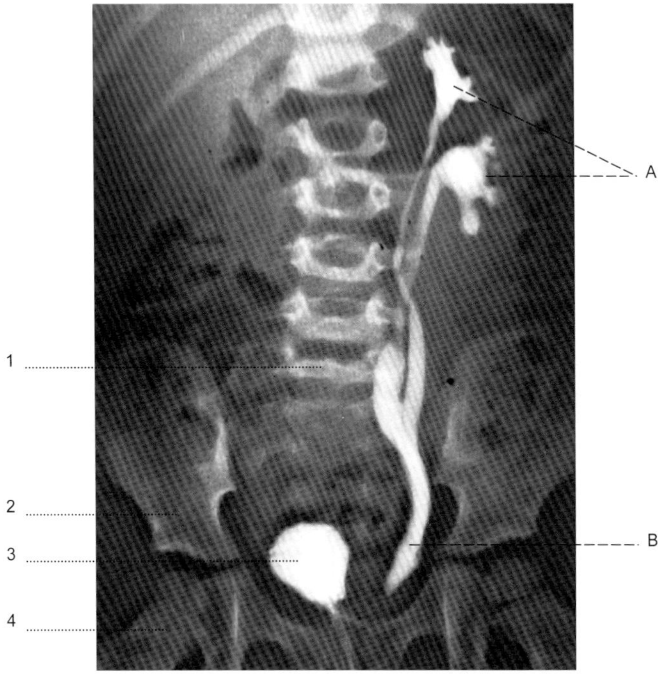

Analyse	Descriptif
Type d'examen	• **Cystographie rétrograde**
Indications de l'examen dans cette pathologie	• **Systématique après deux PNA chez l'enfant**
Repères anatomiques	1- Vertèbre lombaire L5 2- Aile iliaque droite 3- Vessie (remplie par une sonde vésicale) 4- Col fémoral droit
Description de l'imagerie	A- Opacification rétrograde des cavités pyélocalicielles B- Opacification rétrograde de l'uretère gauche
Diagnostic	Reflux vésico-uretéropyélocaliciel gauche. Anomalie anatomique : duplicité de la voie excrétrice gauche

DOSSIERS TOMBES ET TOMBABLES

	ANNEE	CONTENU
DOSSIER TOMBE A L'ECN	2004 DOSSIER 1	Infection urinaire (pas d'imagerie)
	2006 DOSSIER 1	Infection urinaire (pas d'imagerie)
	2007 DOSSIER 1	Pyélonéphrite - TDM abdominal
	2008 DOSSIER 8	Infection urinaire (pas d'imagerie)
DOSSIER TOMBABLE	PROBABILITE	CONTENU
	++	ECHO / TDM reins et voies urinaires

Notes personnelles

MENINGITES INFECTIEUSES ET MENINGO-ENCEPHALITES CHEZ L'ENFANT ET CHEZ L'ADULTE

096
Mod 7
X 3

PRINCIPALES CONSTATATIONS : DESCRIPTIONS-CLE

- **Méningo-encéphalite herpétique** :
  TDM → oedème et nécrose hypodense, hémorragie hyperdense, localisation frontale et temporale ++
  IRM → permet de voir les lésions plus précocemment, oedème en hypo T1 / hyper T2, hémorragie de signal variable en fonction de l'âge du saignement plutôt hypoT1 / hyperT2 à la phase suraiguë et hypoT1 / hypoT2 à la phase aiguë

Iconographie

Fièvre, raideur de nuque, céphalée, trouble du comportement

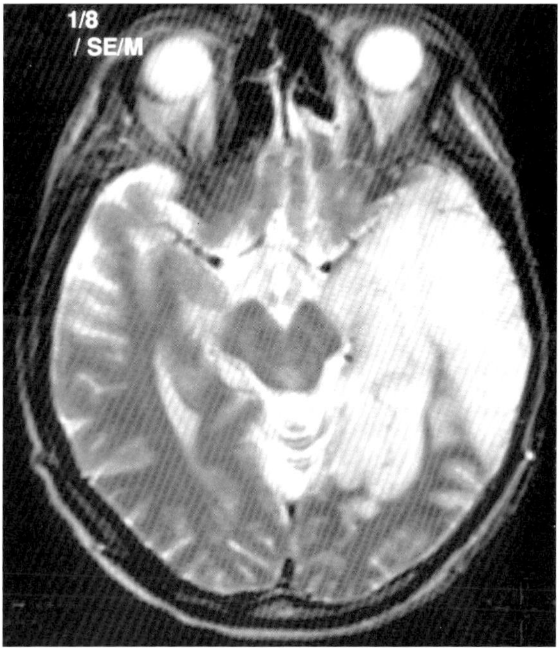

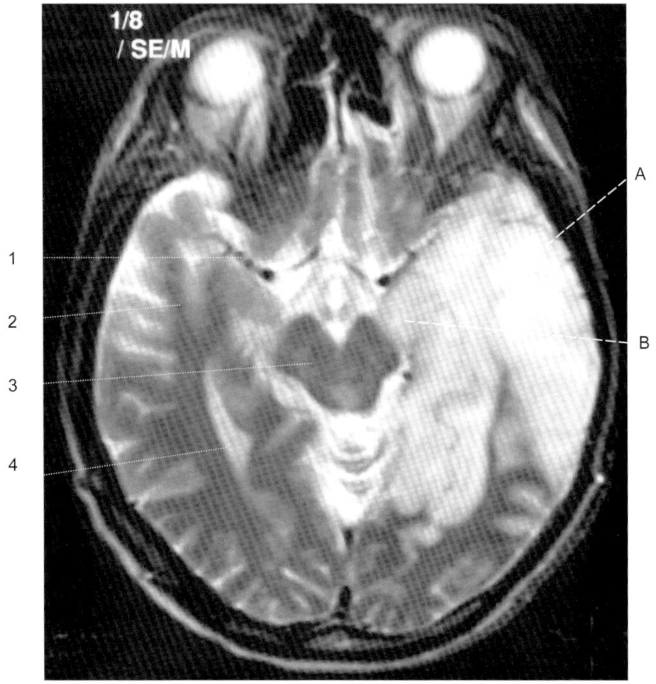

Analyse	Descriptif
Type d'examen	• **IRM encéphalique, coupe axial, séquence T2**
Indications de l'examen dans cette pathologie	• **Diagnostic devant tableau de méningo-encéphalite**
Repères anatomiques	1- Artère sylvienne droite 2- Lobe temporal droit 3- Pédoncule cérébral droit 4- Corne temporal du ventricule latéral droit
Description de l'imagerie	A- Hyper signal T2 du lobe temporal gauche → œdème B- Engagement temporal débutant et effet de masse sur le pédoncule cérébral gauche.
Diagnostic	Encéphalite herpétique

DOSSIERS TOMBES ET TOMBABLES

DOSSIER TOMBE A L'ECN	**ANNEE**	**CONTENU**
	2007 DOSSIER 8	Méningite à pneumocoque (pas d'imagerie)
	2008 DOSSIER 9	Méningite à méningocoque (pas d'imagerie)
	2012 DOSSIER 5	Méningite à méningocoque - RADIO thorax
DOSSIER TOMBABLE	**PROBABILITE**	**CONTENU**
	+++	TDM / IRM cérébrale

Notes personnelles

PARASITOSES DIGESTIVES : AMIBIASE HEPATIQUE

100

Mod 7

X 0

PRINCIPALES CONSTATATIONS : DESCRIPTION-CLES

- Amibiase hépatique : abcès hépatique d'aspect non spécifique
  → Image arrondie hypoéchogène en échographie
  → Hypodense avec rehaussement périphérique après injection en TDM

Iconographie

Fièvre, hépatalgie.

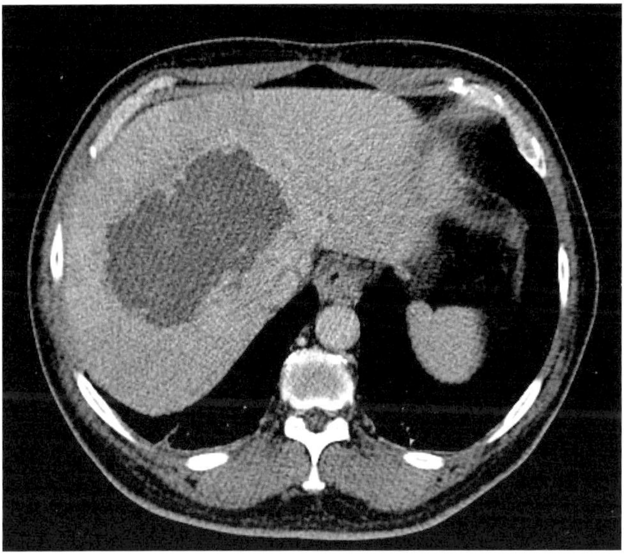

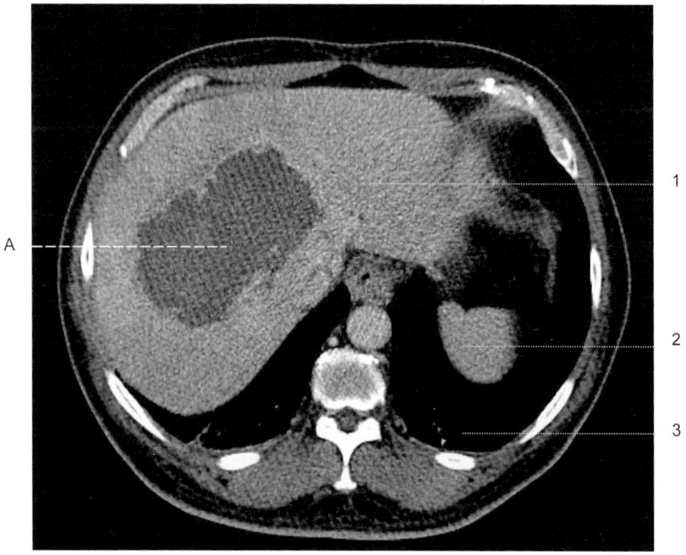

Analyse	Descriptif
Type d'examen	• **TDM abdominale avec injection**
Indications de l'examen dans cette pathologie	• **Diagnostic positif**
Repères anatomiques	1- Foie 2- Pôle supérieur de la rate 3- Poumon gauche
Description de l'imagerie	A- Collection hypodense du dôme hépatique, avec rehaussement périphérique → abcès
Diagnostic	Abcès hépatique

DOSSIERS TOMBES ET TOMBABLES

DOSSIER TOMBE A L'ECN	ANNEE	CONTENU
	0	
DOSSIER TOMBABLE	**PROBABILITE**	**CONTENU**
	++	ECHO / TDM abdomen

Notes personnelles

TUBERCULOSE

106

Mod 7

X 4

PRINCIPALES CONSTATATIONS : DESCRIPTIONS-CLE

- Caverne → hyperclarté circonscrite à paroi épaisse
- Miliaire → multiples micronodules en "grain de mil"
- Infiltrat pulmonaire → opacité réticulo-micronodulaire
- Dissémination bronchogène → aspect d'arbre en bourgeons
- Séquelles → **chancre d'inoculation + ganglion satellite calcifié** (complexe primaire), **dilatation des bronches**, **cavité résiduelle**, fibrose rétractile

Iconographie n°1

Migrant, toux muco-purulente, sueur nocturne, fébricule.

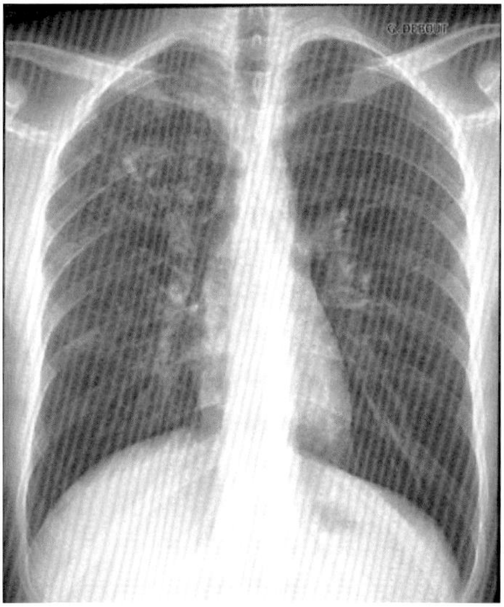

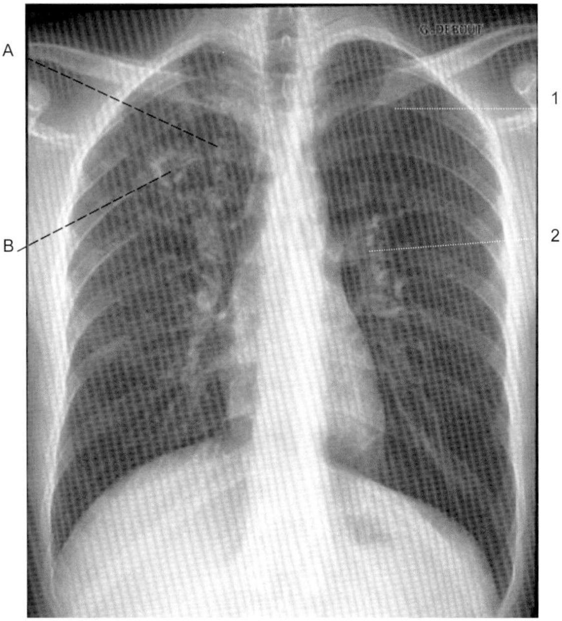

Analyse	Descriptif
Type d'examen	• **Radiographie thoracique de face en inspiration**
Indications de l'examen dans cette pathologie	• **diagnostic** • **dépistage sujet contact si risque important**
Repères anatomiques	1- Lobe supérieur gauche 2- Hile pulmonaire gauche
Description de l'imagerie	A- Infiltration micronodulaire du lobe supérieur droit B- hyperclarté circonscrite à paroi épaisse → caverne
Diagnostic	Tuberculose pulmonaire

Iconographie n°2

Migrant, toux muco-purulente, sueur nocturne, fébricule.

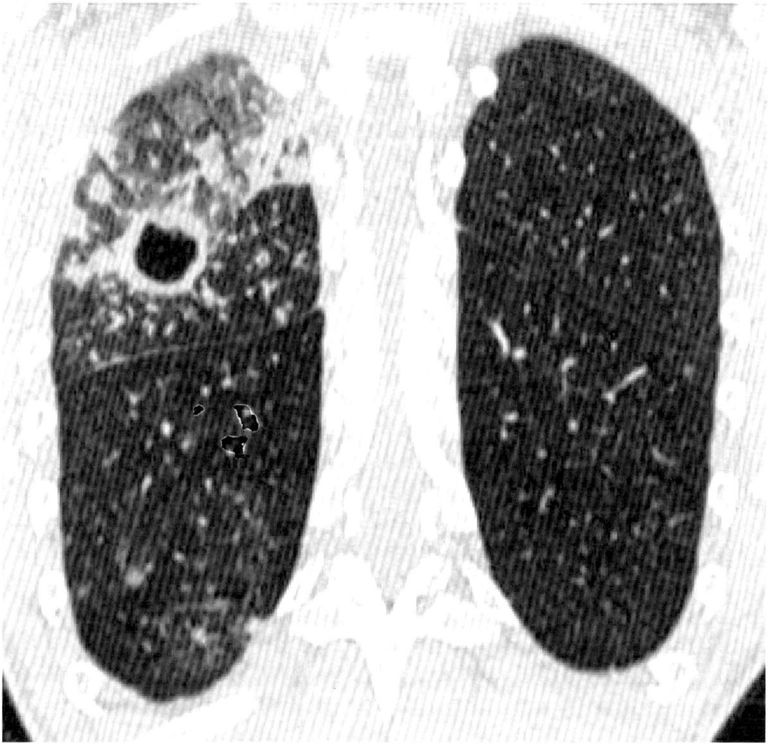

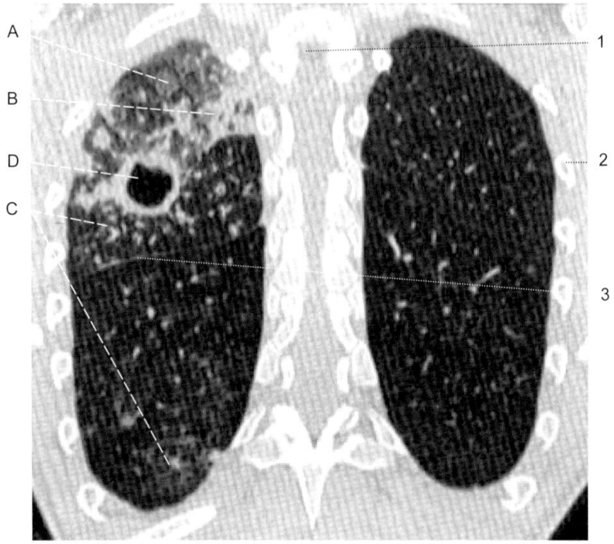

Analyse	Descriptif
Type d'examen	• **TDM thoracique, en inspiration, sans injection, en fenêtre parenchymateuse, reconstruction coronale**
Indications de l'examen dans cette pathologie	• **Diagnostic en complément de la radiographie thoracique** • **Evaluation de la réponse thérapeutique** • **Recherche de complication**
Repères anatomiques	1- Colonne vertébrale 2- Côte 3- Grande scissure droite
Description de l'imagerie	Infiltration alvéolaire avec : A- plages de verre dépoli B- plages de condensation pulmonaire C- opacités réticulo-micronodulaires D- Hyperclarté circonscrite à paroi épaisse → caverne
Diagnostic	Tuberculose pulmonaire

DOSSIERS TOMBES ET TOMBABLES

	ANNEE	CONTENU
DOSSIER TOMBE A L'ECN	2005 DOSSIER 8	Insuffisance surrénale aiguë - RADIO rachis
	2009 DOSSIER 2	Pneumopathie sur VIH - RADIO thorax
	2009 DOSSIER 4	Hémoptysie - RADIO thorax
	2009 DOSSIER 5	Mal de Pott - RADIO & IRM lombaire
DOSSIER TOMBABLE	PROBABILITE	CONTENU
	+++	RADIO / TDM thorax – IRM rachis

Notes personnelles

ENVIRONNEMENT PROFESSIONNEL ET SANTE. PREVENTION DES RISQUES PROFESSIONNELS. ORGANISATION DE LA MEDECINE DU TRAVAIL

108

Mod 7

X 6

PRINCIPALES CONSTATATIONS : DESCRIPTIONS-CLE

- **Silicose** → **nodule fibrohyalin** de densité élevée, **centro-lobulaire**, prédominant aux **apex**, regroupement = **bloc silicotique**, associé à emphysème, épaississement septal
- **Asbestose** → **plaque pleurale** +/- calcifiée, épanchement pleural, **mésothéliome,** extension médiastinale

Iconographie n°1

Prothésiste dentaire, tableau de bronchite chronique

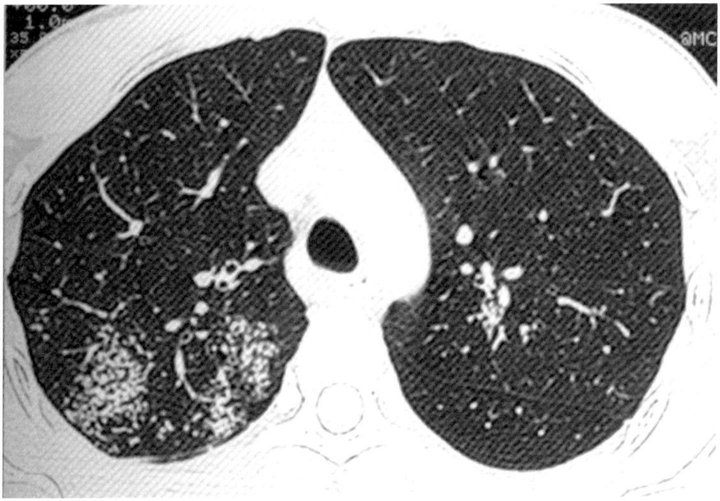

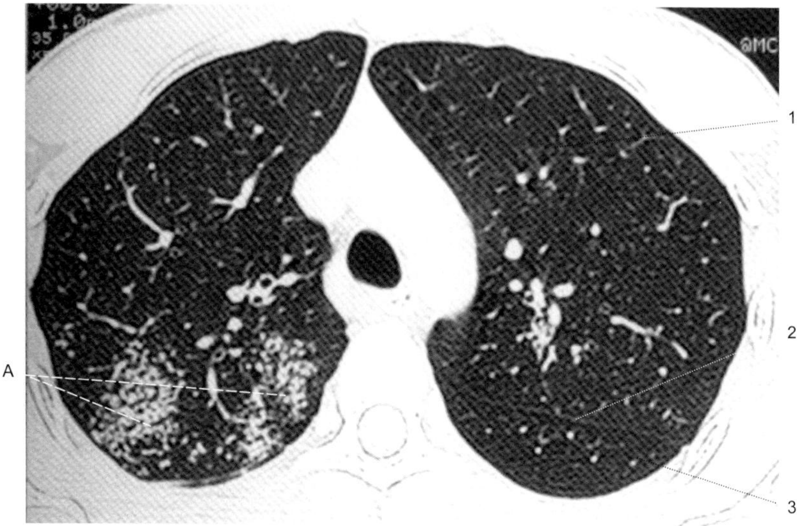

Analyse	Descriptif
Type d'examen	• **TDM thoracique haute résolution, en inspiration, fenêtre parenchymateuse, sans injection de produit de contraste**
Indications de l'examen dans cette pathologie	• **Diagnostic, avis spécialisé en complément de la radiographie thoracique**
Repères anatomiques	1- Lobe supérieur gauche 2- Grande scissure gauche 3- Lobe inférieur gauche
Description de l'imagerie	A- Nodules centro-lobulaires denses regroupés, à prédominance apicale postérieure droite
Diagnostic	Silicose

Iconographie n°2

Calorifugeur, dyspnée.

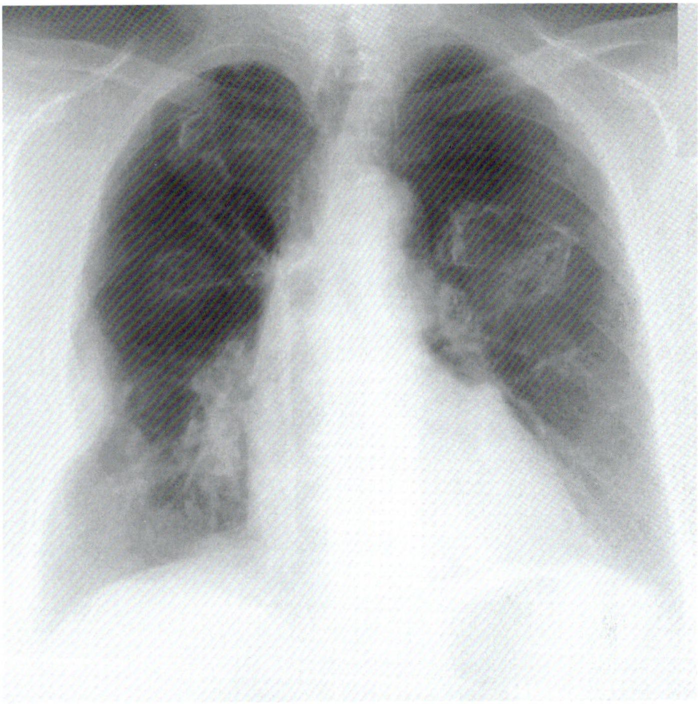

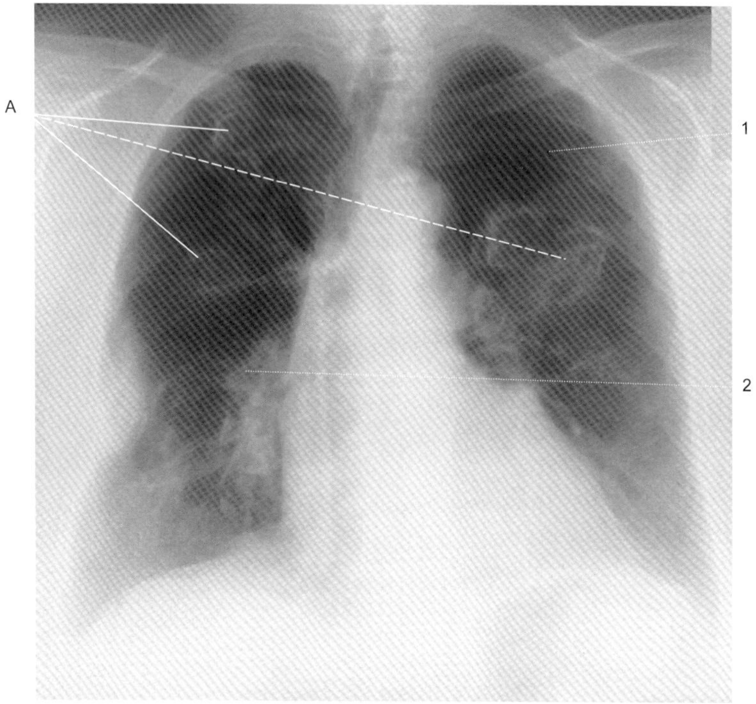

Analyse	Descriptif
Type d'examen	• **Radiographie thoracique de face en inspiration**
Indications de l'examen dans cette pathologie	• **Diagnostic, dépistage (médecine du travail)**
Repères anatomiques	1- Côte 2- Hile pulmonaire droit
Description de l'imagerie	A- Opacités calcifiées non systématisées bilatérales
Diagnostic	Plaques pleurales calcifiées bilatérales

Iconographie n°3

Calorifugeur, dyspnée, altération de l'état général.

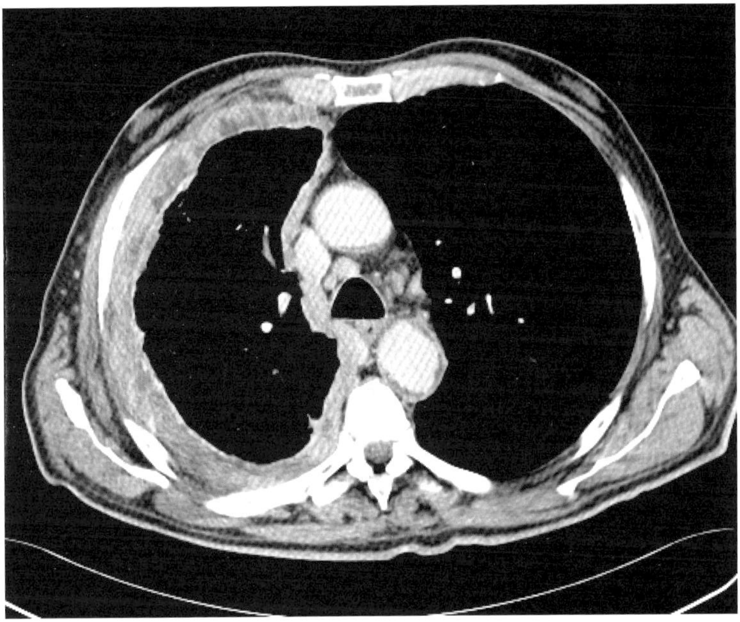

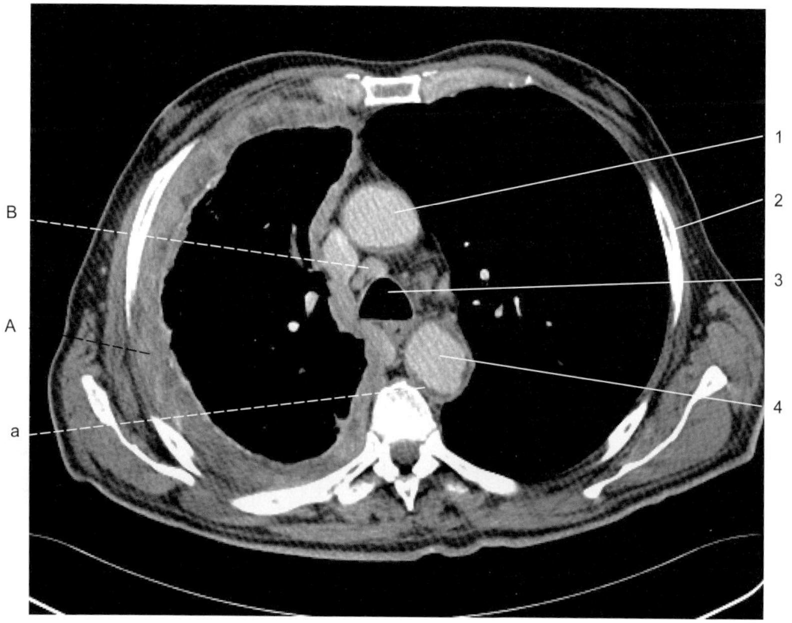

Analyse	Descriptif
Type d'examen	• **TDM thoracique, en inspiration, fenêtre médiastinale, avec injection de produit de contraste**
Indications de l'examen dans cette pathologie	• **Diagnostic, avis spécialisé en complément de la radiographie thoracique**
Repères anatomiques	1- Aorte ascendante 2- Côte 3- Trachée 4- Aorte descendante
Description de l'imagerie	A- Epaississement pleural irrégulier circonférentiel rétractile B- Adénomégalie prétrachéale
Autre constatation	a- Plaque d'athérome non calcifiée
Diagnostic	Mésothéliome avec extension ganglionnaire médiastinale

DOSSIERS TOMBES ET TOMBABLES

	ANNEE	CONTENU
DOSSIER TOMBE A L'ECN	2005 DOSSIER 4	Asthme (pas d'imagerie)
	2006 DOSSIER 9	Intoxication au CO (pas d'imagerie)
	2007 DOSSIER 5	Glaucome (pas d'imagerie)
	2007 DOSSIER 7	Asthme (pas d'imagerie)
	2010 DOSSIER 8	Cancer pleural - RADIO & TDM thorax
	2011 DOSSIER 2	Cancer bronchique - TDM thorax & TEP
DOSSIER TOMBABLE	**PROBABILITE**	**CONTENU**
	+++	RADIO / TDM thorax

Notes personnelles

ALLERGIES ET HYPERSENSIBILITES CHEZ L'ENFANT ET L'ADULTE : ASPECTS EPIDEMIOLOGIQUES, DIAGNOSTIQUES ET PRINCIPES DE TRAITEMENTS

113
Mod 8
X 5

PRINCIPALES CONSTATATIONS : DESCRIPTIONS-CLE

- **Pneumopathie d'hypersensibilité ou alvéolite allergique extrinsèque → poumon de fermier**, opacité bilatérale micronodulaire avec verre dépoli en mosaïque

Iconographie

Fermier, toux sèche + fièvre + frissons survenant en fin de journée.

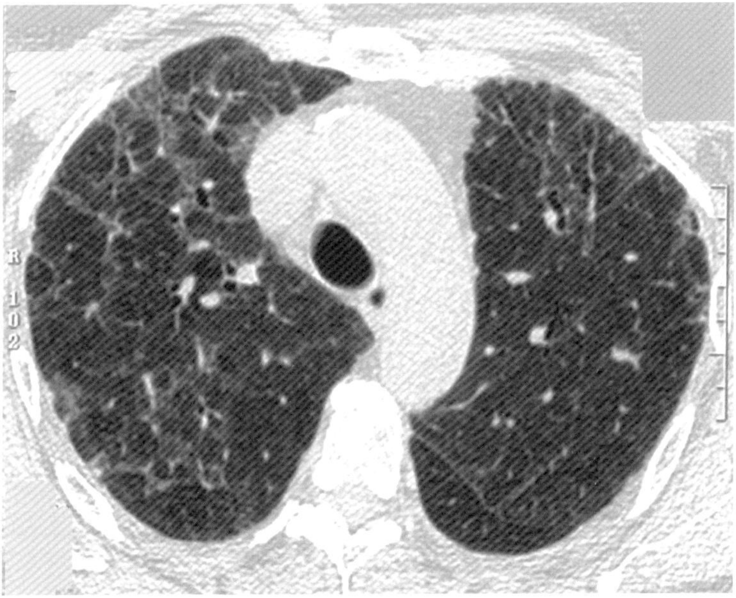

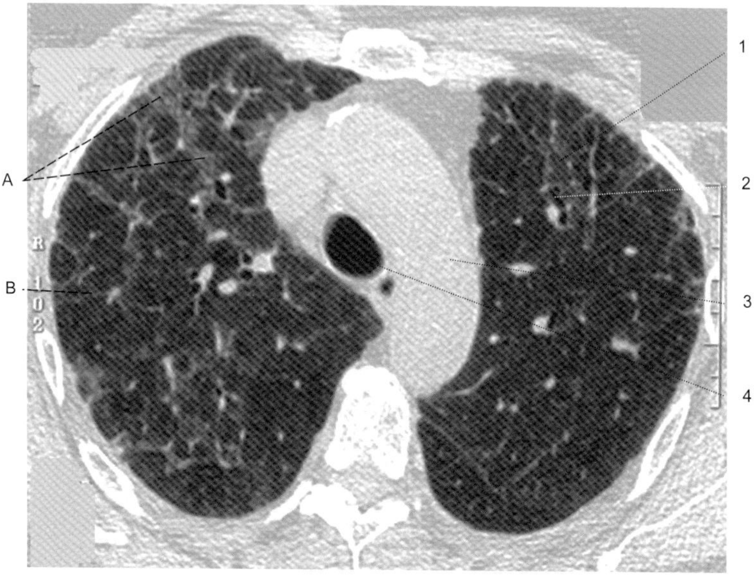

Analyse	Descriptif
Type d'examen	• **TDM thoracique haute résolution, en inspiration, fenêtre parenchymateuse, sans injection de produit de contraste**
Indications de l'examen dans cette pathologie	• **Diagnostic, avis spécialisé en complément de la radiographie thoracique**
Repères anatomiques	1- Lobe pulmonaire supérieur gauche 2- Bronche segmentaire 3- Crosse aortique 4- Trachée
Description de l'imagerie	A- Opacités en verre dépoli diffuses et bilatérales en mosaïque B- Epaississement septal
Diagnostic	Pneumopathie d'hypersensibilité

DOSSIERS TOMBES ET TOMBABLES

	ANNEE	CONTENU
DOSSIER TOMBE A L'ECN	2004 DOSSIER 4	Thrombopénie à l'héparine (pas d'imagerie)
	2007 DOSSIER 7	Asthme (pas d'imagerie)
	2010 DOSSIER 5	Intolérance au lait de vache - RADIO thorax
	2011 DOSSIER 4	Intolérance au lait de vache (pas d'imagerie)
DOSSIER TOMBABLE	PROBABILITE	CONTENU
	++	RADIO / TDM thorax

Notes personnelles

MALADIE DE CROHN ET RECTO-COLITE HEMORRAGIQUE

118

Mod 8

X 1

PRINCIPALES CONSTATATIONS : DESCRIPTIONS-CLES

- Atteinte inflammatoire → **épaississement** des parois digestives
- Maladie de Crohn → atteinte **segmentaire**, **multifocale**, séparée par intervalles sains, atteinte **iléon terminal++**
- Recto-colite hémorragique → atteinte **homogène et continue** depuis le haut du canal anal, pas d'intervalle sain
- **Complications** → occlusion, sténoses, fistules, abcès, perforation, cancer à long terme.
- **Distinction Crohn vs RCUH** → intervalles sains vs atteinte continue, atteinte iléale vs colique pure

Iconographie

Diarrhée chronique, altération de l'état général, douleur en fosse iliaque droite.

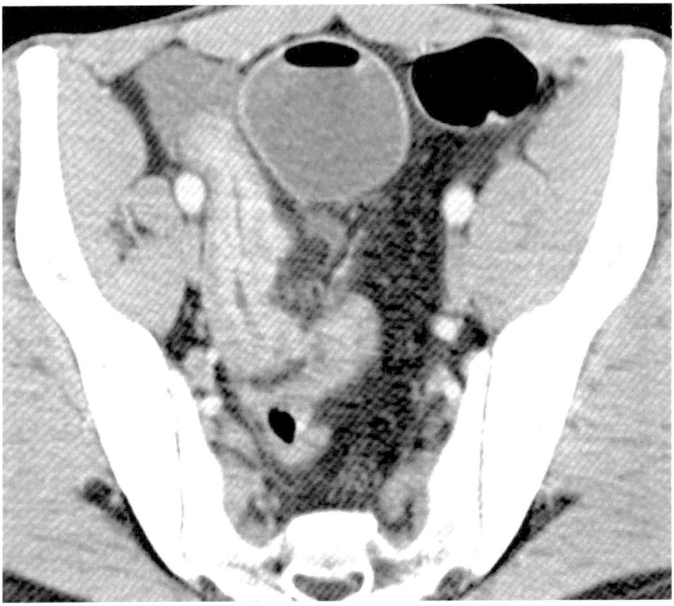

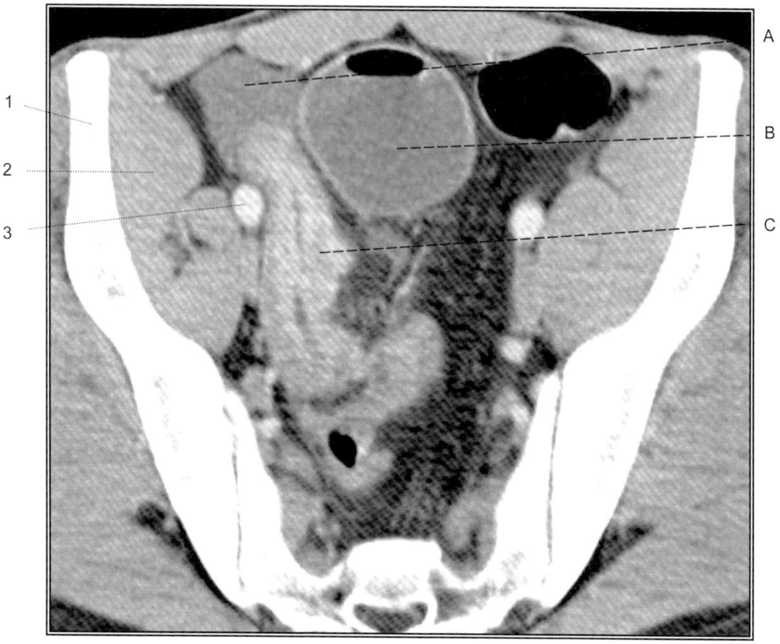

Analyse	Descriptif
Type d'examen	• **TDM pelvienne injectée au temps veineux**
Indications de l'examen dans cette pathologie	• **Les indications d'imagerie (écho, TDM, IRM) dans le Crohn sont posées en milieu spécialisé** • **La TDM est fréquemment utilisée pour la recherche de complications dans un contexte d'abdomen aigu**
Repères anatomiques	1- aile iliaque droite 2- muscle iliaque droit 3- artère iliaque externe droite
Description de l'imagerie	A- épanchement péritonéal B- distension d'une anse grêle avec niveau hydro-aérique → syndrome occlusif C- épaississement inflammatoire des parois de la dernière anse iléale → iléite terminale
Diagnostic	Poussée aiguë de maladie de Crohn compliquée d'un syndrome occlusif d'amont

DOSSIERS TOMBES ET TOMBABLES

DOSSIER TOMBE A L'ECN	ANNEE	CONTENU
	2008 DOSSIER 7	Maladie de Crohn (pas d'imagerie)
DOSSIER TOMBABLE	**PROBABILITE**	**CONTENU**
	+	TDM abdominale

Notes personnelles

PNEUMOPATHIE INTERSTITIELLE DIFFUSE (PID)

120
Mod 8
X 0

PRINCIPALES CONSTATATIONS : DESCRIPTIONS-CLE

- PID idiopathique → **fibrose pulmonaire idiopathique**, opacités réticulaires des bases, aspect pseudo-kystique sous pleural (**rayon de miel**), **bronchectasies de traction**, prédominance aux bases
- Lymphangite carcinomateuse → stries de Kerley, **épaississement septal irrégulier et nodulaire**, asymétrie, épanchement pleural, adénopathie médiastinale
- Pneumopathie d'hypersensibilité → **alvéolite allergique extrinsèque**: opacités en verre dépoli

Iconographie n °1

Dyspnée d'effort d'apparition progressive, toux non productive.

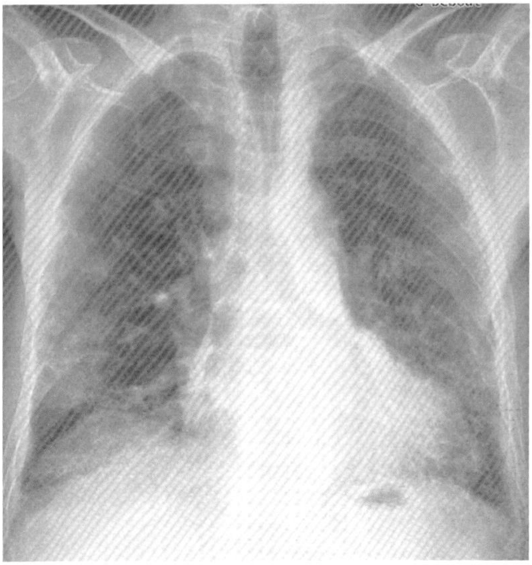

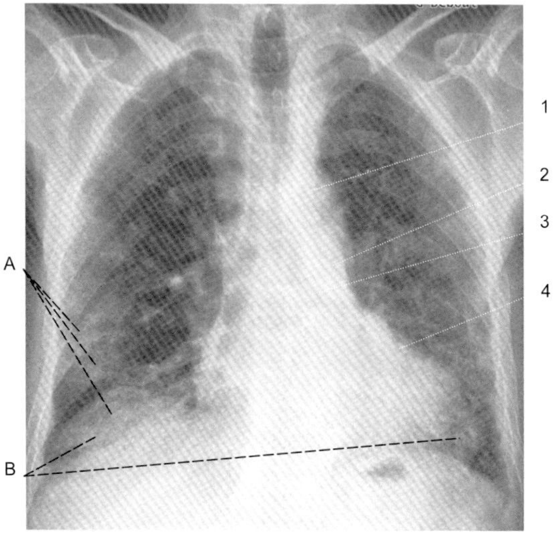

Analyse	Descriptif
Type d'examen	• **Radiographie thoracique de face en inspiration**
Indications de l'examen dans cette pathologie	• **Diagnostic** • **Suivi**
Repères anatomiques	1- Crosse aortique 2- Tronc de l'artère pulmonaire 3- Bronche souche gauche 4- Bord gauche du cœur
Description de l'imagerie	A- Infiltration réticulaire prédominant aux bases B- Infiltration pseudo-kystique en rayon de miel
Diagnostic	Fibrose pulmonaire

Iconographie n°2

Dyspnée d'effort d'apparition progressive, toux non productive.

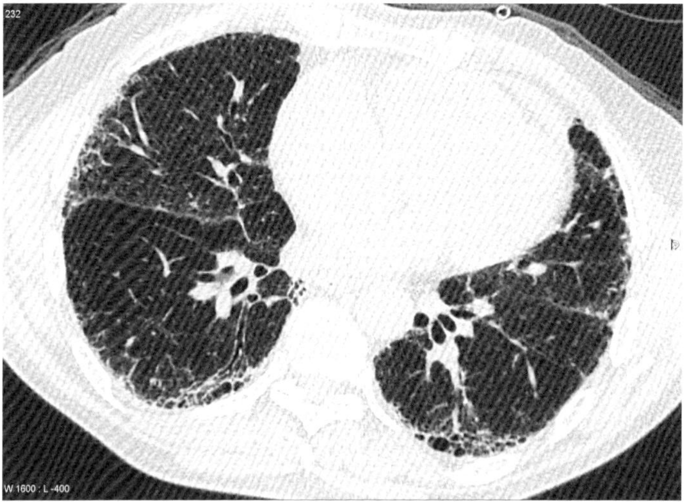

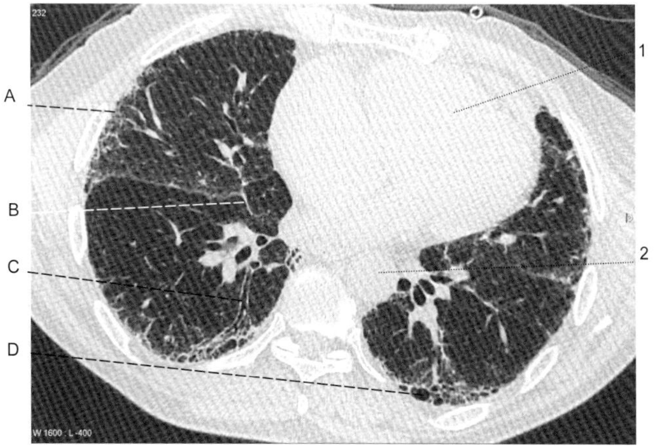

Analyse	Descriptif
Type d'examen	• **TDM thoracique haute résolution en fenêtre parenchymateuse sans injection de produit de contraste**
Indications de l'examen dans cette pathologie	• **Examen spécialisé pour exploration de la maladie interstitielle**
Repères anatomiques	1- Cavités cardiaques 2- Aorte descendante
Description de l'imagerie	A- Opacités réticulaires sous pleurales B- Distorsion scissurale C- Bronchectasie de traction D- Rayon de miel
Diagnostic	Fibrose pulmonaire

Iconographie n°3

ATCD de néoplasie, toux sèche rebelle, dyspnée d'apparition progressive.

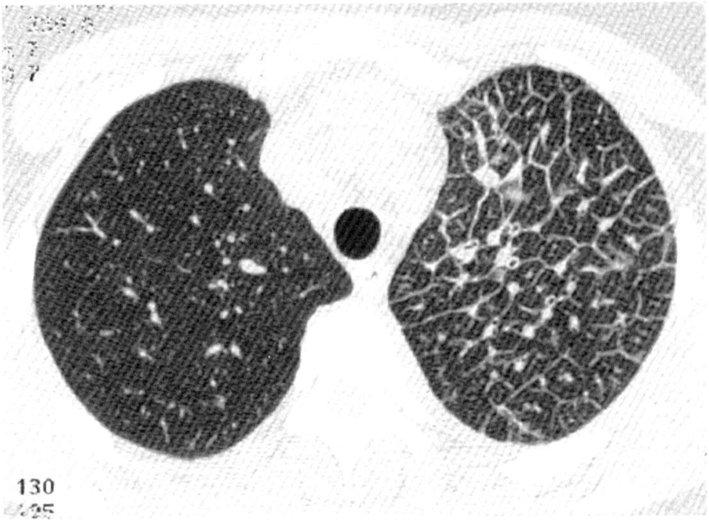

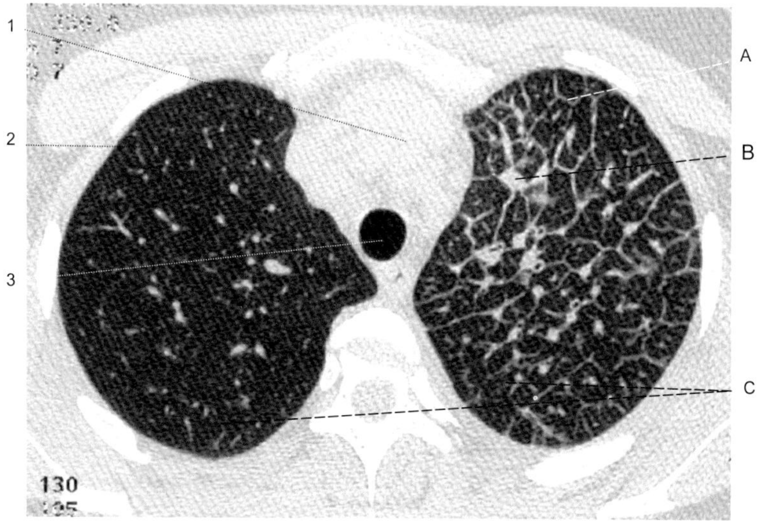

Analyse	Descriptif
Type d'examen	• **TDM thoracique en inspiration, fenêtre parenchymateuse, sans injection**
Indications de l'examen dans cette pathologie	• **Diagnostic** • **Bilan d'extension**
Repères anatomiques	1- Médiastin antérieur 2- Lobe supérieur droit 3- Trachée
Description de l'imagerie	A- Lignes septales interlobulaires épaissies → syndrome interstitiel B- Epaississement irrégulier et nodulaire C- Atteinte asymétrique
Diagnostic	Lymphangite carcinomateuse

DOSSIERS TOMBES ET TOMBABLES

DOSSIER TOMBE A L'ECN	ANNEE	CONTENU
	0	
DOSSIER TOMBABLE	**PROBABILITE**	**CONTENU**
	+	RADIO / TDM thorax

Notes personnelles

POLYARTHRITE RHUMATOIDE

121
Module 8
X 0

PRINCIPALES CONSTATATIONS : DESCRIPTIONS-CLES

- **Erosions** marginales périarticulaires (zones de réflexion synoviale)
- **Pincements articulaires** prédominant sur les interlignes métacarpo-phalangiens
- **Déminéralisation épiphysaire en bande** (ostéoporose en bande épiphysaire)
- **Désaxation** (déformation)
- Rachis cervical: **diastasis atloido-axoidien**

Iconographie n°1

Suivi d'une polyarthrite rhumatoïde.

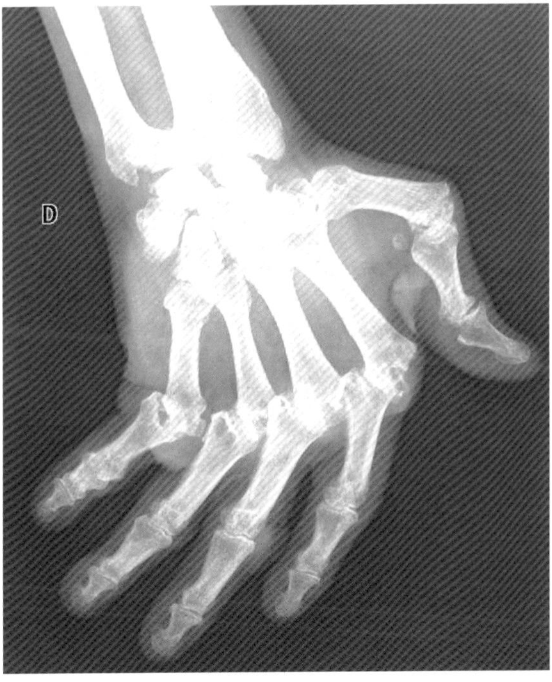

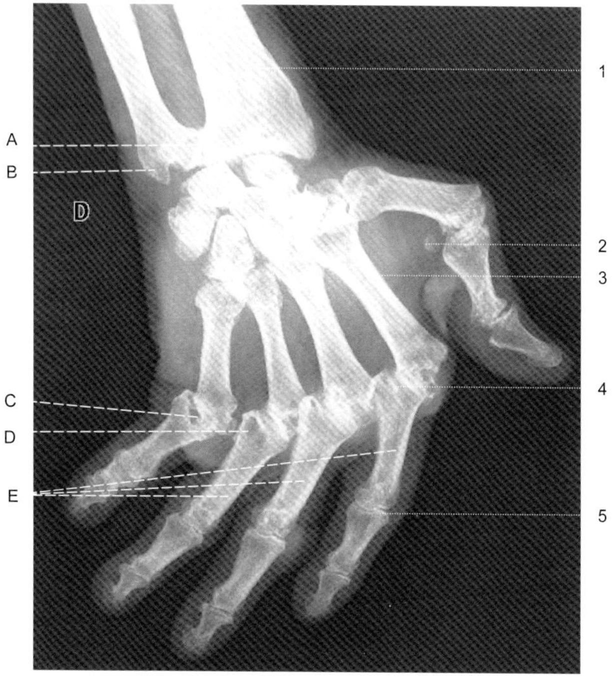

Analyse	Descriptif
Type d'examen	• **Radiographie de la main droite de face**
Indications de l'examen dans cette pathologie	• **Diagnostic positif** • **Diagnostic de gravité**
Repères anatomiques	1- Radius 2- Os sésamoïde du pouce 3- 2è métacarpien 4- Articulation métacarpo-phalangienne du 2è rayon 5- Articulation interphalangienne proximale du 2è rayon
Description de l'imagerie	A- Pincement de l'articulation radio-ulnaire inférieure B- Erosion débutante de la styloïde ulnaire C- Erosion marginale articulaire de la tête du 5ème métacarpien D- Géode sous chondrale de la base de la 1ème phalange du 4ème rayon E- Déviation des doigts en « coup de vent cubital »
Diagnostic	Polyarthrite rhumatoïde évoluée de la main droite

Iconographie n°2

Suivi d'une polyarthrite rhumatoïde.

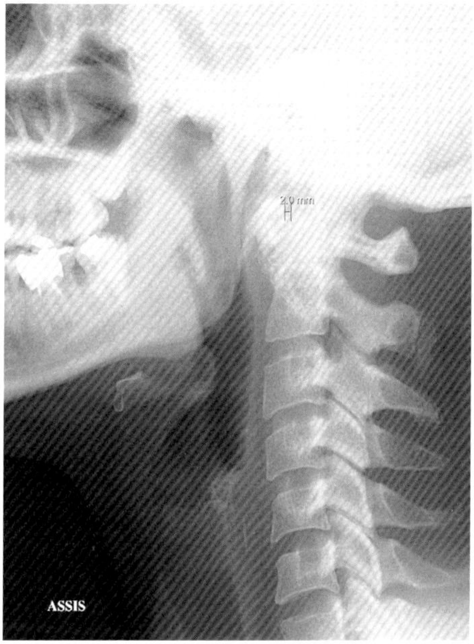

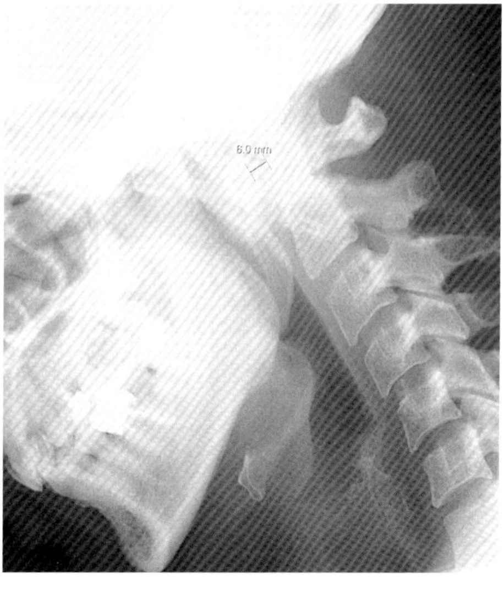

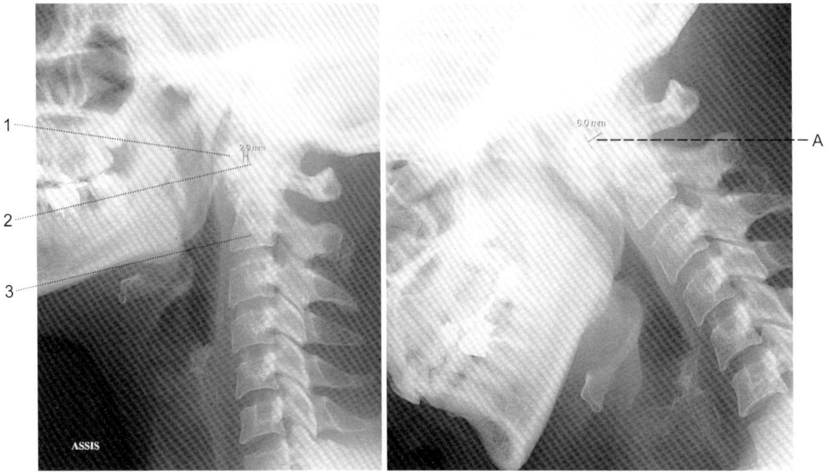

Analyse	Descriptif
Type d'examen	• **Radiographies dynamiques du rachis cervical : position neutre et en flexion**
Indications de l'examen dans cette pathologie	• **Diagnostic positif** • **Diagnostic de gravité**
Repères anatomiques	1- Arc antérieur de l'atlas (C1) 2- Dent de l'axis: odontoïde 3- Axis (C2)
Description de l'imagerie	A- Diastasis atloïdo-axoïdien (distance entre le bord postérieur de l'arc antérieur de l'atlas et le bord antérieur de l'odontoïde > 3mm en flexion)
Diagnostic	Atteinte du rachis cervical dans un contexte de polyarthrite rhumatoïde

DOSSIERS TOMBES ET TOMBABLES

DOSSIER TOMBE A L'ECN	ANNEE	CONTENU
	0	
DOSSIER TOMBABLE	**PROBABILITE**	**CONTENU**
	++	RADIOS rachis & articulations

Notes personnelles

SARCOIDOSE

124
Mod 8
X 0

PRINCIPALES CONSTATATIONS : DESCRIPTIONS-CLE

- Type 0 : **image thoracique normale**
- Type 1 (le plus fréquent) : **adénopathies médiastinales isolées** → élargissement du médiastin, atteinte bilatérale asymétrique
- Type 2 : **adénopathies & atteinte parenchymateuse**
- Type 3 : **atteinte parenchymateuse (sans adénopathies)** → infiltration bilatérale diffuse, micronodules à limites nettes
- Type 4 : **lésions irréversibles avec fibrose pulmonaire**

Iconographie n°1

Asthénie, toux sèche.

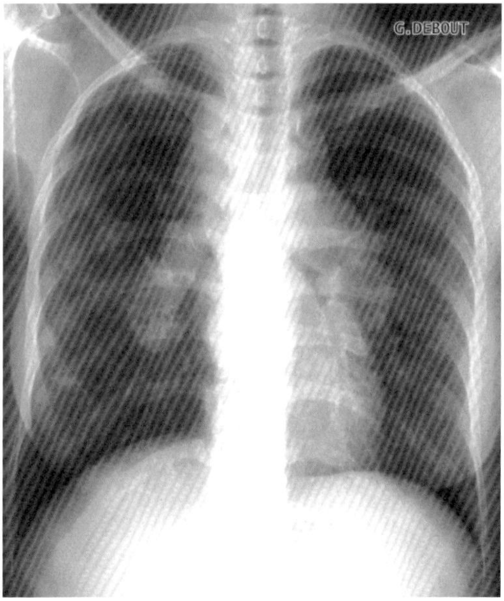

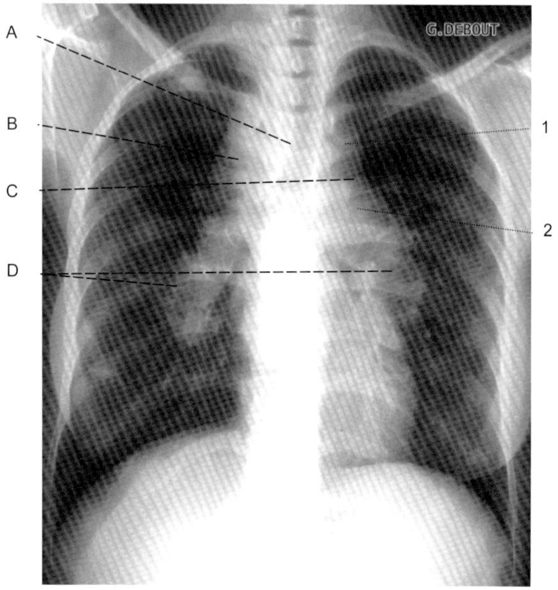

Analyse	Descriptif
Type d'examen	• **Radiographie thoracique de face en inspiration**
Indications de l'examen dans cette pathologie	• **Systématique** • **Diagnostic**
Repères anatomiques	1- Crosse aortique 2- Tronc de l'artère pulmonaire
Description de l'imagerie	A- Déviation de la trachée → effet de masse B- Elargissement paratrachéal droit → adénopathie C- Comblement de la fenêtre aorto-pulmonaire → adénopathie D- Elargissement hilaire bilatéral → adénopathie
Diagnostic	Sarcoïdose stade 1

Iconographie n°2

Asthénie, toux sèche.

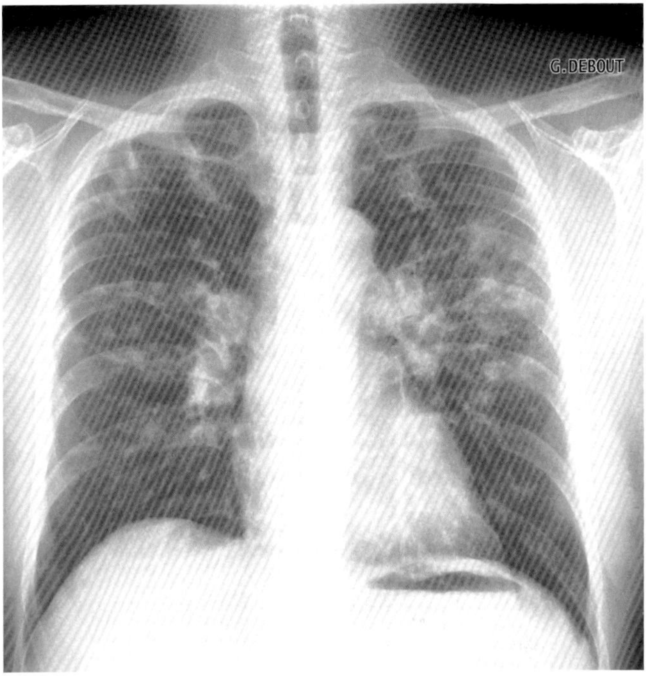

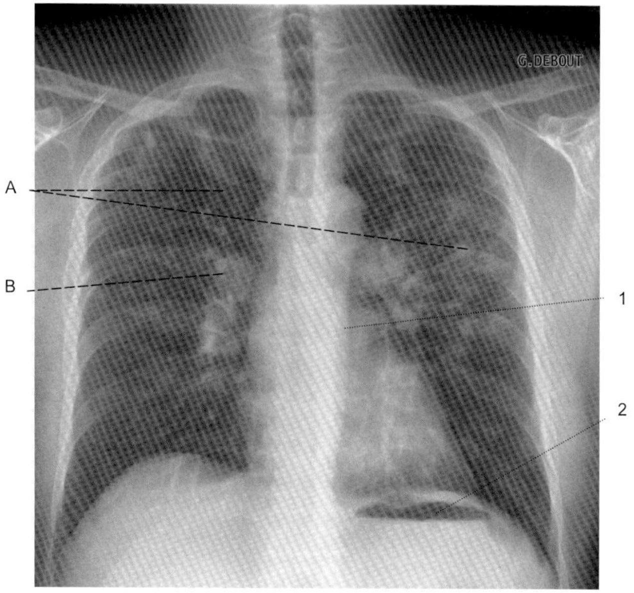

Analyse	Descriptif
Type d'examen	• **Radiographie pulmonaire de face en inspiration**
Indications de l'examen dans cette pathologie	• **Systématique** • **Diagnostique** • **On peut proposer un complément d'exploration par TDM thoracique haute résolution**
Repères anatomiques	1- Ligne para-aortique gauche 2- Poche à air gastrique
Description de l'imagerie	A- Infiltration pulmonaire réticulo-nodulaire B- Elargissement des hiles pulmonaires → adénopathies
Diagnostic	Sarcoïdose stade 2

DOSSIERS TOMBES ET TOMBABLES

DOSSIER TOMBE A L'ECN	ANNEE	CONTENU
	0	
DOSSIER TOMBABLE	**PROBABILITE**	**CONTENU**
	+++	RADIO / TDM thorax, IRM cérébrale

Notes personnelles

SCLEROSE EN PLAQUES

125
Mod 8
X 2

PRINCIPALES CONSTATATIONS : DESCRIPTIONS-CLE

- **IRM encéphalique et médullaire**
- **Atteinte de la substance blanche** → périventriculaires, des fibres en U (juxta-corticale), du corps calleux, sous tentoriel, atteinte médullaire (critères de Mc Donald)
- **Dissémination spatiale** → hypersignaux T2 / hyposignaux T1 diffus
- **Dissémination temporelle** → prise de contraste T1 de certaines lésions, apparition de nouvelles lésions

Iconographie n°1

Baisse d'acuité visuelle depuis quelques jours, douleurs périorbitaires lors des mouvements oculaires, associées à des paresthésies du bras droit.

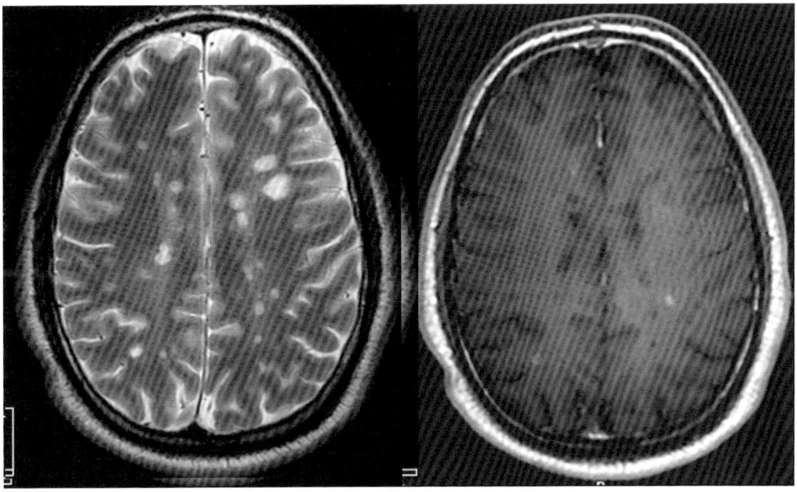

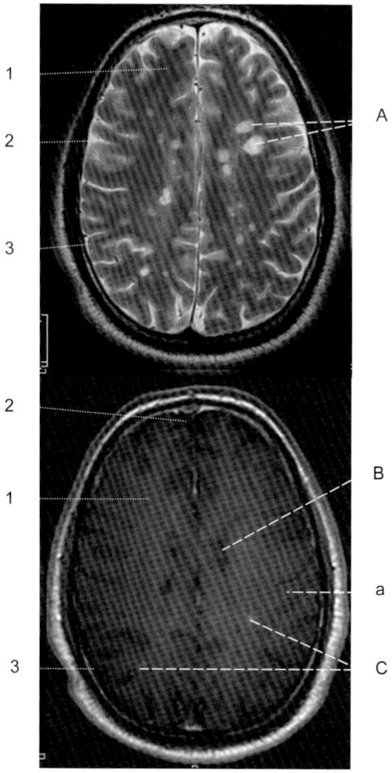

Analyse	Descriptif
Type d'examen	• **Icono du haut : IRM encéphalique, séquence pondérée en T2** • **Icono du bas : séquence pondérée en T1 avec injection de gadolinium**
Indications de l'examen dans cette pathologie	• **Examen de référence devant un déficit neurologique (en fonction de la disponibilité du plateau technique)**
Repères anatomiques	1- Substance blanche 2- Espace sous arachnoïdien avec LCR 3- Substance grise
Description de l'imagerie	A- Hypersignaux T2 focalisés multiples B- Hyposignaux T1 correspondants C- Prise de contraste de certaines lésions
Autres constatations	a- Images linéaires multiples dans le sens du codage de phase → artéfact de mouvement
Diagnostic	Sclérose en plaques

DOSSIERS TOMBES ET TOMBABLES

DOSSIER TOMBE A L'ECN	ANNEE	CONTENU
	2004 DOSSIER 1	SEP - IRM cérébrale
	2006 DOSSIER 7	SEP (pasd'imagerie)
DOSSIER TOMBABLE	**PROBABILITE**	**CONTENU**
	++	IRM cérébrale / médullaire

Notes personnelles

ARTERIOPATHIE OBLITERANTE DE L'AORTE ET DES MEMBRES INFERIEURS ; ANEVRISMES

131
Module 9
X 2

PRINCIPALES CONSTATATIONS : DESCRIPTIONS-CLE

- **Artériopathie des membres inférieurs:**
  Sténoses étagées - thrombose - arrêt net en cupule → embole - anévrisme poplité.
- **Anévrisme aorte abdominale :**
  Fusiforme ou sacciforme (excentré), sus ou sous rénal, ∅ > 3 cm pour l'aorte sous rénale (1,5 fois le diamètre normal de l'aorte)
- **Anévrisme fissuré ou rompu :**
  Infiltration péri anévrysmale, hématome rétropéritonéal (→ diagnostic possible par TDM même sans injection). Fistule aorto-digestive.

Iconographie n°1

ATCD d'AVC et d'IDM. Tabagisme actif. Claudication intermittente du membre inférieur gauche.

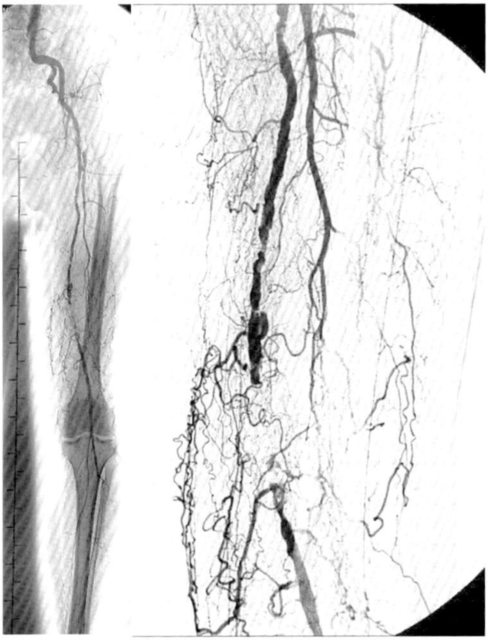

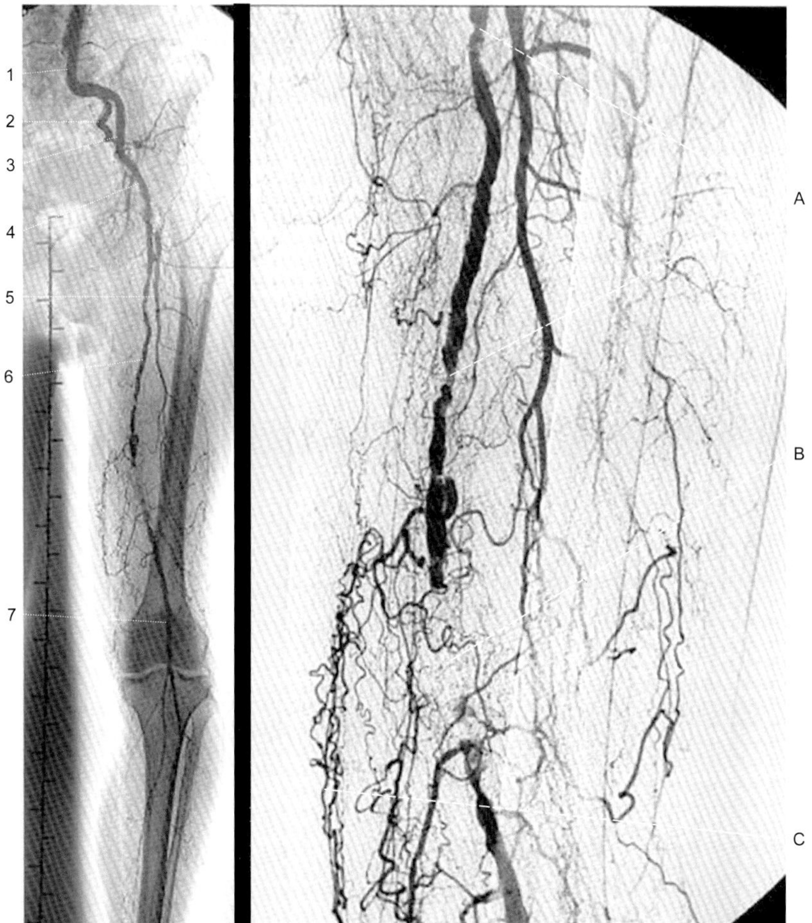
1
2
3
4
5
6
7
A
B
C

Analyse	Descriptif
Type d'examen	• **Icono de gauche : artériographie du membre inférieur gauche** • **Icono de droite : cliché centré sur la jonction fémoro-poplitée (angiographie numérisée avec soustraction)**
Indications de l'examen dans cette pathologie	• **Après l'écho-doppler, artériographie indiquée pour bilan pré-thérapeutique. Rôle croissant de l'angio TDM / IRM**
Repères anatomiques	1- Artère iliaque commune 2- Artère iliaque interne (hypogastrique) 3- Artère iliaque externe 4- Artère fémorale commune 5- Artère fémorale profonde 6- Artère fémorale superficielle 7- Artère poplité
Description de l'imagerie	A- Sténoses étagées de l'artère fémorale superficielle B- Arrêt net avec défaut d'opacification → thrombose de la jonction fémoro-poplitée C- Réseau artériel collatéral de suppléance
Diagnostic	Artériopathie oblitérante

Iconographie n°2

ATCD d'AVC et d'IDM. Tabagisme actif. Masse battante abdominale, signe de De Bakey.

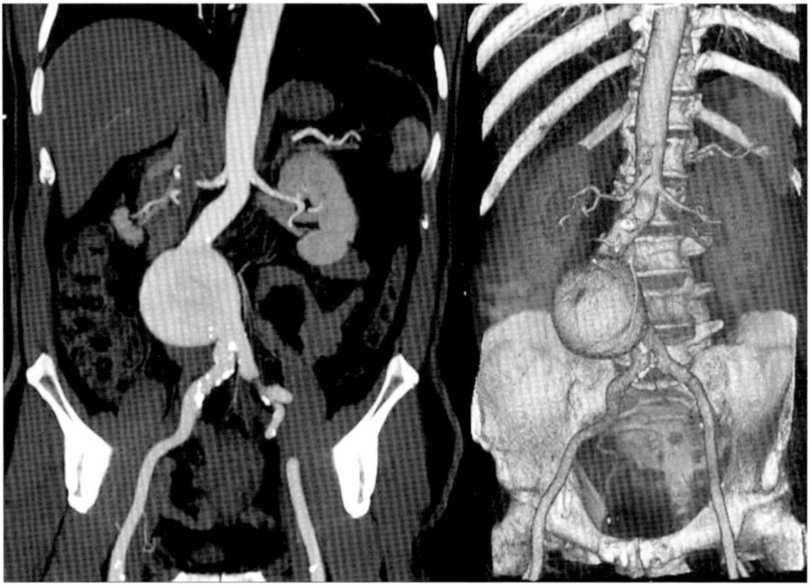

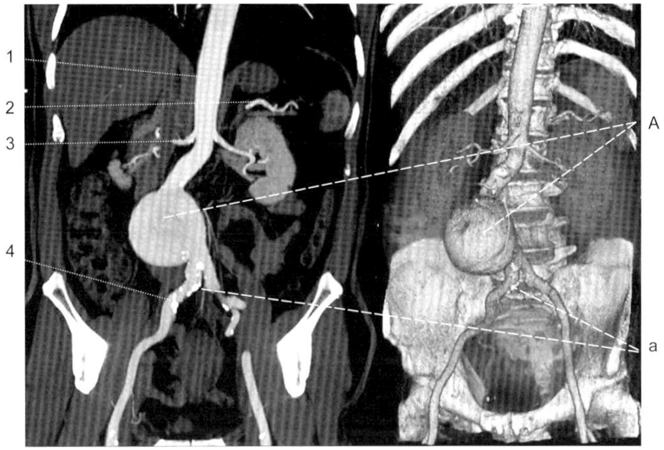

Analyse	Descriptif
Type d'examen	• **A gauche : angioscanner abdominal au temps artériel en reconstruction MIP (maximum intensity projection) coronale** • **A droite : reconstruction 3D volumique**
Indications de l'examen dans cette pathologie	• **TDM / IRM pour le bilan pré-thérapeutique, échographie de dépistage**
Repères anatomiques	1- Aorte abdominale 2- Artère splénique 3- Artère rénale droite 4- Artère iliaque commune droite
Description de l'imagerie	A- Augmentation de calibre et perte de parallélisme des contours de l'aorte → Anévrisme sacciforme
Autres constatations	a- Calcifications pariétales
Diagnostic	Anévrisme de l'aorte abdominale sous rénale

Iconographie n°3

ATCD d'AVC et d'IDM. Tabagisme actif. Anévrisme de l'aorte abdominale connu. Violente douleur abdominale.

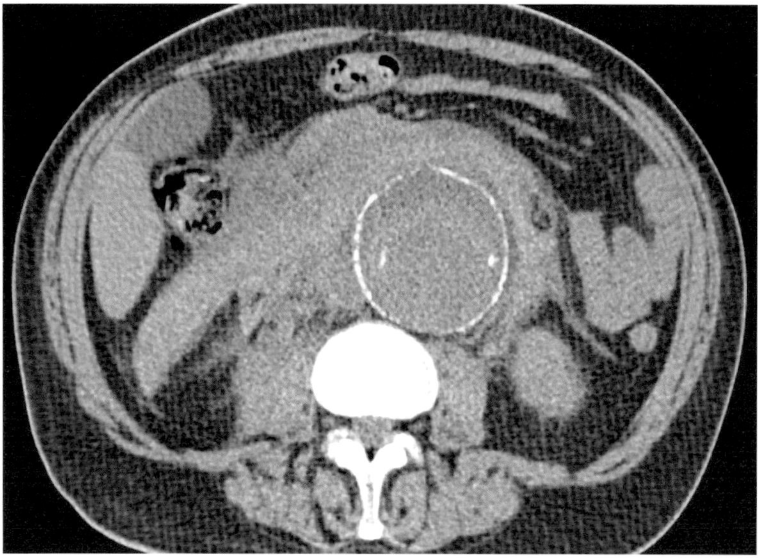

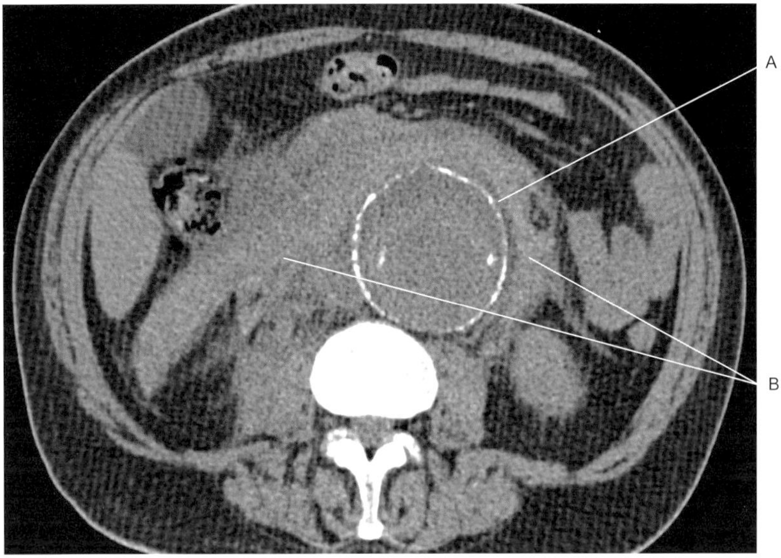

Analyse	Descriptif
Type d'examen	• **Scanner abdominal sans injection, coupe abdominale sous rénale**
Indications de l'examen dans cette pathologie	• **L'échographie ne montre que l'anévrisme ; la TDM montre aussi les signes de fissuration, mais elle ne doit pas retarder un geste chirurgical urgent**
Description de l'imagerie	A- Anévrisme de l'aorte abdominale à parois calcifiées B- Infiltration rétropéritonéale hyperdense → hématome rétropéritonéal
Diagnostic	Anévrisme de l'aorte abdominale fissuré

DOSSIERS TOMBES ET TOMBABLES

DOSSIER TOMBE A L'ECN	ANNEE	CONTENU
	2005 DOSSIER 5	Anévrysme aorte abdo (pas d'imagerie)
	2007 DOSSIER 9	Ischémie aiguë de membre (pas d'imagerie)
DOSSIER TOMBABLE	PROBABILITE	CONTENU
	+	ANGIOSCANNER artériel

ACCIDENTS VASCULAIRES CEREBRAUX

133
Mod 9
X 0

PRINCIPALES CONSTATATIONS : DESCRIPTIONS-CLE

- **AVC hémorragique (20%)→ au stade aigu :** spontanément hyperdense en TDM, hypoT1 / hyper T2 (stade suraigu), hypoT1 / hypo T2 (stade aigu), **localisation :** profond - noyaux gris centraux (HTA) ou cortico-sous cortical - lobaire (angiopathie amyloïde), **non systématisé dans un territoire vasculaire**
- **AVC ischémique (80%) →hypersignal de diffusion +++,** normal en Flair jusqu'à 4-6h puis en hypersignal flair au delà, **hypodense, signes précoces AVC au scanner** [artère sylvienne hyperdense (thrombus), dédifférenciation gris/blanc (dédifférenciation des noyaux gris centraux ou cortico-sous-corticale), disparition du ruban insulaire avec oedème], systématisé dans un territoire vasculaire ou jonctionnel (dernier pré), lacune
- **AIT → pas de signe radiologique**

Iconographie n°1

Hémiplégie droite, confusion, vomissement.

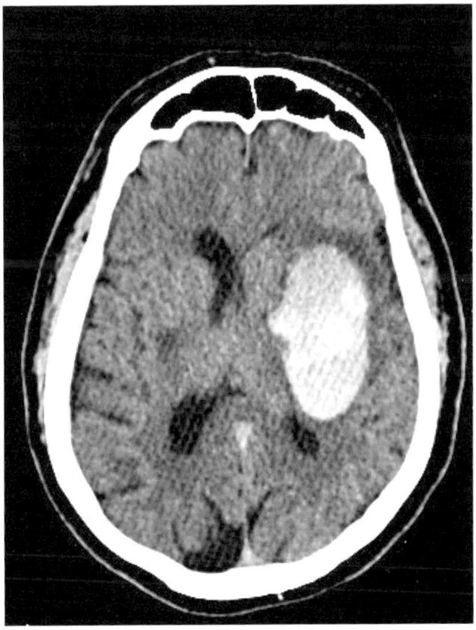

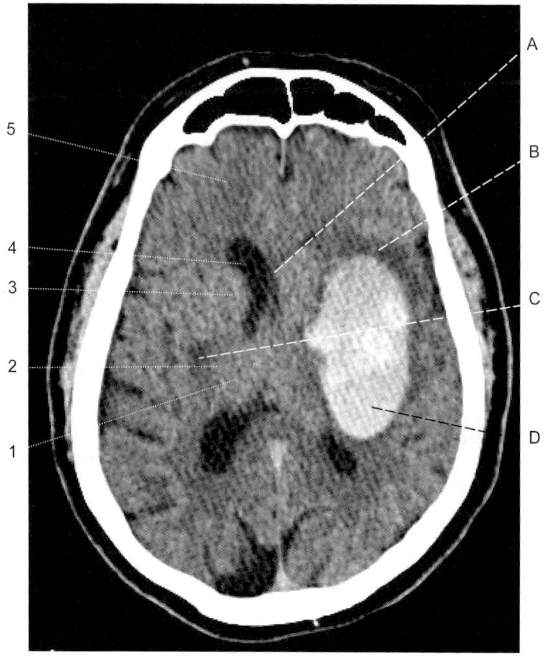

Analyse	Descriptif
Type d'examen	• **TDM encéphalique, coupe axial, sans injection**
Indications de l'examen dans cette pathologie	• **Dépistage devant signe neurologique**
Repères anatomiques	1- Thalamus droit 2- Capsule interne droite 3- tête du noyau caudé 4- Ventricule latéral droit 5- Lobe frontal
Description de l'imagerie	A- Déviation ligne médiane avec compression ventricule gauche → effet de masse B- Hypodensité périphérique → œdème périphérique C- Hypodensité de moins de 15 mm → lacune D- Hyperdensité spontanée profonde → collection hématique
Diagnostic	AVC hémorragique secondaire à l'HTA, lacune profonde droite

Iconographie n°2

Déficit hémicorporel gauche brutal avec héminégligence gauche.

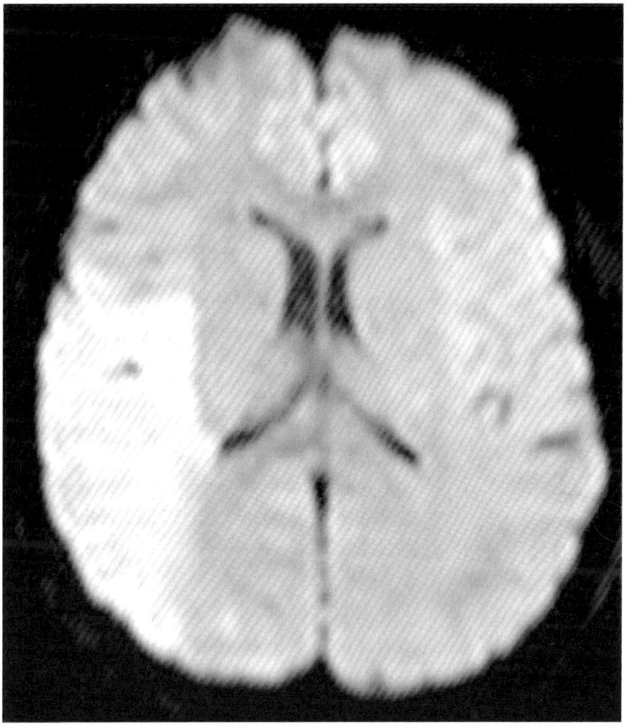

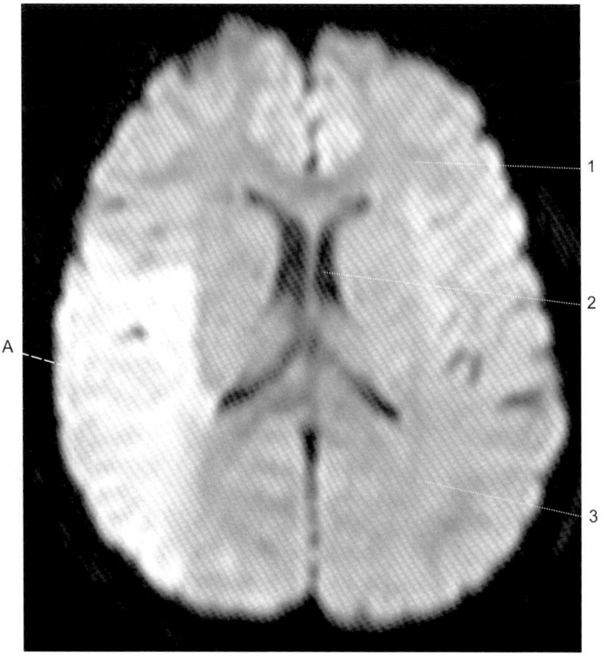

Analyse	Descriptif
Type d'examen	• **IRM encéphalique, séquence pondérée en diffusion, coupe axiale**
Indications de l'examen dans cette pathologie	• **Examen de référence devant un déficit neurologique brutal (en fonction de la disponibilité du plateau technique)** 💣
Repères anatomiques	1- Lobe frontal gauche 2- Ventricule latéral gauche 3- Lobe pariétal gauche
Description de l'imagerie	A- Hypersignal de diffusion fronto-pariétal droit → restriction des mouvements hydriques en rapport avec l'œdème cytotoxique
Diagnostic	AVC ischémique constitué du territoire sylvien droit stade suraigu

<u>Iconographie n°3</u>

Déficit hémicorporel gauche avec héminégligence gauche installé depuis quelques heures.

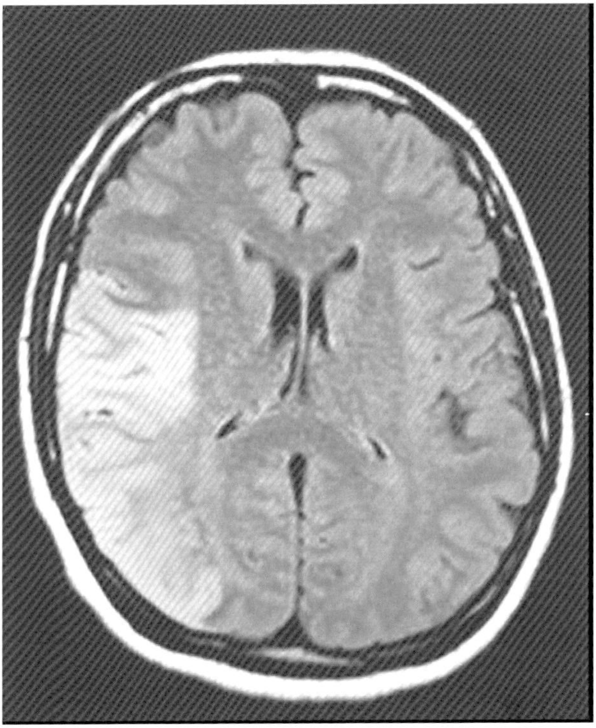

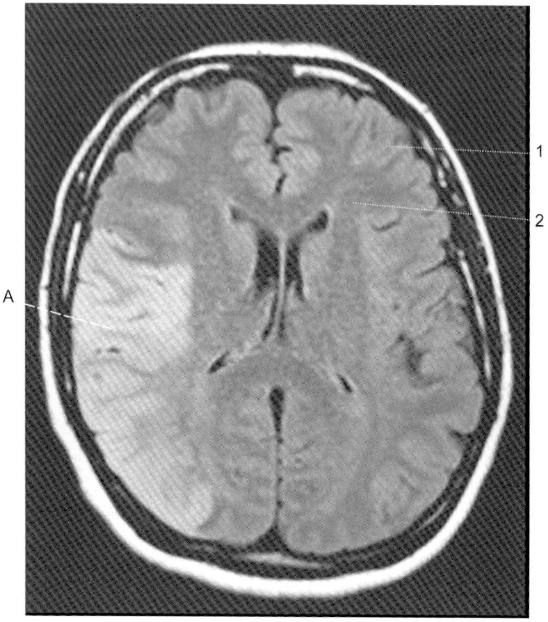

Analyse	Descriptif
Type d'examen	• **IRM encéphalique, séquence pondérée en FLAIR, coupe axiale**
Indications de l'examen dans cette pathologie	• **Examen de référence devant un déficit neurologique brutal (en fonction de la disponibilité du plateau technique)** 💣
Repères anatomiques	1- Substance grise 2- Substance blanche
Description de l'imagerie	A- Hypersignal FLAIR fronto-pariétal droit → œdème local
Diagnostic	AVC ischémique constitué du territoire sylvien droit stade aigu

Iconographie n°4

Déficit hémicorporel droit et aphasie de survenue brutale.

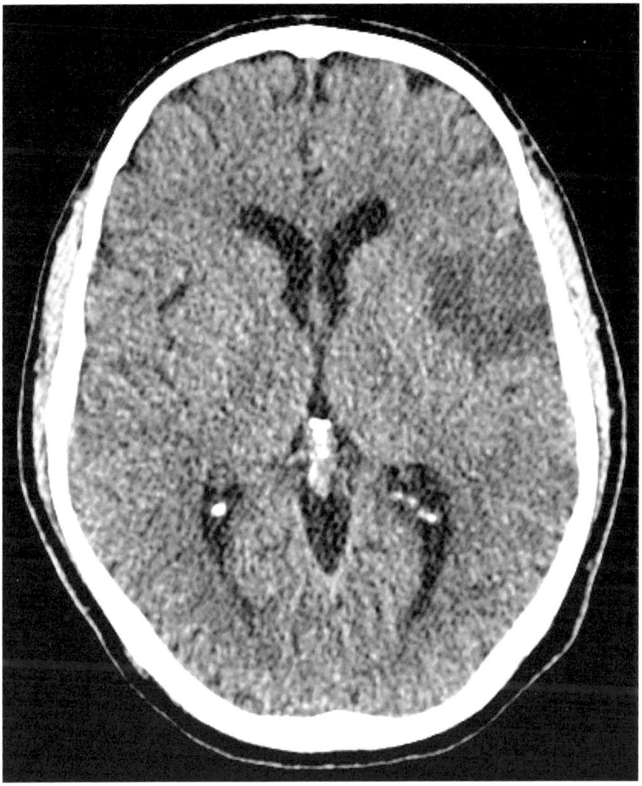

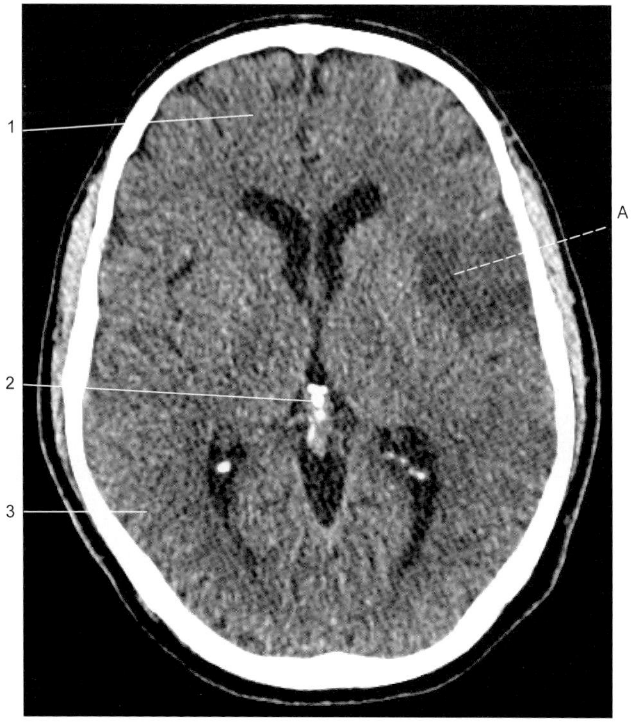

Analyse	Descriptif
Type d'examen	• **TDM encéphalique, coupe axiale, sans injection**
Indications de l'examen dans cette pathologie	• **Dépistage devant signe neurologique, en seconde place après l'IRM (en fonction du plateau technique)**
Repères anatomiques	1- Lobe frontal droit 2- Glande pinéale calcifiée 3- Lobe pariétal droit
Description de l'imagerie	A- Hypodensité frontale gauche du territoire sylvien superficiel gauche
Diagnostic	AVC ischémique du territoire sylvien gauche stade subaigu

DOSSIERS TOMBES ET TOMBABLES

DOSSIER TOMBE A L'ECN	ANNEE	CONTENU
	0	
DOSSIER TOMBABLE	**PROBABILITE**	**CONTENU**
	+++	TDM / IRM cérébrale

Notes personnelles

NEPHROPATHIE VASCULAIRE

134
Module 9
X 0

PRINCIPALES CONSTATATIONS : DESCRIPTIONS-CLE

- **Sténose des artères rénales :**
  Echo-doppler → accélération des vitesses et turbulence des flux en regard de la sténose, amortissement des flux intra-parenchymateux (baisse des index de résistances)
  AngioTDM/IRM et angiographie → quantification de la sténose
- **Dysplasie fibro-musculaire :**
  Alternance de sténoses « en collier de perles ». Atteinte rénale mais aussi des troncs supra-aortiques. Anévrisme, dissection, atteinte des artères de moyen et petit calibre

Iconographie n°1

Tabagisme actif. Insuffisance rénale et HTA mal équilibrée avec OAP.

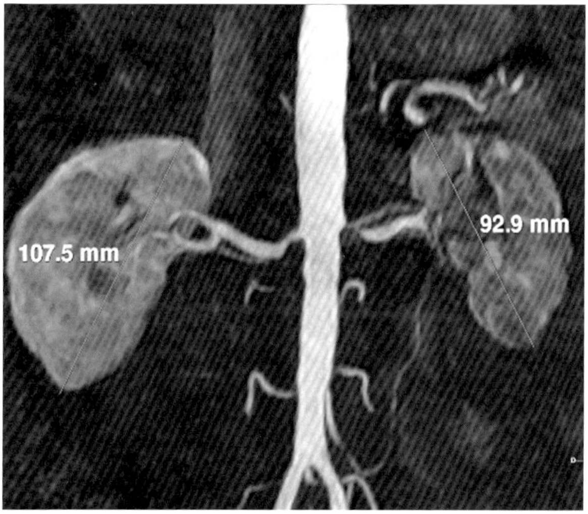

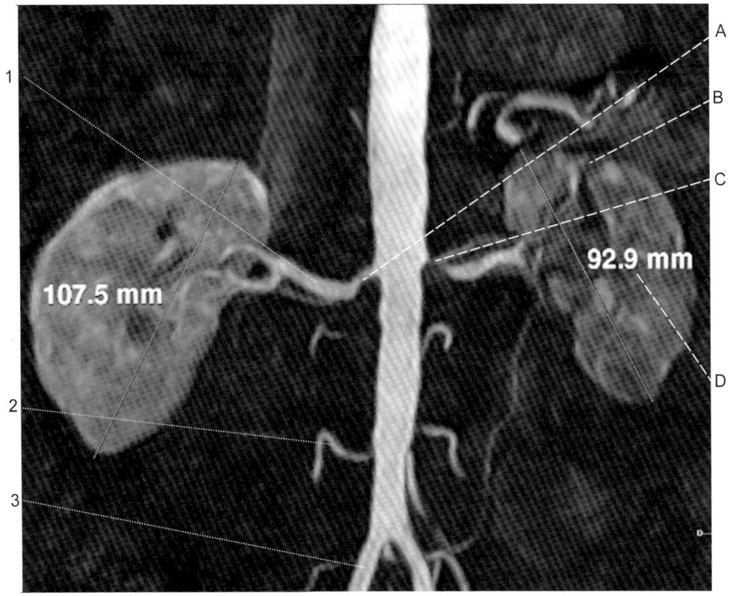

Analyse	Descriptif
Type d'examen	• **Angio-IRM des artères rénales**
Indications de l'examen dans cette pathologie	• **Devant suspicion d'HTA réno-vasculaire → écho-doppler chez jeunes/minces, angio-IRM chez insuffisants rénaux, angio-TDM sinon. Angiographie → pour geste thérapeutique (angioplastie).**
Repères anatomiques	1- Artère rénale droite 2- Artère lombaire 3- Artère iliaque commune droite
Description de l'imagerie	A- Sténose ostiale de l'artère rénale droite < 50 % → sténose non significative B- Encoche corticale du pôle supérieur du rein gauche C- Sténose ostiale gauche > 70 % → sténose serrée, significative D- Petit rein gauche
Diagnostic	Sténose athéromateuse des artères rénales

Iconographie n°2

HTA mal équilibrée chez une femme de 50 ans.

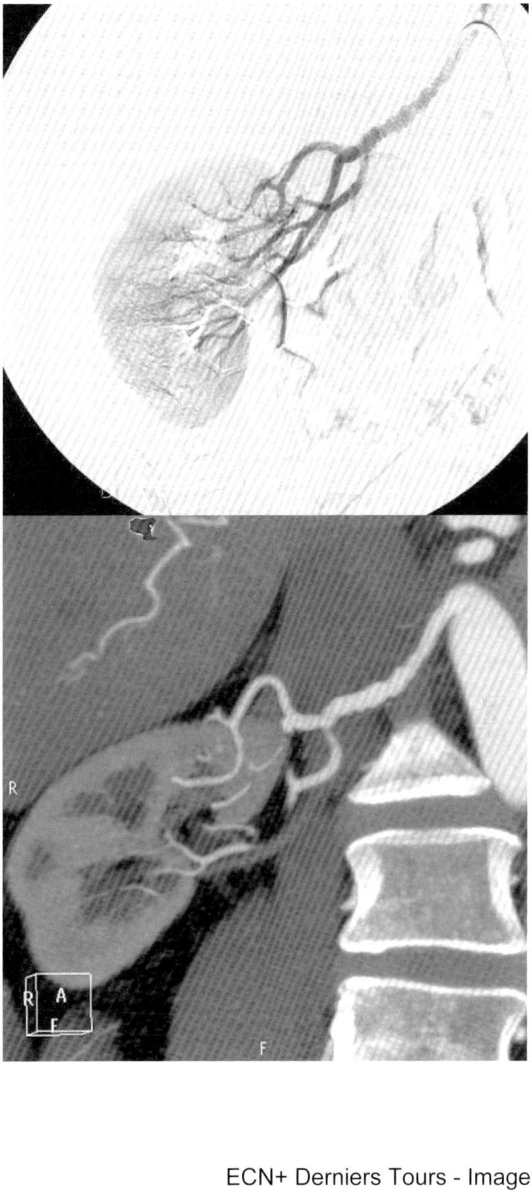

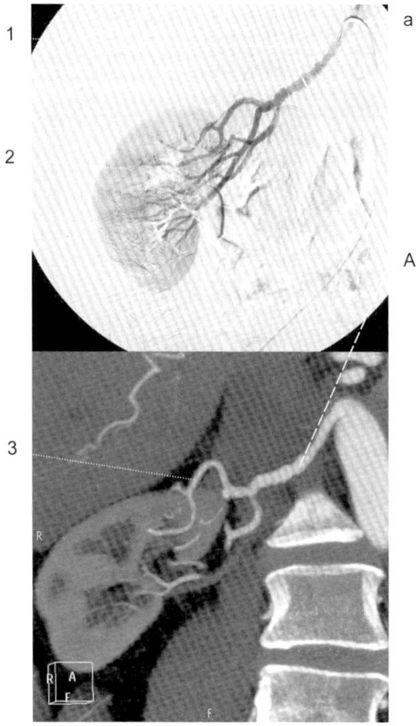

Analyse	Descriptif
Type d'examen	• **Icono du haut : artériographie de l'artère rénale droite** • **Icono du bas : angioscanner au temps artériel, reconstruction coronale centrée sur l'artère rénale droite en Maximum Intensity Projection (MIP)**
Indications de l'examen dans cette pathologie	• **Devant suspicion d'HTA réno-vasculaire → écho-doppler chez jeunes/minces, angio IRM chez insuffisants rénaux, angio TDM sinon. Angiographie → pour geste thérapeutique (angioplastie)**
Repères anatomiques	1- Artère rénale droite 2- Parenchymographie du rein droit 3- Branche de division polaire supérieure de l'artère rénale droite
Description de l'imagerie	A- Aspect en « collier de perles » de l'artère rénale droite
Autres constatations	a- Cathéter
Diagnostic	Fibrodysplasie de l'artère rénale droite

DOSSIERS TOMBES ET TOMBABLES

DOSSIER TOMBE A L'ECN	ANNEE	CONTENU
	0	
DOSSIER TOMBABLE	**PROBABILITE**	**CONTENU**
	+	Angioscanner artères rénales

Notes personnelles

THROMBOSE VEINEUSE PROFONDE ET EMBOLIE PULMONAIRE

135

Mod 9

X 3

PRINCIPALES CONSTATATIONS : DESCRIPTIONS-CLE

- **Angiographie pulmonaire** → examen de référence, invasif et quasi abandonné
- **Radiographie thoracique** → normal 25 % des cas, **atélectasie en bande, épanchement pleural,** ascension d'une coupole diaphragmatique, **infarctus pulmonaire**
- **Angio-scanner** → **diagnostic positif, thrombus** artériel pulmonaire = lacune endovasculaire (+/- multiples)

Iconographie n°1

Antécédent de chirurgie urologique récente, dyspnée, douleur thoracique, tachycardie.

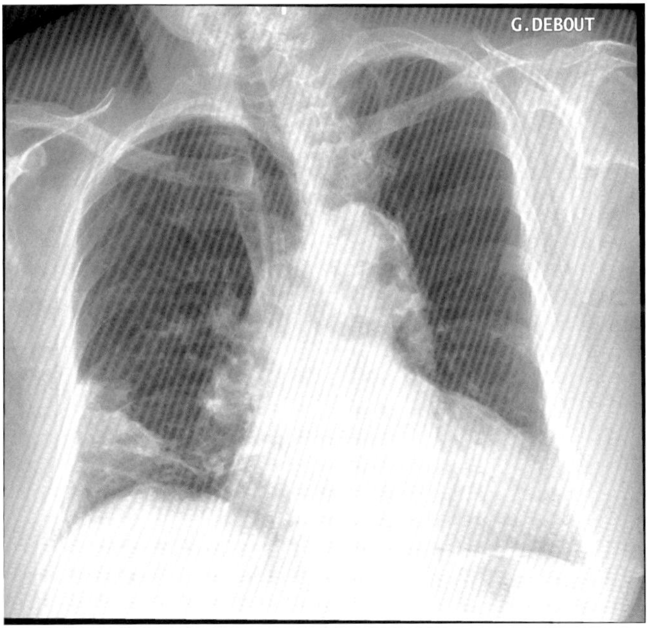

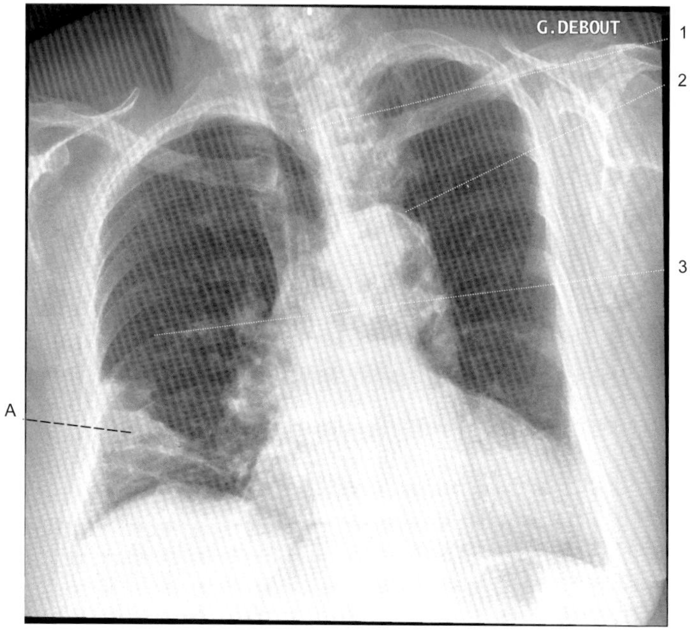

Analyse	Descriptif
Type d'examen	• **Radiographie pulmonaire de face en inspiration**
Indications de l'examen dans cette pathologie	• **Systématique** • **Diagnostic positif et différentiel**
Repères anatomiques	1- Trachée 2- Crosse aortique 3- Petite scissure
Description de l'imagerie	A- Opacité triangulaire à base pleurale
Diagnostic	Infarctus pulmonaire

Iconographie n°2

Antécédent de chirurgie urologique récente, dyspnée, douleur thoracique, tachycardie.

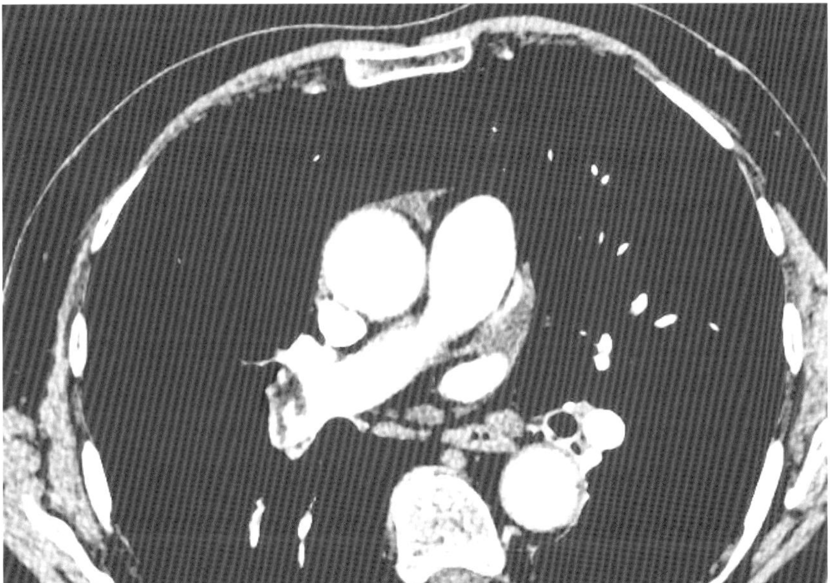

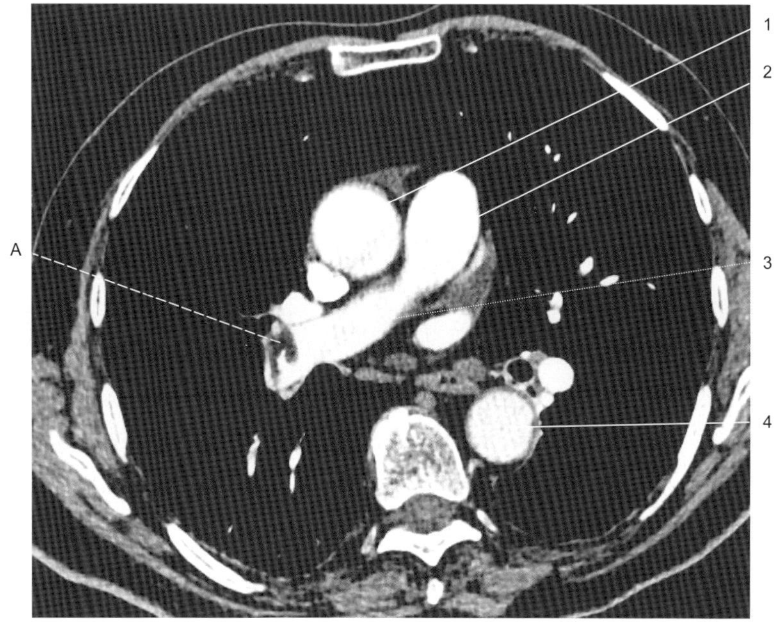

Analyse	Descriptif
Type d'examen	• **Angio-scanner thoracique, fenêtre médiastinale, acquisition injectée au temps artériel pulmonaire**
Indications de l'examen dans cette pathologie	• **L'angioscanner est l'examen de première intention en cas de suspicion d'embolie pulmonaire 💣. Il n'est pas indiqué dans le suivi**.
Repères anatomiques	1- Aorte ascendante 2- Tronc de l'artère pulmonaire 3- Artère pulmonaire droite 4- Aorte descendante
Description de l'imagerie	A- Lacune endovasculaire = thrombus
Diagnostic	Embolie pulmonaire

DOSSIERS TOMBES ET TOMBABLES

	ANNEE	CONTENU
DOSSIER TOMBE A L'ECN	2004 DOSSIER 4	EP (pas d'imagerie)
	2005 DOSSIER 5	Risque d'EP (pas d'imagerie)
	2011 DOSSIER 7	EP massive (pas d'imagerie)
DOSSIER TOMBABLE	PROBABILITE	CONTENU
	+++	ANGIOSCANNER thorax

Notes personnelles

CANCER DE L'ENFANT : PARTICULARITES EPIDEMIOLOGIQUES, DIAGNOSTIQUES ET THERAPEUTIQUES.

144

Mod 10

X 1

PRINCIPALES CONSTATATIONS : DESCRIPTIONS-CLE

- **Neuroblastome:**
  ASP/ radiographie pulmonaire → syndrome de masse, fines calcifications, élargissement médiastin, lyse osseuse (métastases osseuses)
  Echo → Masse solide, échogène, hétérogène (calcification), adénopathie
  IRM (/TDM) → extension intra-rachidienne «en sablier »
  Scintigraphie à la MIBG → métastase hyperfixante
- **Néphroblastome :**
  ASP/ radiographie pulmonaire → syndrome de masse en projection des reins, pas de calcification, métastases pulmonaires fréquentes
  Echo → Masse solide, hétérogène avec des plages hypoéchogènes (plage de nécrose)
  IRM (/TDM) → extension, plage de nécrose

Iconographie n°1

Flush, HTA, palpitation, sueur, dysesthésie du bras gauche.

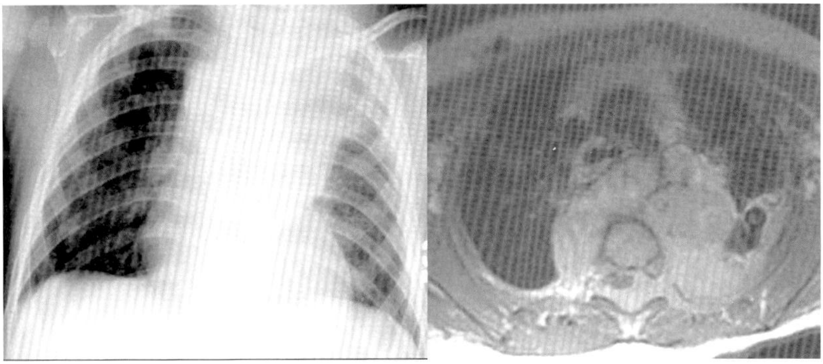

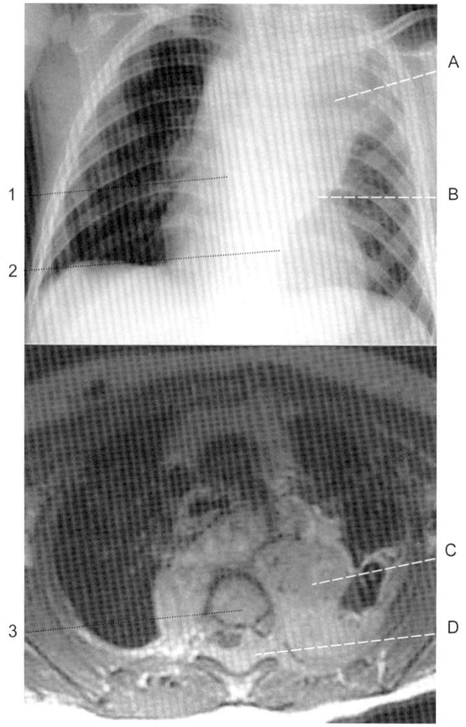

Analyse	Descriptif
Type d'examen	• **Icono du haut : radiographie thoracique de face. Icono du bas : IRM thoracique axiale, pondération T1 après injection de gadolinium, coupe passant par le médiastin supérieur**
Indications de l'examen dans cette pathologie	• **Radiographie thoracique systématique, échographie complémentaire pour préciser les rapports anatomiques chez l'enfant, TDM abdominale avec injection en fonction de la localisation pour voir calcification et envahissement des vaisseaux (avis spécialisé), IRM pour voir extension intra-rachidienne (avis spécialisé)**
Repères anatomiques	1- Ligne para-azygo-œsophagienne 2- Ligne para-aortique 3- Corps vertébral d'une vertèbre thoracique
Description de l'imagerie	A- Elargissement du médiastin supérieur → syndrome de masse B- Déviation de la ligne para-aortique → effet de masse C- Masse rehaussée par l'injection de gadolinium D- Extension intra-rachidienne par trou de conjugaison
Diagnostic	Neuroblastome « en sablier »

Iconographie n°2

Enfant amené par ses parents devant la découverte d'une volumineuse masse abdominale, indolore, ferme.

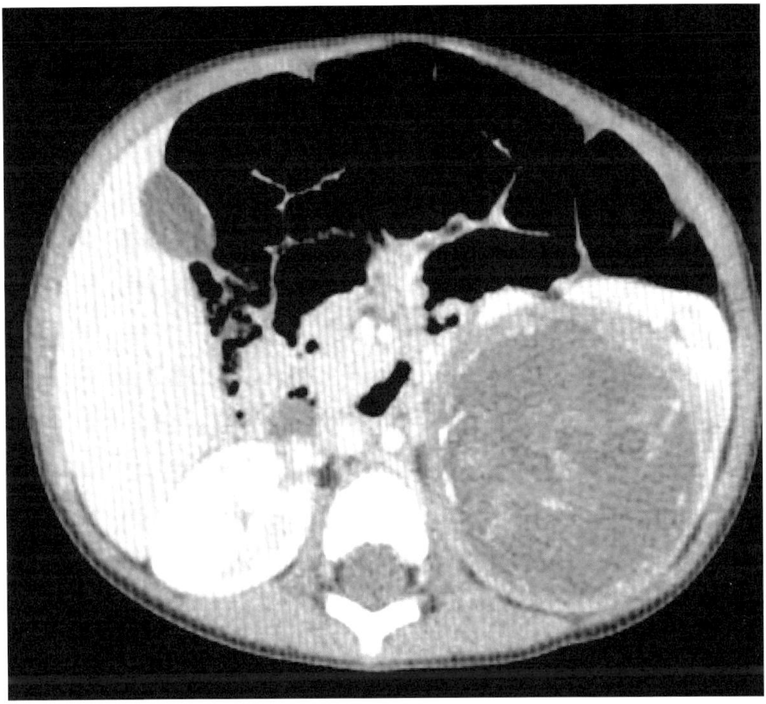

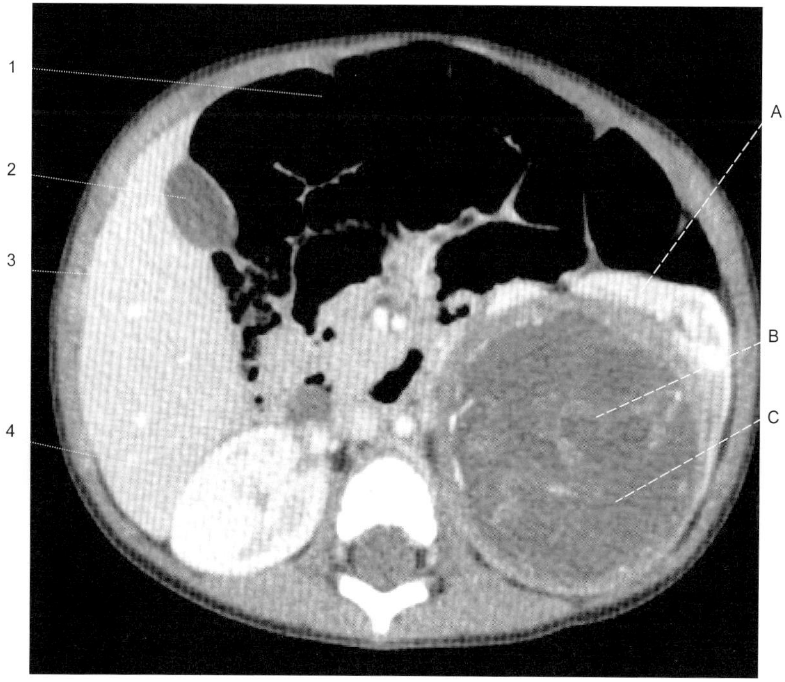

Analyse	Descriptif
Type d'examen	• **TDM abdominale au temps veineux**
Indications de l'examen dans cette pathologie	• **ASP systématique, échographie complémentaire pour préciser les rapports anatomiques chez l'enfant, TDM et IRM sur avis spécialisé**
Repères anatomiques	1- Air digestif 2- Vésicule biliaire 3- Foie 4- Rein droit
Description de l'imagerie	A- Rein gauche refoulé → effet de masse, « signe du coquetier» B- Cloisonnement intra-tumoral rehaussé C- Hypodensité → plage de nécrose
Diagnostic	Néphroblastome du rein gauche

DOSSIERS TOMBES ET TOMBABLES

DOSSIER TOMBE A L'ECN	ANNEE	CONTENU
	2012 DOSSIER 4	Neuroblastome - RADIO thorax
DOSSIER TOMBABLE	**PROBABILITE**	**CONTENU**
	+	RADIO thorax - TDM / IRM

Notes personnelles

TUMEUR INTRACRANIENNE

146
Mod 10
X 0

PRINCIPALES CONSTATATIONS : DESCRIPTIONS-CLE

- **Tumeurs primitives :**
  Maligne : glioblastome → prise de contraste (néo vascularisation), nécrose, effet de masse, infiltration diffuse.
  Bénigne : méningiome → extra-axiale, multiples, base d'implantation large sur la dure-mère, réaction durale (« dural tail »), œdème réactionnel et effet de masse faibles, prise de contraste homogène, calcification possible, réaction osseuse (lyse ou condensation en regard).
- **Tumeurs secondaires :** Métastases → multiples, prise de contraste nodulaire ou en cocarde, œdème périphérique important (++) et sous corticale en « doigt de gant ».
- **Infectieuse** : Abcès → multiples, prise de contraste nodulaire ou en cocarde, œdème périphérique important (++) et en doigt de gant, hypersignal en restriction de diffusion (liquide purulent épais avec restriction des mouvements hydriques)

Iconographie n°1

Trouble de l'attention, ralentissement idéo-moteur chez un patient qui se plaint de céphalées matinales soulagées par des vomissements en jet.

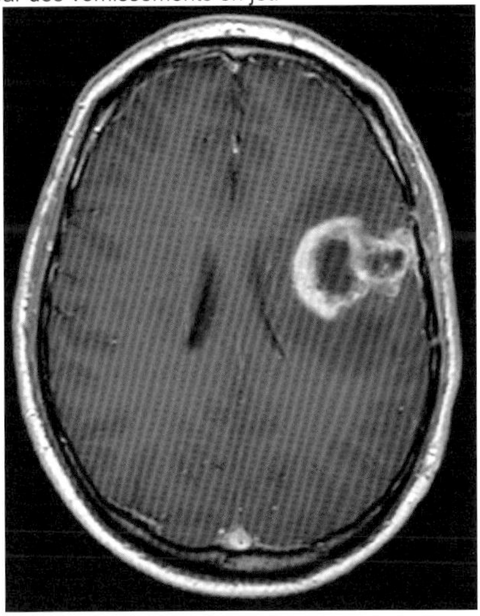

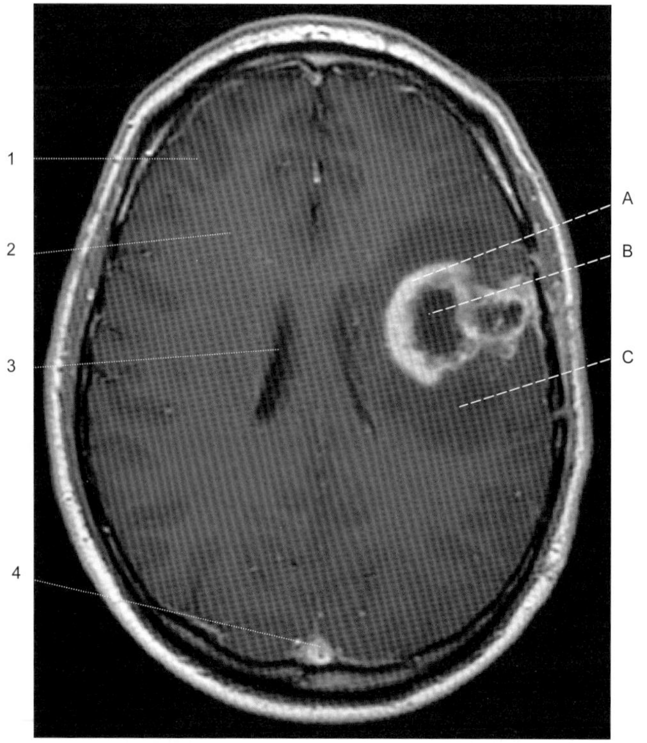

Analyse	Descriptif
Type d'examen	• **IRM pondérée en T1 après injection de gadolinium, coupe axiale**
Indications de l'examen dans cette pathologie	• **IRM plus performante que la TDM pour l'exploration encéphalique, en fonction du plateau technique**
Repères anatomiques	1- Substance grise 2- Substance blanche 3- Ventricule latéral droit 4- Sinus longitudinal supérieur
Description de l'imagerie	Volumineuse lésion polycyclique frontale gauche présentant une prise de contraste périphérique épaisse (A), un centre nécrotique en hyposignal T1 (B) et associée à un œdème péri lésionnel en hyposignal T1 (C)
Diagnostic	Glioblastome frontal gauche

Iconographie n°2

Première crise d'épilepsie. Bilan systématique.

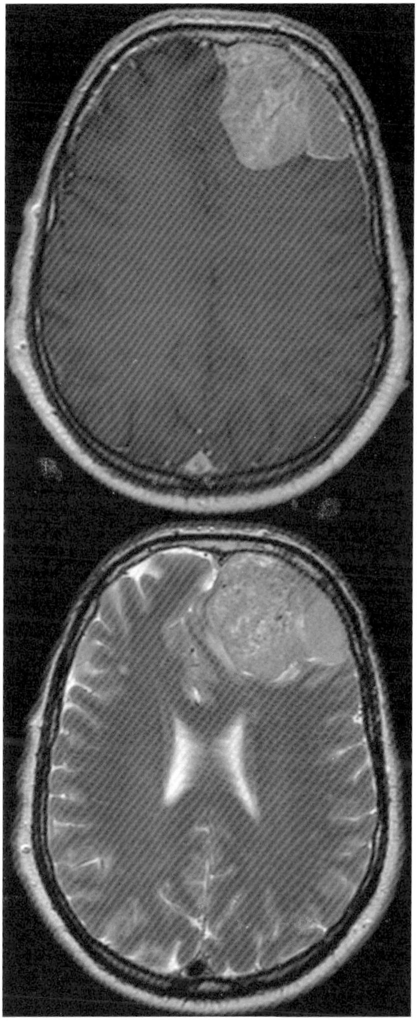

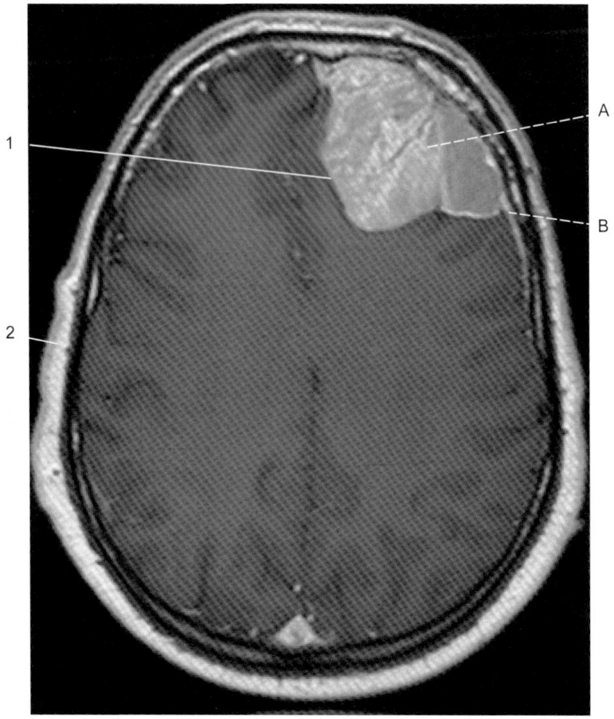

Analyse	Descriptif
Type d'examen	• **IRM pondérée en T1 après injection de gadolinium, coupe axiale**
Indications de l'examen dans cette pathologie	• **IRM plus performante que la TDM pour l'exploration encéphalique, en fonction du plateau technique** 💣
Repères anatomiques	1- Lobe frontal refoulé avec liséré en hypo signal T1 → piégeage de LCR 2- Hypersignal T1 sous cutané → graisse
Description de l'imagerie	A- Lésion extra-axiale avec prise de contraste B- Dure-mère légèrement épaissi en queue de comète → « dural tail »
Diagnostic	Méningiome frontal gauche

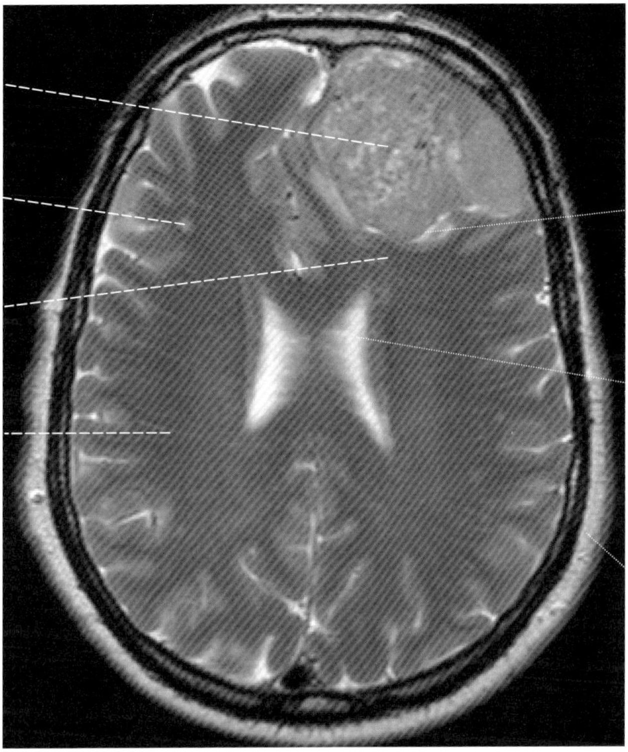

Analyse	Descriptif
Type d'examen	• **IRM encéphalique pondéré T2, coupe axiale**
Indications de l'examen dans cette pathologie	• **IRM plus performante que la TDM pour l'exploration encéphalique, en fonction du plateau technique**
Repères anatomiques	1- Lobe frontal refoulé avec liséré en hypersignal T2 → piégeage de LCR 2- Ventricule latéral gauche 3- Hypersignal T1 sous cutané → graisse
Description de l'imagerie	A- Lésion extra-axiale iso-intense en T2 B- Absence d'Hyper T2 encéphalique → pas d'œdème
Autres constatation	a- Hyper signal T2 ovalaire isolé → séquelle micro vasculaire b- Hyper signaux T2 linéaire suivant un trajet vasculaire → dilatation des espaces de Virchow Robin
Diagnostic	Méningiome frontal gauche

Iconographie n°3

Confusion, céphalées, crise d'épilepsie. ATCD de cancer du sein.

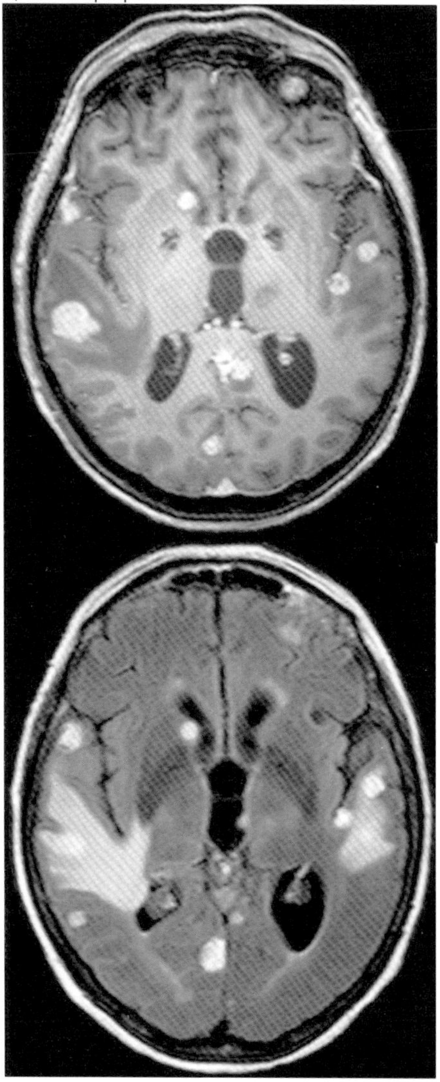

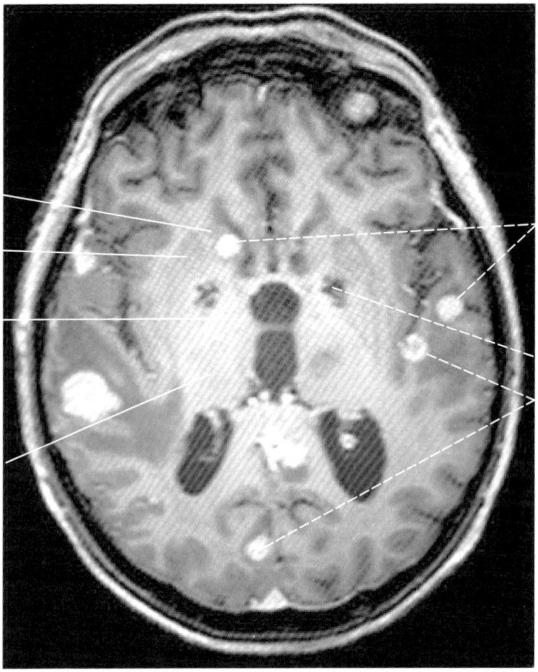

Analyse	Descriptif
Type d'examen	• **IRM pondérée en T1 après injection de gadolinium, coupe axiale**
Indications de l'examen dans cette pathologie	• **IRM plus performante que la TDM pour l'exploration encéphalique, en fonction du plateau technique**
Repères anatomiques	1- Tête du noyau caudé droit 2- Putamen droit 3- Capsule interne droite 4- Thalamus droit
Description de l'imagerie	A- Prises de contraste nodulaires multiples B- Prises de contraste annulaires multiples
Autres constatation	a- Hypo signal T1 : calcification des noyaux gris centraux
Diagnostic	Métastases cérébrales

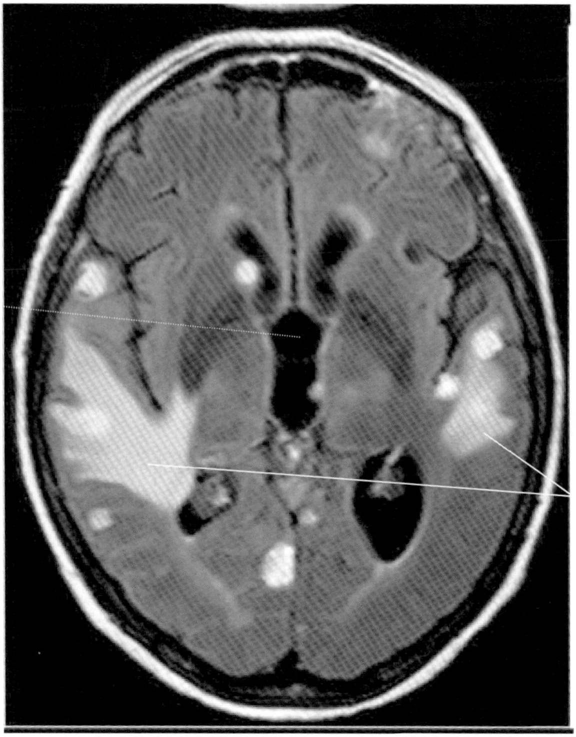

Analyse	Descriptif
Type d'examen	• **IRM encéphalique pondéré en FLAIR, coupe axiale.**
Indications de l'examen dans cette pathologie	• **IRM plus performante que la TDM pour l'exploration encéphalique, en fonction du plateau technique** 💣
Repères anatomiques	1- 3ème ventricule
Description de l'imagerie	A- Hypersignal FLAIR en doigt de gant → œdème diffus
Diagnostic	Métastases cérébrales

Iconographie n°4

Fièvre, confusion, hémocultures positives.

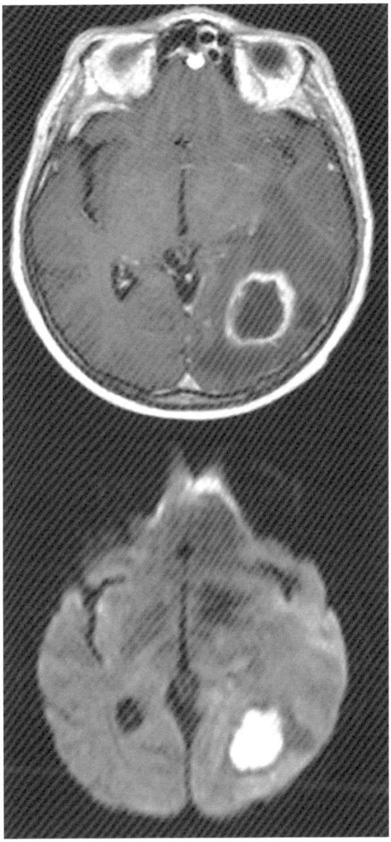

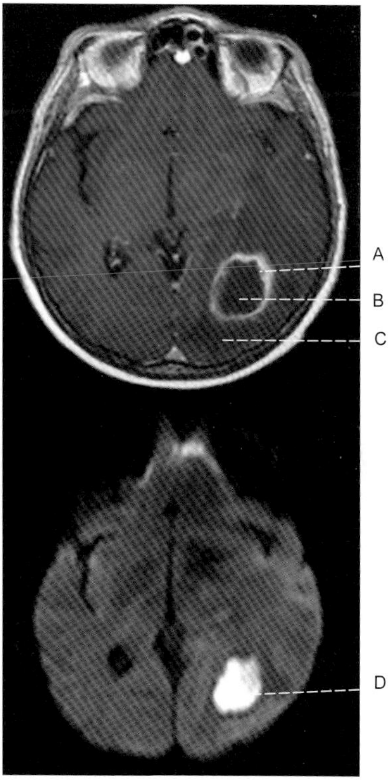

Analyse	Descriptif
Type d'examen	• **Icono du haut : IRM pondérée en T1 après injection de gadolinium, coupe axiale** • **Icono du bas : IRM encéphalique pondérée en diffusion, coupe axiale**
Indications de l'examen dans cette pathologie	• **IRM plus performante que la TDM pour l'exploration encéphalique, en fonction du plateau technique** 💣
Description de l'imagerie	A- Prises de contraste en coque B- Centre en hyposignal T1 C- Hyposignal T1 périphérique en doigt de gant → œdème D- Hypersignal de diffusion centrale en faveur d'une restriction des mouvements hydriques → pus
Diagnostic	Abcès pariétal gauche

DOSSIERS TOMBES ET TOMBABLES

DOSSIER TOMBE A L'ECN	ANNEE	CONTENU
	0	
DOSSIER TOMBABLE	**PROBABILITE**	**CONTENU**
	++	TDM / IRM cérébrale

Notes personnelles

TUMEURS DU COL UTERIN, TUMEUR DU CORPS UTERIN

147

Module 10

X 0

PRINCIPALES CONSTATATIONS : DESCRIPTIONS-CLE

- **Cancer de l'endomètre:**
  Echo par voie abdominale et vaginale → épaississement de l'endomètre > 5mm, extension au myomètre. Clinique ++ : hystéroscopie, curetage.
  IRM systématique pour le bilan d'extension local : myomètre, envahissement ganglionnaire, extension rectum – vessie – col utérin.
- **Cancer du col utérin :**
  IRM ++ → tumeur en hyperT2 par rapport au col en hypoT2, déformation, rehaussement modéré après injection de gadolinium.
  Extension → myomètre, ganglions, rectum, vessie, vagin.

Iconographie n°1

Découverte d'un col rouge, irrégulier, saignant au contact chez une femme se plaignant d'une métrorragie provoquée par les rapports sexuels.

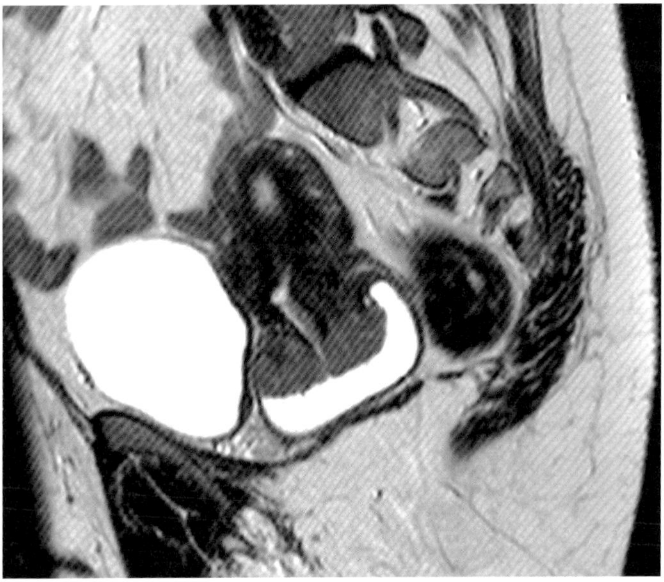

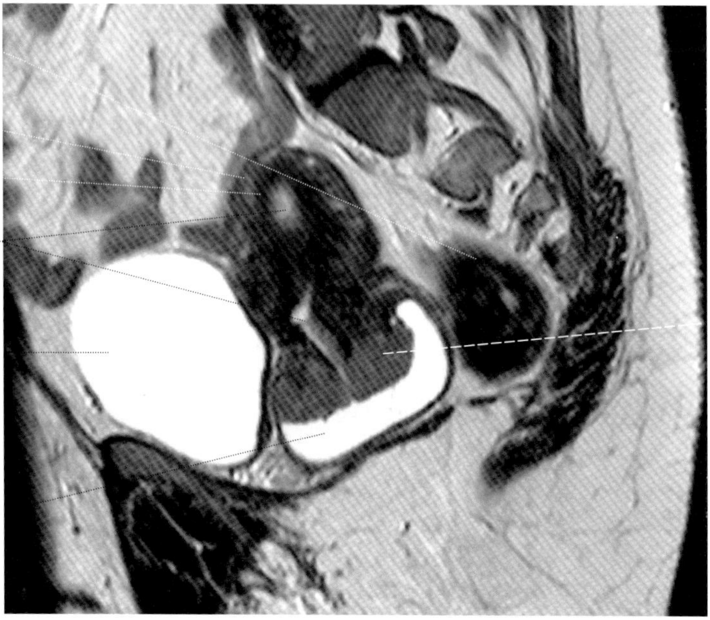

Analyse	Descriptif
Type d'examen	**IRM pelvienne en pondération T2, coupe sagittale, après opacification du vagin par un gel.**
Indications de l'examen dans cette pathologie	• **IRM = meilleur examen pour le bilan d'extension locorégionale** 💣
Repères anatomiques	1- Rectum 2- Myomètre de signal hétérogène 3- Zone jonctionnelle en hyposignal franc 4- Endomètre en hypersignal 5- Urine en hyperT2 → vessie 6- Gel hyper T2 → vagin
Description de l'imagerie	A- Masse en discret hypersignal T2 envahissant le col utérin (normalement en hyposignal T2)
Diagnostic	Cancer du col utérin

DOSSIERS TOMBES ET TOMBABLES

DOSSIER TOMBE A L'ECN	ANNEE	CONTENU
	0	
DOSSIER TOMBABLE	**PROBABILITE**	**CONTENU**
	+	IRM pelvienne

Notes personnelles

TUMEURS DU COLON ET DU RECTUM

148

Mod 10

X 2

PRINCIPALES CONSTATATIONS : DESCRIPTION-CLES

- **Epaississement irrégulier de la paroi** colique, **focal** à raccordement aigu, +/- circonférenciel
- Complications: obstruction, invagination, surinfection, perforation
- "Trognon de pomme" au lavement opaque (sténose focale irrégulière)

Iconographie n°1

Altération de l'état général et douleur abdominale.

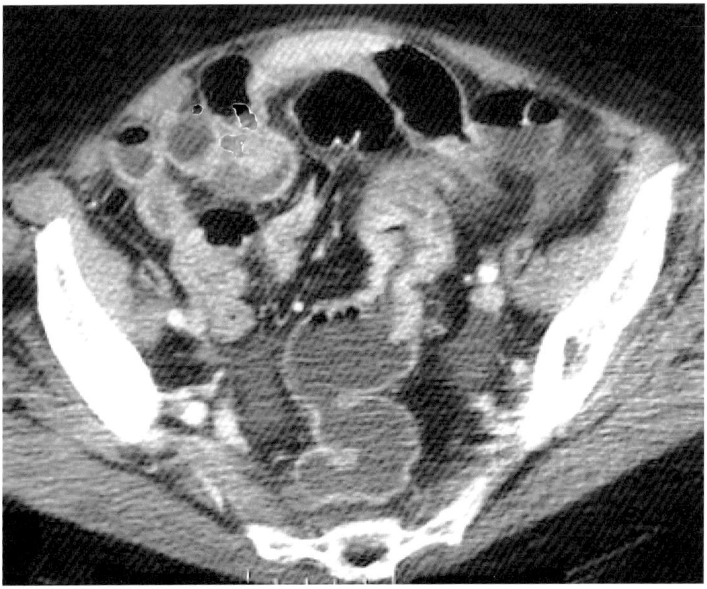

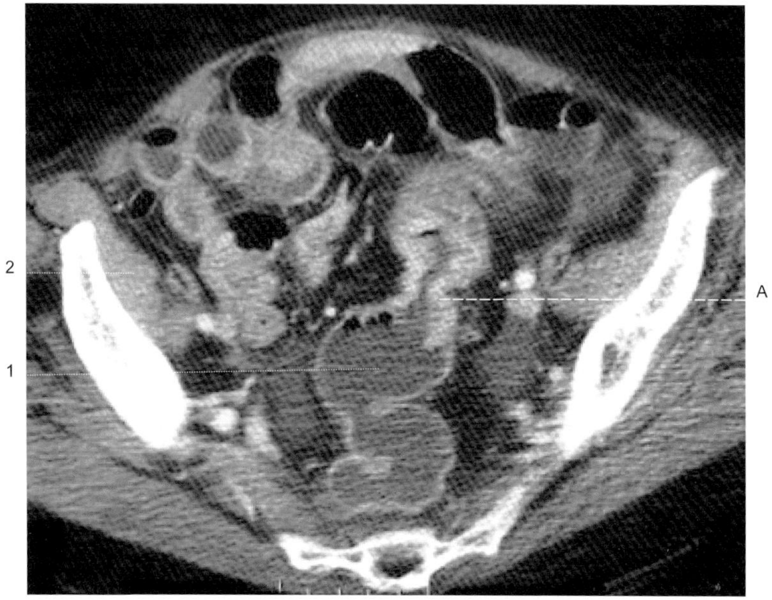

Analyse	Descriptif
Type d'examen	• **TDM abdominale avec injection** **De plus ici, remplissage à l'eau du cadre colique (=coloscanner à l'eau)**
Indications de l'examen dans cette pathologie	• **TDM utilisée pour le bilan d'extension ou la recherche de complications** • **Coloscanner utile pour le diagnostic à défaut de coloscopie**
Repères anatomiques	1- Lumière recto-sigmoïdienne après remplissage à l'eau 2- Muscle iliaque
Description de l'imagerie	A- Epaississement focal, irrégulier et sténosant de la paroi
Diagnostic	Tumeur primitive du sigmoïde

Iconographie n° 2

Altération de l'état général et douleur abdominale.

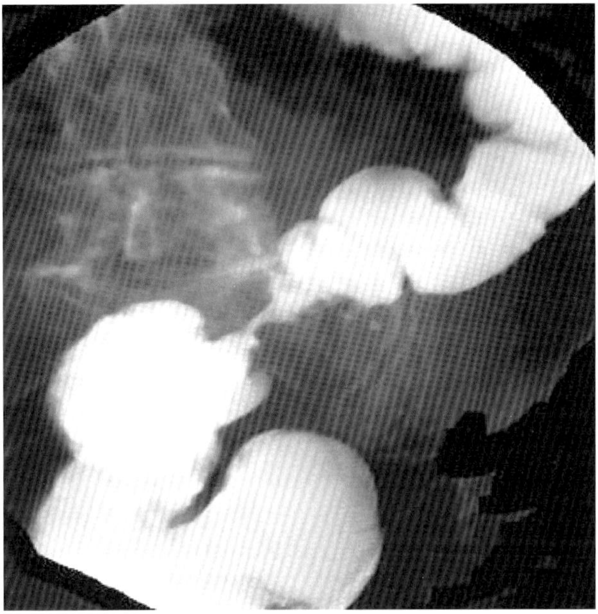

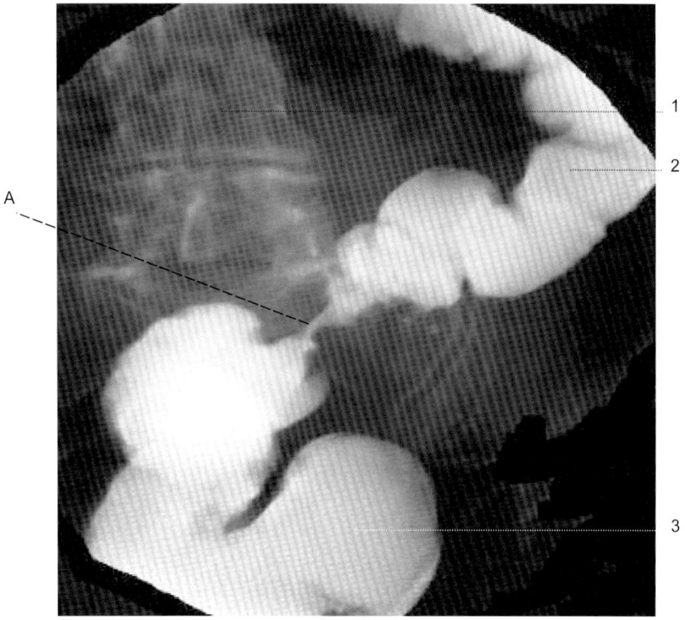

Analyse	Descriptif
Type d'examen	• **Lavement opaque du colon**
Indications de l'examen dans cette pathologie	• **Anciennement, alternative diagnostique à défaut de coloscopie. Actuellement remplacé par le coloscanner**
Repères anatomiques	1- Rachis lombaire 2- Colon gauche 3- Rectum
Description de l'imagerie	A- Sténose sigmoïdienne en "trognon de pomme"
Diagnostic	Tumeur primitive du sigmoïde

DOSSIERS TOMBES ET TOMBABLES

DOSSIER TOMBE A L'ECN	ANNEE	CONTENU
	2005 DOSSIER 7	Occlusion - ASP, Lavement opaque & TDM
	2007 DOSSIER 2	Anémie sur cancer colique (pas d'imagerie)
DOSSIER TOMBABLE	**PROBABILITE**	**CONTENU**
	+++	ASP / TDM ABDOMINALE

Notes personnelles

TUMEURS DU FOIE, PRIMITIVES ET SECONDAIRES

151

Mod 10

X 1

PRINCIPALES CONSTATATIONS : DESCRIPTIONS-CLES

Tumeurs bénignes

- Kyste hépatique → **liquidien sans rehaussement ni paroi**, écho= anéchogène, IRM=hyperT2 / hypoT1
- Angiome → **rehaussement périphérique en motte et remplissage centripète,** écho=hyperéchogène
- Hyperplasie Nodulaire Focale → **hypervasculaire avec cicatrice centrale**

Tumeurs malignes

- Métastases → **multiples**, en cocarde avec centre hypo
- Carcinome hépato-cellulaire → **hyper vasculaire au temps artériel,** hypo au temps veineux

Iconographie n°1

ATCD d'adénocarcinome colique, altération de l'état général, amaigrissement, cytolyse hépatique.

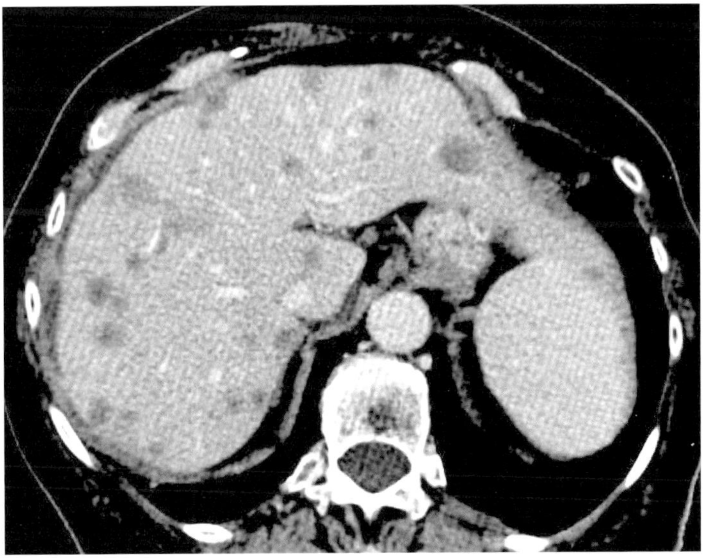

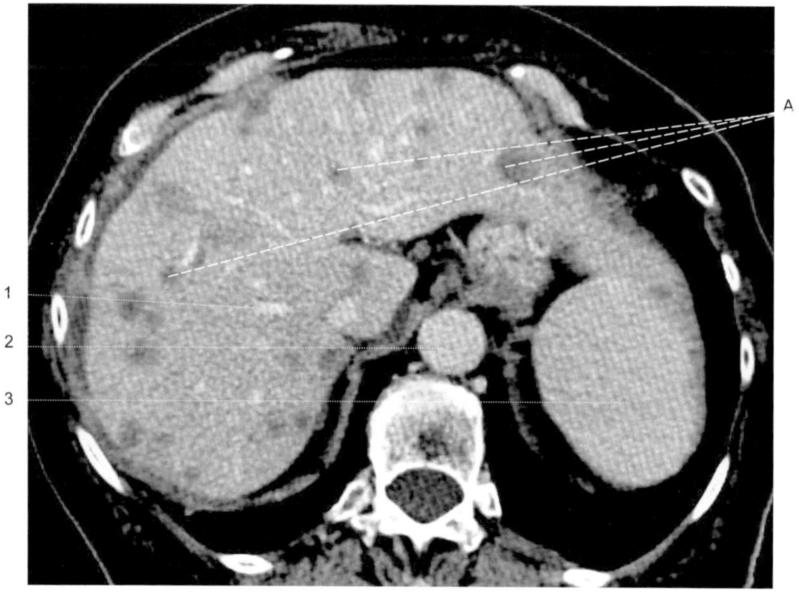

Analyse	Descriptif
Type d'examen	• **TDM abdominale injectée au temps veineux**
Indications de l'examen dans cette pathologie	• **Bilan d'extension : TDM plus sensible que l'échographie pour la détection des lésions secondaires hépatiques**
Repères anatomiques	1- Branche veineuse sus-hépatique 2- Aorte abdominale 3- Rate
Description de l'imagerie	A- Multiples nodules intra-hépatiques hypodenses au temps veineux
Diagnostic	Envahissement multimétastatique du foie

Iconographie n°2

Lésions hépatiques de découverte fortuite sur une échographie explorant des douleurs abdominales aspécifiques.

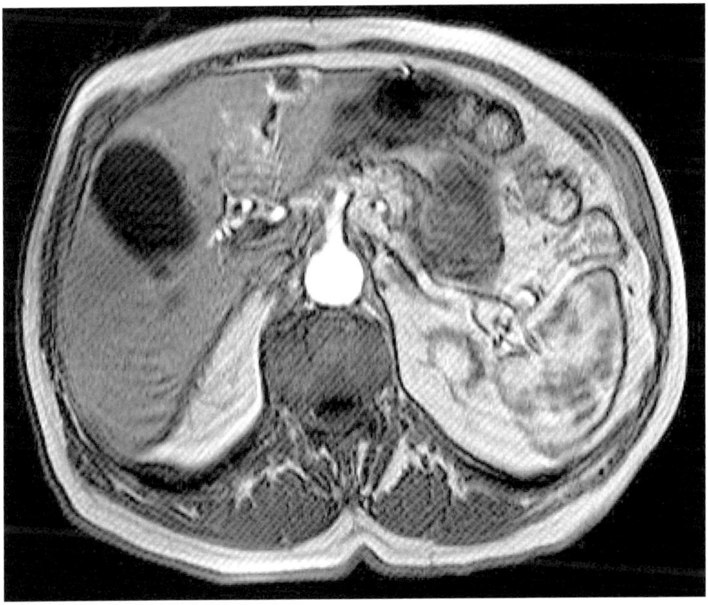

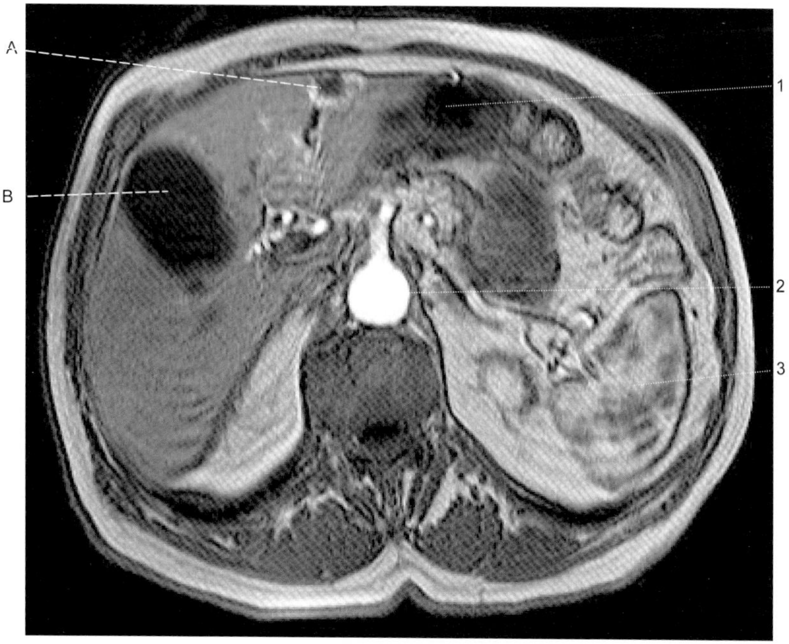

Analyse	Descriptif
Type d'examen	• **IRM hépatique injectée, pondération T1, temps artériel**
Indications de l'examen dans cette pathologie	• **Examen de référence pour caractériser une lésion hépatique** 💣
Repères anatomiques	1- Structure digestive (air) 2- Aorte 3- Rate (remarque : aspect hétérogène <u>normal</u> au temps artériel)
Description de l'imagerie	A- Lésion se rehaussant en mottes périphériques hyper intenses en T1 B- Lésion hypo-intense T1, sans rehaussement, sans paroi → liquidien pure
Diagnostic	Angiome hépatique (A) et kyste hépatique (B)

DOSSIERS TOMBES ET TOMBABLES

DOSSIER TOMBE A L'ECN	ANNEE	CONTENU
	2005 DOSSIER 7	Métastase hépatique - TDM abdominale
DOSSIER TOMBABLE	**PROBABILITE**	**CONTENU**
	+++	ECHO / TDM / IRM abdominale

Notes personnelles

TUMEURS DE L'OVAIRE

153
Mod 10
X 0

PRINCIPALES CONSTATATIONS : DESCRIPTIONS-CLE

- **Kyste fonctionnel :**
  Echo par voie abdominale et vaginale → anéchogène, pas de paroi, pas de cloison, pas de végétation, pas de vascularisation en Doppler, taille > 3 cm (si < 3 cm → follicule dominant)
- **Kyste dermoïde :**
  Echo → échogénicité hétérogène, contenu calcique (cône d'ombre postérieur) et graisseux (hyperéchogène)
  TDM/IRM → composante graisseuse, tissulaire et calcique
- **Cancer de l'ovaire :**
  Echo → échogénicité hétérogène, tumeur solide, paroi épaisse, irrégulière, cloisonnée, végétations intra-extra kystiques, hypervascularisation en étude doppler.
  IRM → complément d'exploration, rehaussement après injection de gadolinium

Iconographie n°1

Pesanteur pelvienne avec pollakiurie.

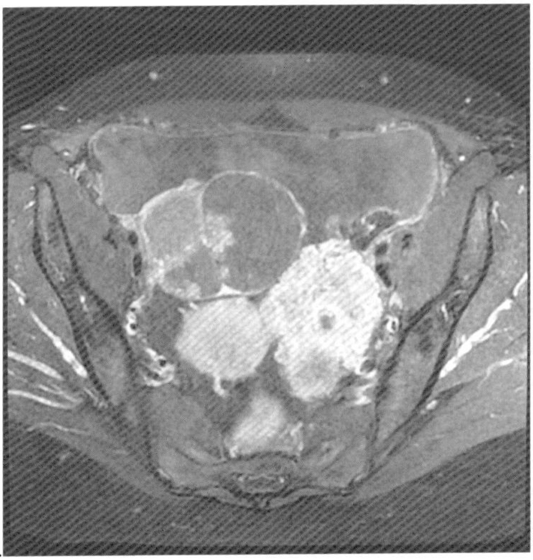

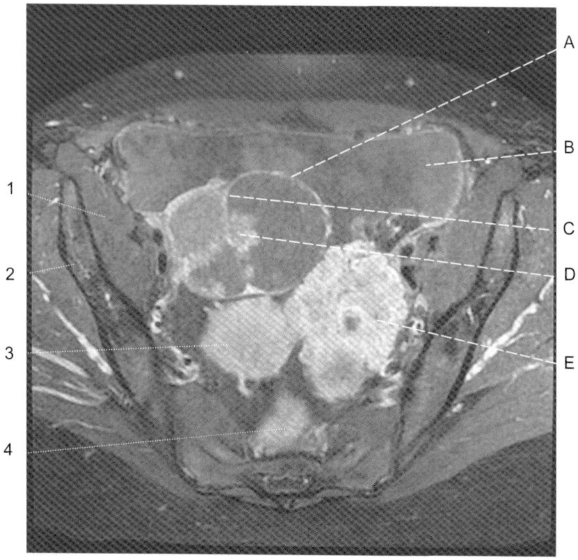

Analyse	Descriptif
Type d'examen	• **IRM pelvienne, pondération T1 avec saturation de la graisse, avec injection de gadolinium**
Indications de l'examen dans cette pathologie	• **Echo en première intention, IRM en deuxième intention** **TDM parfois utile pour cas particuliers (calcifications)**
Repères anatomiques	1- Muscle iliaque droit 2- Aile iliaque droite 3- Utérus 4- Rectum
Description de l'imagerie	A- Masse ovarienne hétérogène, partiellement liquidienne (HypoT1) B- Ascite C- Cloison D- Végétation intrakystique rehaussée E- Végétation extrakystique rehaussée
Diagnostic	Cancer de l'ovaire

Iconographie n°2

Pesanteur pelvienne avec pollakiurie.

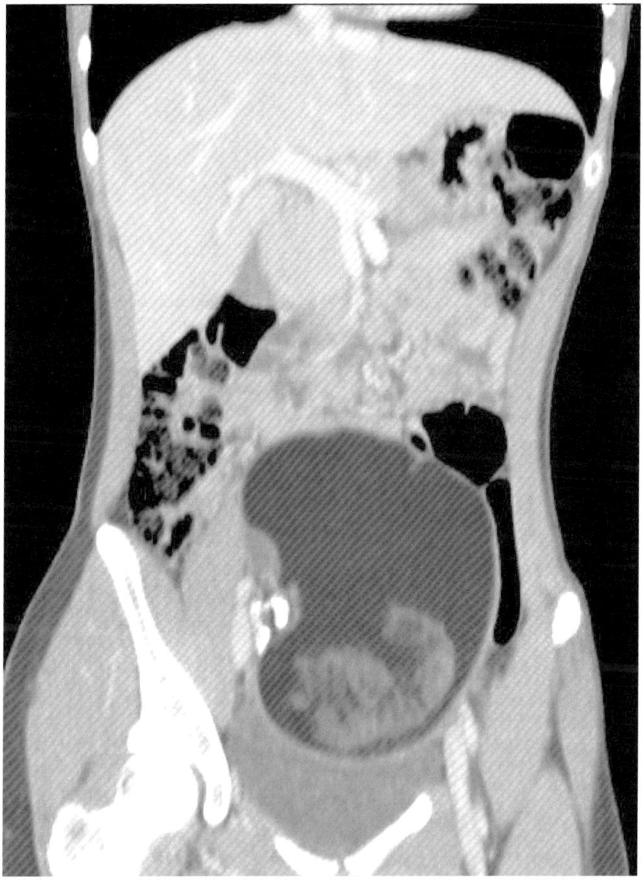

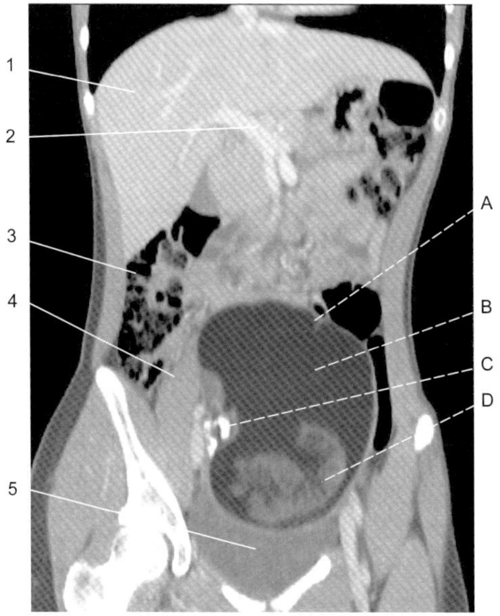

Analyse	Descriptif
Type d'examen	• **Scanner abdominopelvien injecté au temps veineux, reconstruction coronale**
Indications de l'examen dans cette pathologie	• **Echo en première intention, IRM en deuxième intention TDM parfois utile pour cas particuliers (calcifications)**
Repères anatomiques	1- Foie 2- Tronc porte 3- Côlon 4- Muscle psoas droit 5- Vessie (contenu liquidien)
Description de l'imagerie	A- Masse ovarienne hétérogène B- Contenu nettement hypodense (densité négative) → graisse C- Calcifications D- Composante tissulaire
Diagnostic	Kyste dermoïde ovarien

DOSSIERS TOMBES ET TOMBABLES

DOSSIER	ANNEE	CONTENU
DOSSIER TOMBE A L'ECN	0	
DOSSIER TOMBABLE	PROBABILITE	CONTENU
	+	ECHO / IRM pelvienne

Notes personnelles

TUMEURS DES OS PRIMITIVES ET SECONDAIRES

154
Mod 10
X 3

PRINCIPALES CONSTATATIONS : DESCRIPTIONS-CLES

TUMEURS PRIMITIVES

- **Tumeurs bénignes**:
  - Limites nettes avec liséré de condensation périphérique (ostéocondensation périphérique)
  - Intégrité des corticales
  - Signes négatifs : absence de syndrome de masse ou d'envahissement des parties molles

- **Tumeurs malignes**
  - Limites floues sans liséré de condensation périphérique
  - Grignotage, rupture des corticales
  - Envahissement des parties molles avec syndrome de masse parfois calcifié
  - Réaction périostée : apposition périostée plurilamellaire, triangle de Codman, feux d'herbe

TUMEURS SECONDAIRES : METASTASES

- **Contexte tumoral +++** (cancers PQRST : poumon, prostate, rein, sein, thyroïde)
- Atteinte des os bien vascularisés: rachis, bassin, côtes, crâne, fémurs
- Lésions ostéolytiques, ostéocondensantes (ex: "vertèbre ivoire") ou mixtes
- Lésions multiples hyperfixantes en scintigraphie (sensiblité +++)
- Complications: fractures, compression médullaire

Iconographie n°1

Douleur du genou avec tuméfaction postérieure à la palpation.

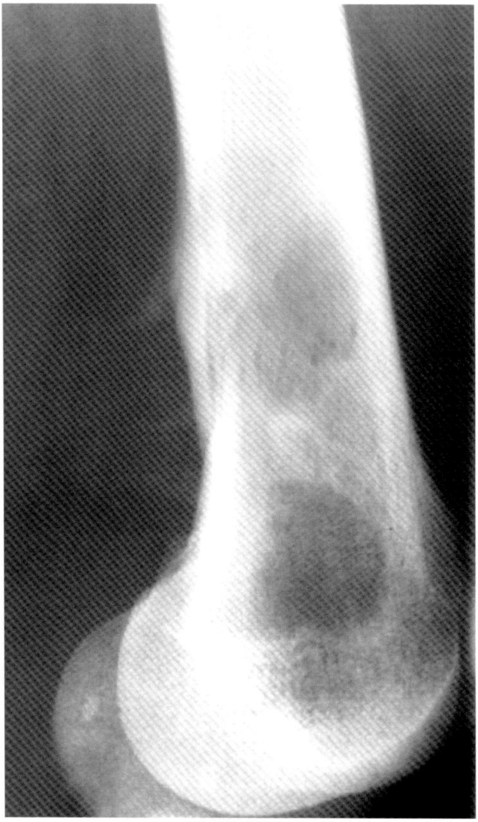

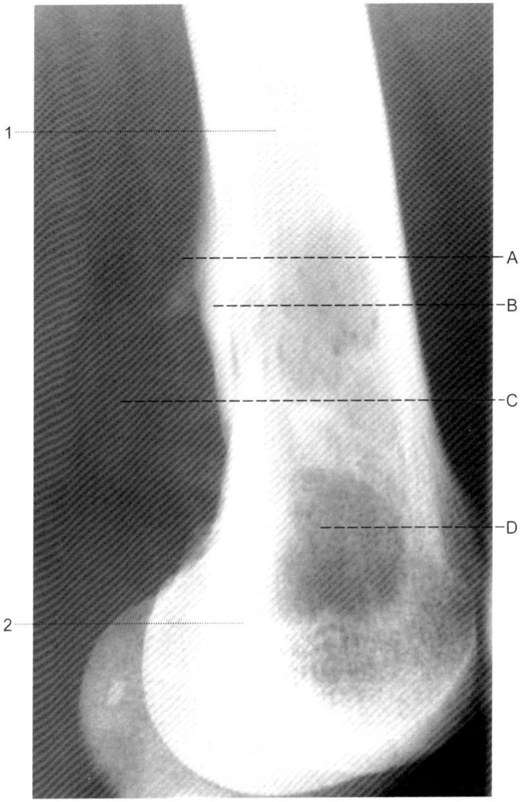

Analyse	Descriptif
Type d'examen	• **Radiographie de profil de l'extrémité distale du fémur**
Indications de l'examen dans cette pathologie	• **Diagnostic positif** • **A compléter par une IRM pour l'extension locorégionale et une TDM thoraco-abdomino-pelvienne à la recherche de métastases**
Repères anatomiques	1- Extrémité distale du fémur 2- Condyle fémoral
Description de l'imagerie	A- Eperon périosté (triangle de Codman) B- Apposition périostée C- Masse des parties molles D- Lésion ostéolytique hétérogène à contours mal limités
Diagnostic	Tumeur osseuse primitive maligne

Iconographie n°2

Rachialgies : antécédent de néoplasie bronchique (patient 1) et prostatique (patient 2).

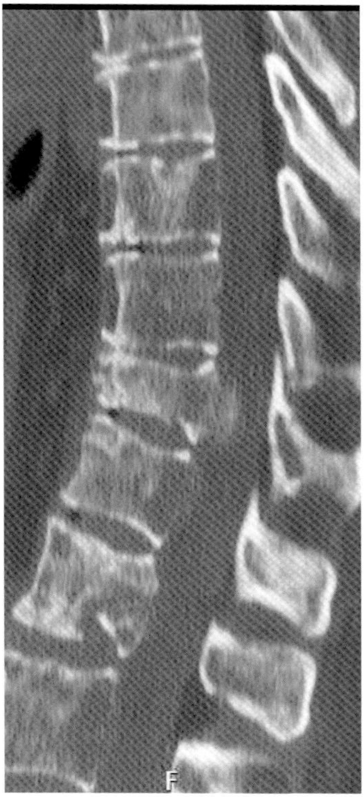

(patient 1)

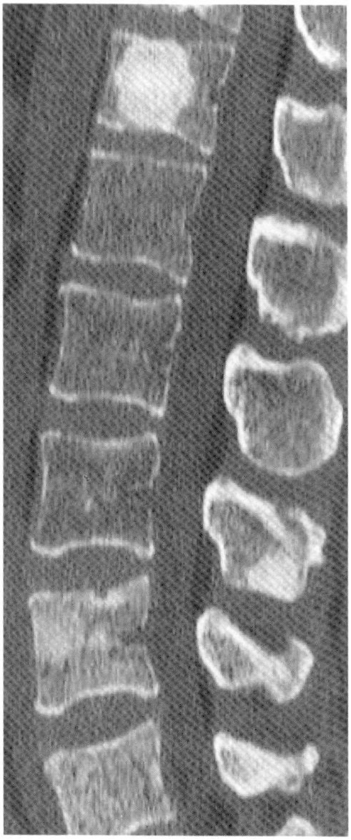

(patient 2)

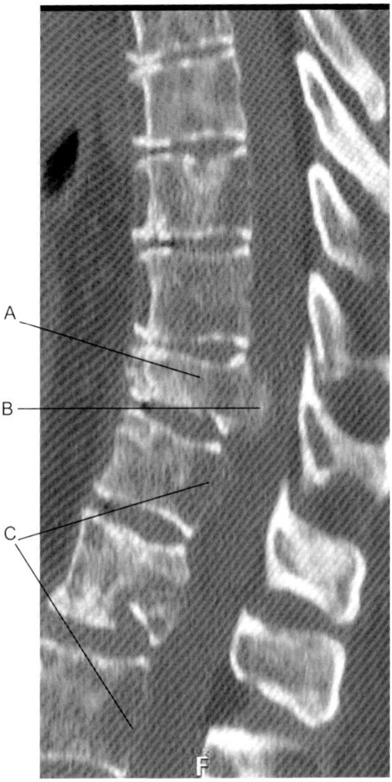

(patient 1)

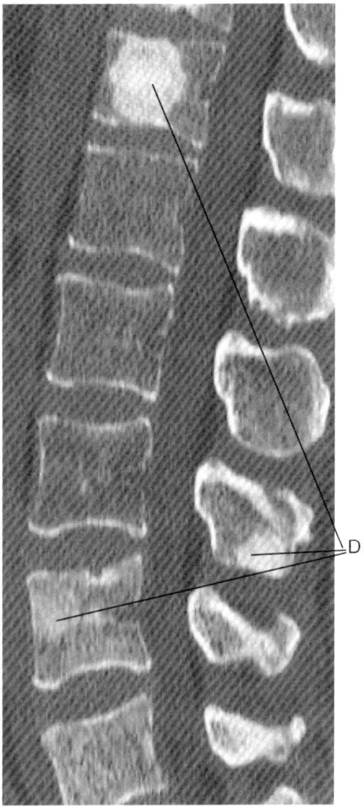

(patient 2)

Analyse	Descriptif
Type d'examen	• **TDM du rachis, reformation sagittale**
Indications de l'examen dans cette pathologie	• **Diagnostic positif et d'extension**
Description de l'imagerie	A- Fracture tassement vertébral B- Recul du mur postérieur C- Foyers d'ostéolyse avec effacement de la corticale postérieure D- Foyers d'ostéocondensation en "tâche de bougie"
Diagnostic	Métastases vertébrales ostéolytiques (1) et ostéocondensantes (2)

Iconographie n°3

Bilan d'extension d'un carcinome bronchique.

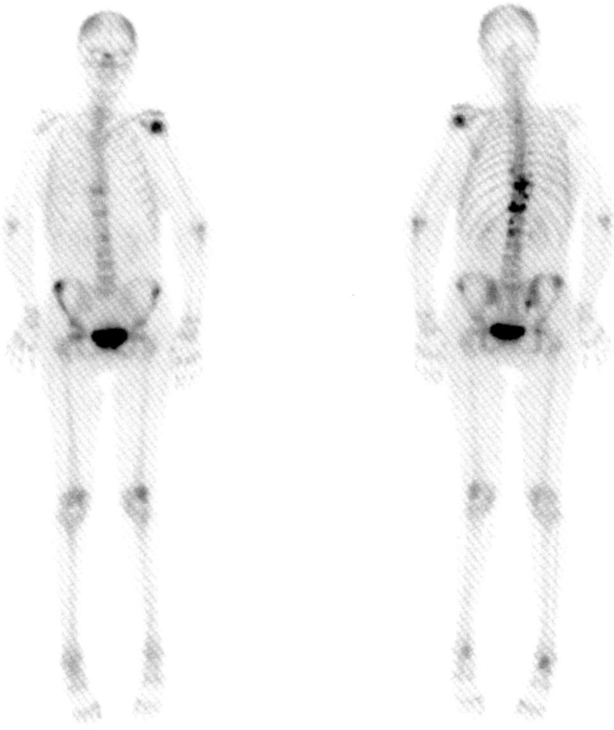

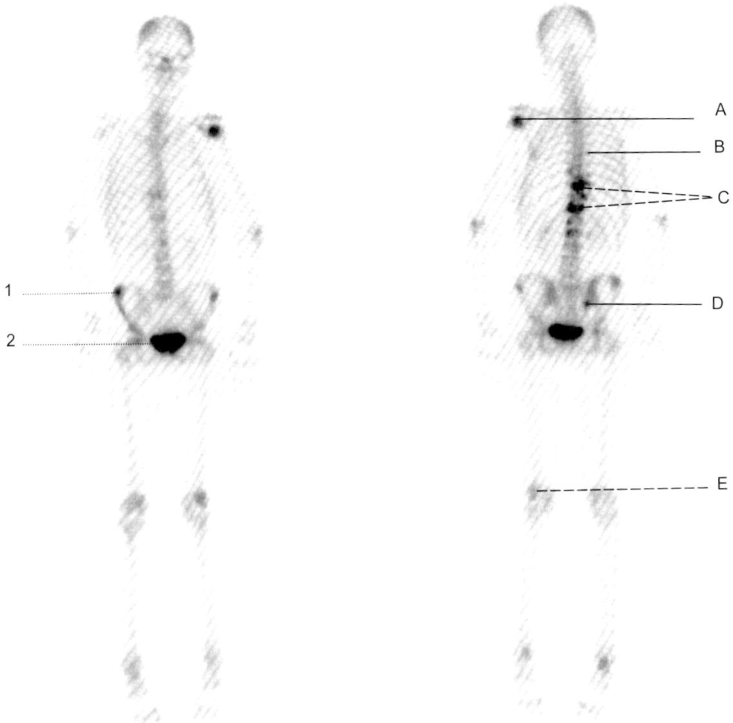

Analyse	Descriptif
Type d'examen	• **Scintigraphie osseuse corps entier (face antérieure et postérieure)**
Indications de l'examen dans cette pathologie	• **Bilan d'extension**
Repères anatomiques	1- Fixation physiologique des crêtes iliaques (insertions tendineuses) 2- Vessie (élimination du radiotraceur)
Description de l'imagerie	A- Fixation de la tête humérale gauche B- Fixation d'un arc costal postérieur gauche C- Fixations vertébrales D- Fixation focale de l'articulation sacro-iliaque gauche E- Fixation du condyle fémoral latéral gauche
Diagnostic	Métastases osseuses

DOSSIERS TOMBES ET TOMBABLES

	ANNEE	CONTENU
DOSSIER TOMBE A L'ECN	2006 DOSSIER 3	Cancer bronchique - RADIO thorax
	2008 DOSSIER 3	Myélome - RADIO crâne
	2008 DOSSIER 5	Cancer mammaire (pas d'imagerie)
DOSSIER TOMBABLE	PROBABILITE	CONTENU
	+++	RADIO / TDM / IRM rachis

TUMEURS DU PANCREAS

155

Mod 10

X 1

PRINCIPALES CONSTATATIONS : DESCRIPTIONS-CLES

- Adénocarcinome → la plus fréquente, **masse hypodense,** mal limitée, **dilatation du canal pancréatique d'amont et des voie biliaires intra-hépatiques si tumeur céphalique (signes indirects)**, **extension:** envahissement vasculaire, métastases hépatiques
- Tumeurs kystiques → cystadénomes/cystadénocarcinomes, TIPMP (en communication avec les **canaux pancréatiques) :** ++ bili-IRM = cholangio-pancréatographie par résonance magnétique **(CPRM)**
- Tumeur endocrine → **hypervascularisation** au temps artériel

Iconographie

Ictère, altération de l'état général, douleur épigastrique.

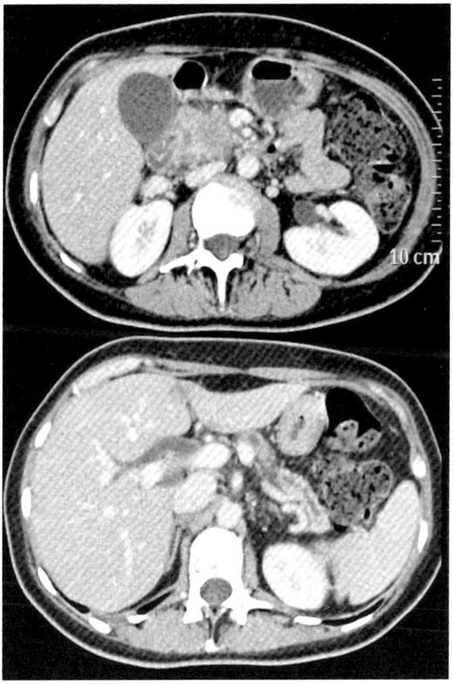

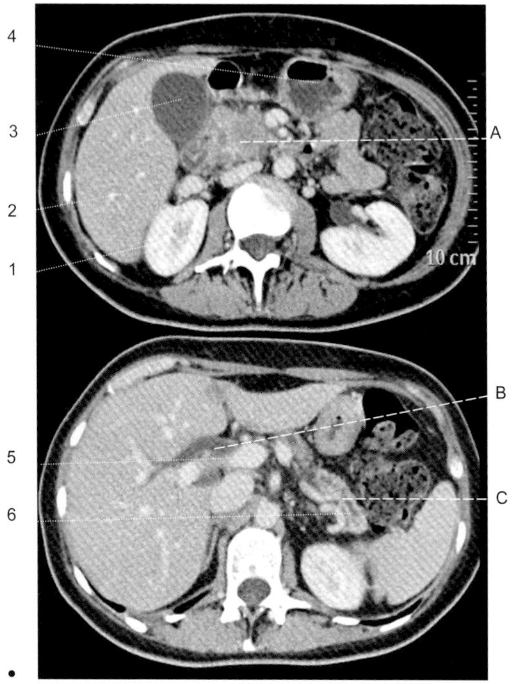

Analyse	Descriptif
Type d'examen	• **TDM abdominale injectée au temps veineux** **En haut : coupe passant par la tête du pancréas** **En bas : coupe passant par la queue du pancréas**
Indications de l'examen dans cette pathologie	• **Examen de référence pour le diagnostic et le bilan d'extension**
Repères anatomiques	1- Rein droit 2- Foie 3- Vésicule biliaire 4- Estomac 5- Confluent veine splénique/veine mésentérique supérieure/veine porte 6- Queue du pancréas
Description de l'imagerie	A- Masse hétérogène de la tête du pancréas responsable d'un effet de masse → syndrome tumoral B- Dilatation des voies biliaires C- Dilatation du canal pancréatique
Diagnostic	Adénocarcinome de la tête du pancréas avec dilatations canalaires

DOSSIERS TOMBES ET TOMBABLES

DOSSIER TOMBE A L'ECN	ANNEE	CONTENU
	2008 DOSSIER 2	NEM 1 - RADIO genou
DOSSIER TOMBABLE	**PROBABILITE**	**CONTENU**
	+	TDM / IRM abdominale

Notes personnelles

TUMEURS DE LA PROSTATE

155

Mod 10

X 1

PRINCIPALES CONSTATATIONS : DESCRIPTIONS-CLE

- **Cancer de la prostate :**
  Echo transrectale → Permet de guider les biopsies.
  IRM → nodule hypoT2 au sein d'une zone périphérique globalement hyperT2, rehaussement précoce en T1 après injection. Bilan d'extension : effraction capsulaire, atteinte des vésicules séminales, ganglionnaire, osseuse, rectale.
  Remarque : adénome prostatique se développe dans la zone transitionnelle.

Iconographie

Elévation des PSA > 10 ng/L sans signe de prostatite, prostate dure et déformée au toucher rectal, biopsie positive, bilan d'extension locale.

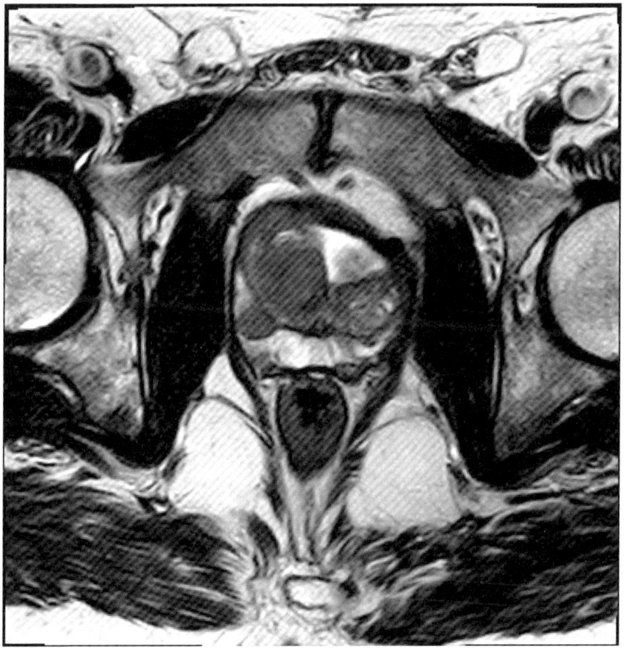

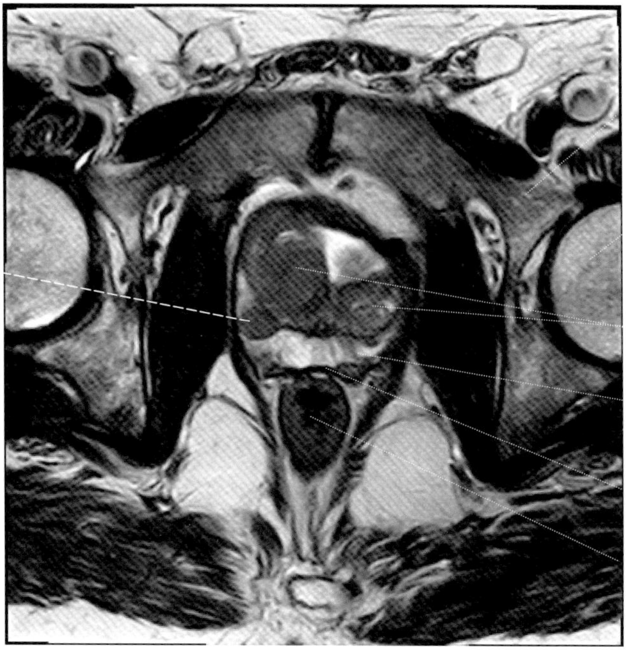

Analyse	Descriptif
Type d'examen	• **IRM pelvienne en pondération T2, coupe axiale**
Indications de l'examen dans cette pathologie	• **Diagnostic par TR, PSA et ponction-biopsie. IRM indiquée dans des cas particuliers pour bilan d'extension local**
Repères anatomiques	1- Aile iliaque gauche 2- Tête fémorale gauche 3- Zone transitionnelle hétérogène (adénome) 4- Zone périphérique globalement hyperT2 5- Liséré hypoT2 → capsule prostatique 6- Rectum
Description de l'imagerie	A- Nodule hypoT2 au sein de la zone périphérique
Diagnostic	Adénocarcinome de prostate

DOSSIERS TOMBES ET TOMBABLES

	ANNEE	CONTENU
DOSSIER TOMBE A L'ECN	0	
DOSSIER TOMBABLE	**PROBABILITE**	**CONTENU**
	++	IRM prostate

Notes personnelles

TUMEURS DU POUMON, PRIMITIVES ET SECONDAIRES

157

Mod 10

X 4

PRINCIPALES CONSTATATIONS : DESCRIPTIONS-CLE

- **Métastases pulmonaires → opacités rondes multiples**, lâcher de ballons, contours nets
- **Carcinome bronchique non à petites cellules** → opacité à limites floues, **spiculée,** adénomégalies
- **Carcinome à petites cellules** → dissémination rapide, masse péri-hilaire et médiastinale, syndrome cave supérieur

Iconographie n°1

Cancer connu, dyspnée.

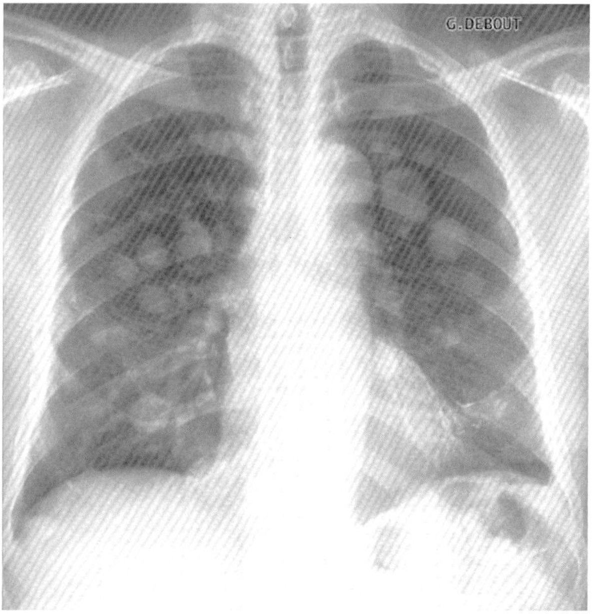

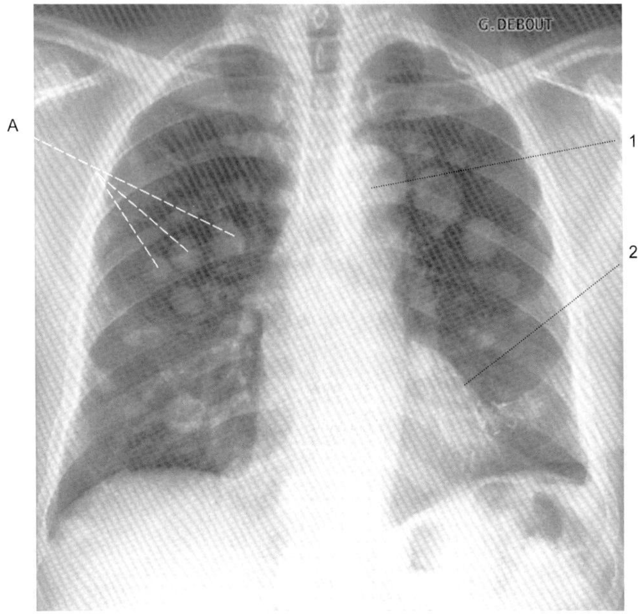

Analyse	Descriptif
Type d'examen	• **Radiographie pulmonaire de face en inspiration**
Indications de l'examen dans cette pathologie	• **Diagnostic positif et différentiel, utile pour le suivi**
Repères anatomiques	1- Crosse aortique 2- Bord gauche du cœur
Description de l'imagerie	A- Opacités arrondies multiples → lâcher de ballons
Diagnostic	Métastases pulmonaires

Iconographie n°2

Tabagisme actif, toux.

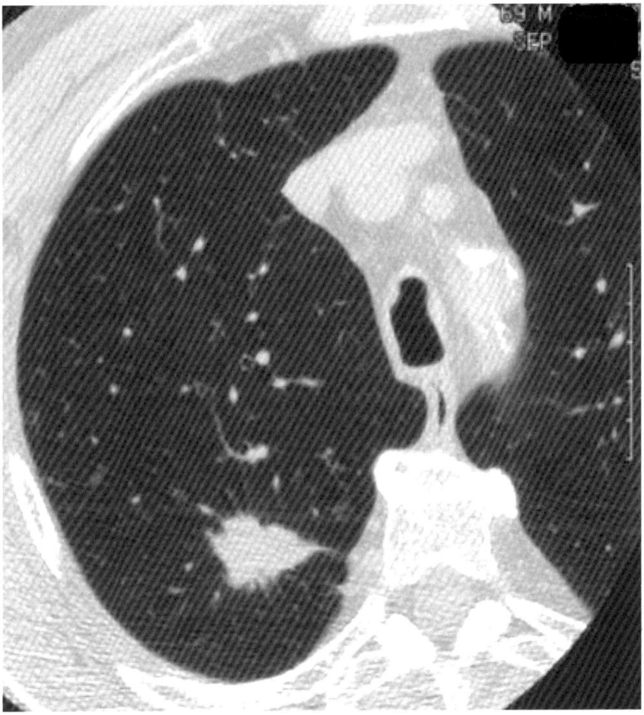

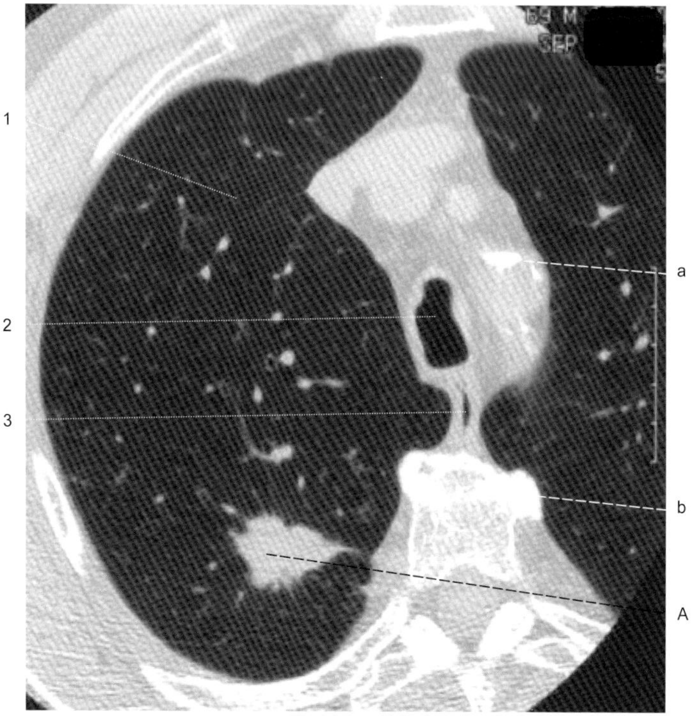

Analyse	Descriptif
Type d'examen	• **TDM thoracique, en inspiration, fenêtre parenchymateuse, sans injection de produit de contraste**
Indications de l'examen dans cette pathologie	• **Diagnostic et bilan d'extension**
Repères anatomiques	1- Lobe supérieur droit 2- Trachée 3- Œsophage
Description de l'imagerie	A- Opacité nodulaire spiculée
Autres constations	a- Plaque athéromateuse calcifiée b- Ostéophyte vertébral
Diagnostic	Carcinome bronchique non à petites cellules

Iconographie n°3

Tabagisme actif, toux, altération de l'état général.

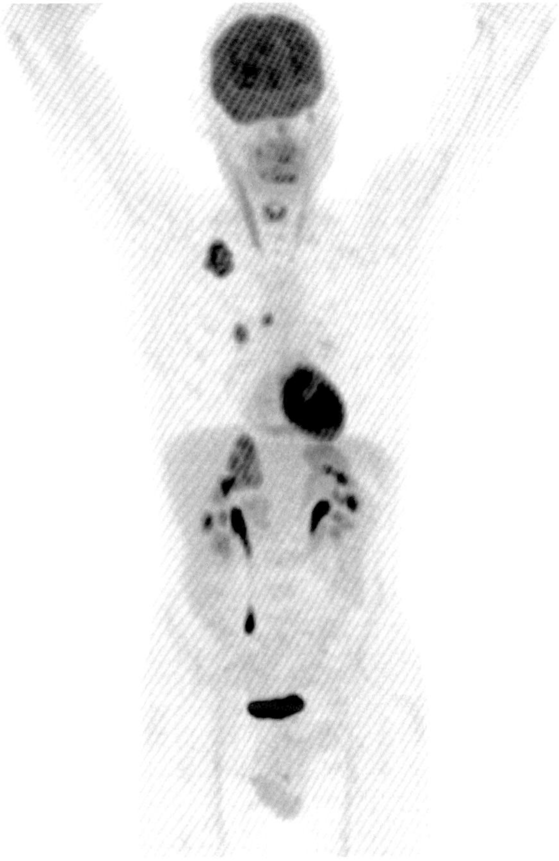

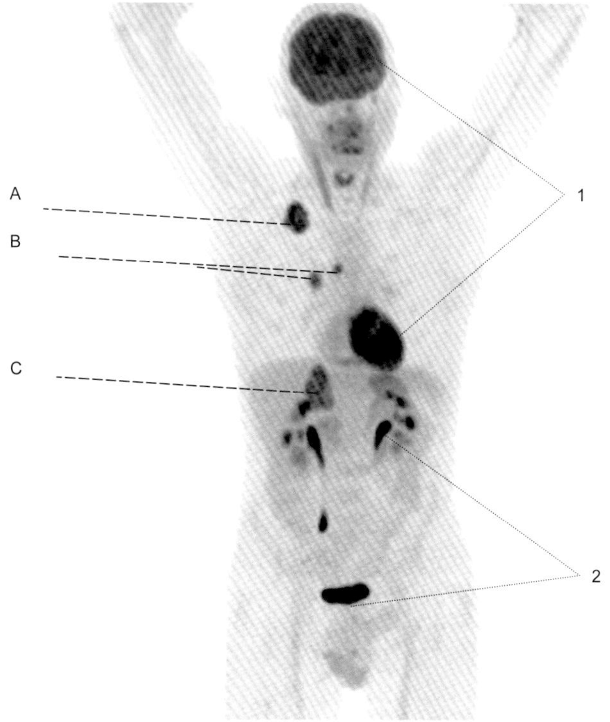

Analyse	Descriptif
Type d'examen	• **Tomographie par émission de positron au fluorodéoxyglucose marqué au Fluor 18, reconstruction MIP corps entier**
Indications de l'examen dans cette pathologie	• **Bilan de malignité, bilan d'extension, évaluation de la réponse thérapeutique**
Repères anatomiques	1- Consommation physiologique de FDG → cœur et cerveau 2- Excrétion physiologique de FDG → voie excrétrice rein + vessie
Description de l'imagerie	A- Foyer hypermétabolique pulmonaire → tumeur B- Foyers hypermétaboliques hilaires → adénopathies C- Foyer hypermétabolique surrénalien droit → métastase
Diagnostic	Cancer bronchique non à petite cellule avec métastase hilaire et surrénale droite

DOSSIERS TOMBES ET TOMBABLES

	ANNEE	CONTENU
DOSSIER TOMBE A L'ECN	2006 DOSSIER 3	Cancer bronchique - RADIO thorax
	2009 DOSSIER 4	Hémoptysie - RADIO thorax
	2010 DOSSIER 8	Cancer pleural - RADIO & TDM thorax
	2011 DOSSIER 2	Cancer bronchique - TDM thorax & TEP
DOSSIER TOMBABLE	**PROBABILITE**	**CONTENU**
	+++	RADIO / TDM thorax

Notes personnelles

TUMEURS DU REIN

158
Mod 10
X 0

PRINCIPALES CONSTATATIONS : DESCRIPTION-CLES

Lésion kystique : arguments pour la malignité
→ Paroi visible irrégulière, cloisons, végétations, nodule mural, rehaussement d'une partie charnue

Tumeurs solides malignes
- **Carcinome à cellules rénales**
  → Hétérogène, composante hypervasculaire (rehaussement intense)
  +/- calcifications, envahissement veineux

Tumeurs solides bénignes
- **Angiomyolipome**
  → **Plages graisseuses** intratumorales (< -20UH)
  +/- complications hémorragiques

Iconographie

Hématurie ; découverte d'une masse rénale droite en échographie.

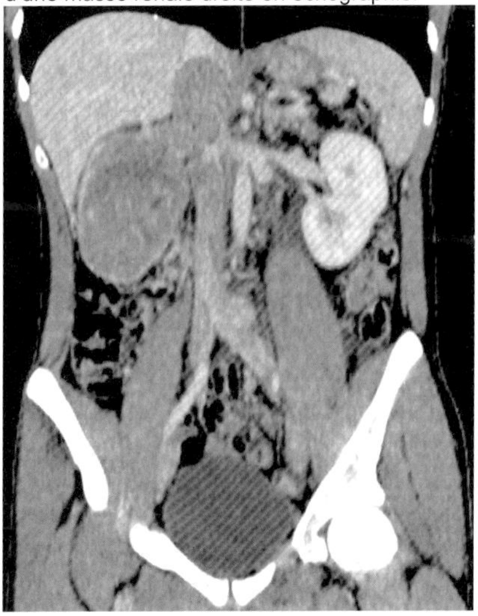

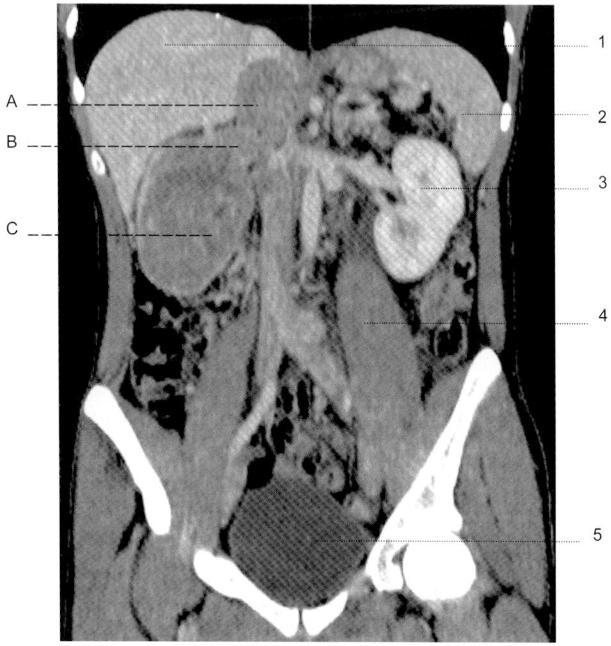

Analyse	Descriptif
Type d'examen	• **TDM abdominale avec injection – reformation frontale**
Indications de l'examen dans cette pathologie	• **Caractérisation et bilan d'extension**
Repères anatomiques	1- Foie 2- Rate 3- Rein gauche 4- Muscle psoas gauche 5- Vessie
Description de l'imagerie	A- Bourgeon tumoral remontant dans la VCI rétro-hépatique B- Extension dans la veine rénale droite C- Infiltration du rein droit par une masse hypodense hétérogène
Diagnostic	Cancer rénal droit avec extension veineuse

DOSSIERS TOMBES ET TOMBABLES

DOSSIER TOMBE A L'ECN	ANNEE	CONTENU
	0	
DOSSIER TOMBABLE	**PROBABILITE**	**CONTENU**
	+	TDM reins

Notes personnelles

TUMEUR DU SEIN

159
Mod 10
X 3

PRINCIPALES CONSTATATIONS : DESCRIPTIONS-CLE

- **Tumeur bénigne :**
  - Adénofibrome : unique, patiente jeune
  Echo mammaire → lacune hypoéchogène bien limitée, régulière, homogène, grand axe parallèle à la peau, aspect tigré (trabécules fibreux)
  Mammographie → opacité homogène, bords réguliers, refoulant tissu voisin, macro calcifications (adénofibrome vieilli)
- **Tumeur maligne :**
  Echo mammaire → contours irréguliers, hétérogène, hypoéchogène avec atténuation postérieur (aspect en cheminée), grand axe perpendiculaire au plan cutané, attire les structure adjacente (stroma réaction), souvent hypervascularisé en doppler
  Mammographie → classification ACR : amas de micro calcifications, masse, distorsion architecturale

Iconographie

Autopalpation, découverte d'une masse du sein gauche, en regard d'une ride cutanée.

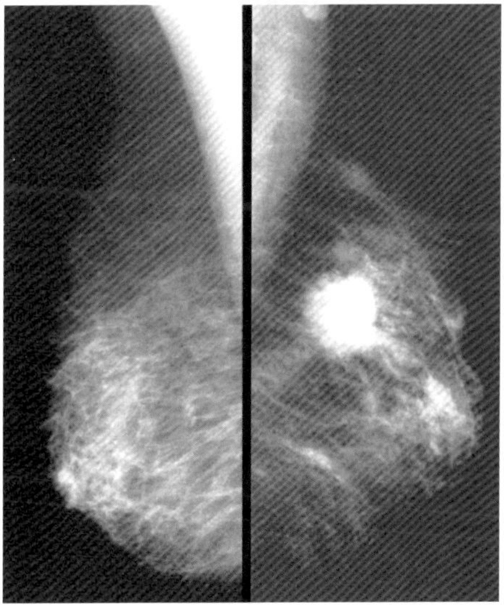

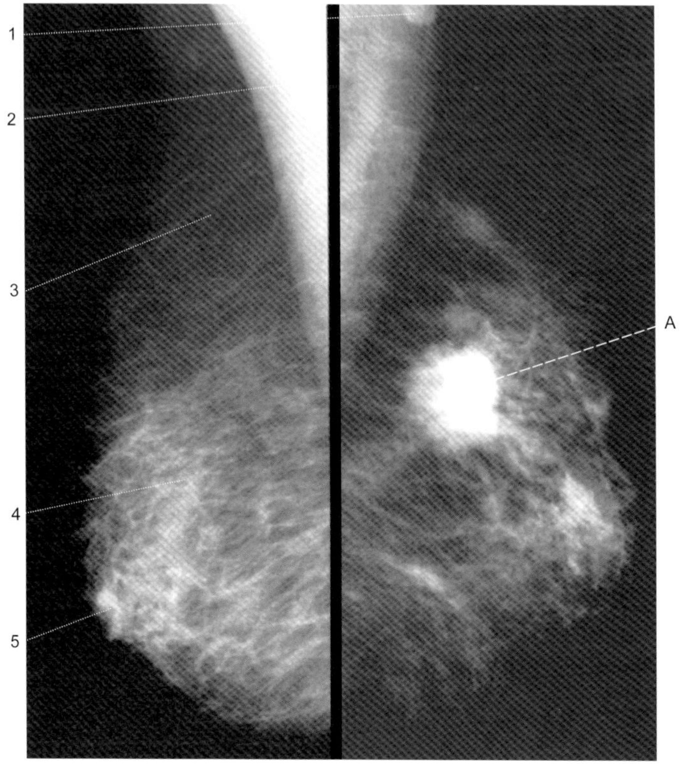

Analyse	Descriptif
Type d'examen	• **Mammographie des seins D et G, incidence oblique externe**
Indications de l'examen dans cette pathologie	• **Dépistage national chez les patientes asymptomatiques sans risque génétique : tous les 2 ans entre 50 et 74 ans 💣. Intérêt de l'écho pour les seins denses**
Repères anatomiques	1- Ganglion axillaire 2- Muscle pectoral droit 3- Graisse 4- Tissu fibro-conjonctif 5- Mamelon
Description de l'imagerie	A- Masse dense, bords irréguliers, spiculée du quadrant supéro-externe du sein gauche
Diagnostic	Cancer du sein

DOSSIERS TOMBES ET TOMBABLES

	ANNEE	CONTENU
DOSSIER TOMBE A L'ECN	2004 DOSSIER 3	Risque cancer mammaire (pas d'imagerie)
	2008 DOSSIER 5	Cancer mammaire (pas d'imagerie)
	2010 DOSSIER 8	Cancer pleural - RADIO & TDM thorax
DOSSIER TOMBABLE	PROBABILITE	CONTENU
	++	Mammographie - Echographie mammaire

Notes personnelles

LYMPHOMES MALINS

164
Mod 10
X 0

PRINCIPALES CONSTATATIONS : DESCRIPTIONS-CLE

- Masses ganglionnaires, ganglions nécrotiques +/- effet de masse avec compression (thromboses, syndrome cave supérieur)
- Hépato-splénomégalie
- Hypermétabolisme en TEP

Iconographie n°1

Altération de l'état général, fièvre au long cours, sueur nocturne, masse abdominale.

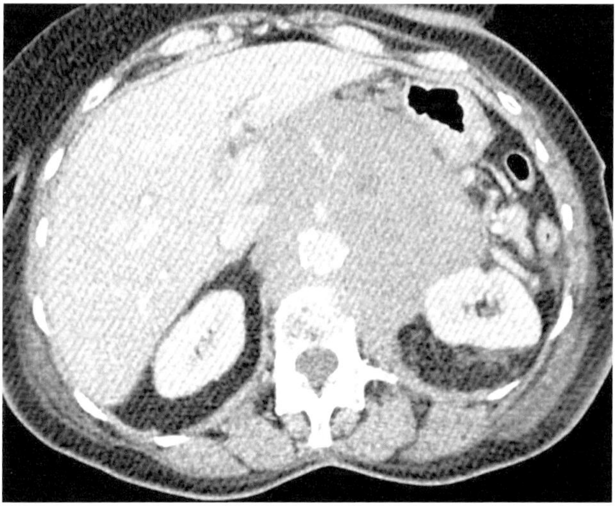

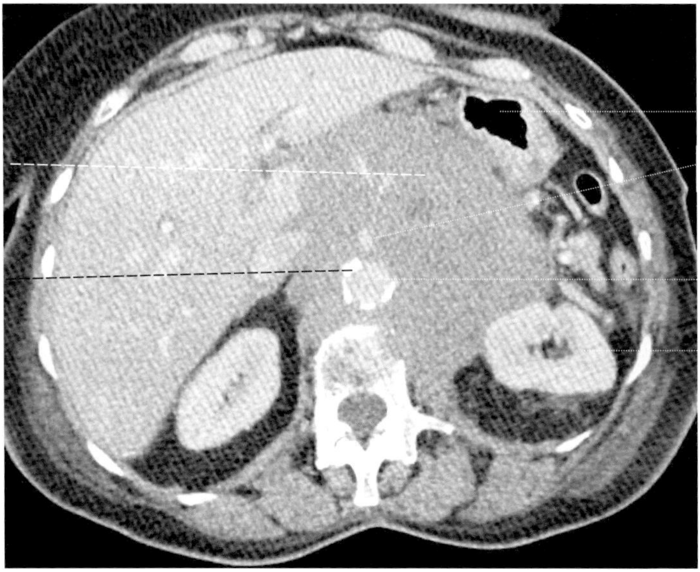

Analyse	Descriptif
Type d'examen	• **TDM abdominale injectée au temps veineux**
Indications de l'examen dans cette pathologie	• **TDM thoraco-abdomino-pelvienne = examen systématique de référence pour le diagnostic (bilan initial) et le suivi**
Repères anatomiques	1- Estomac 2- Tronc cœliaque 3- Aorte 4- Rein gauche
Description de l'imagerie	A- Masse hypodense engainant les axes vasculaires rétro-péritonéaux
Autres constatations	a- Calcifications aortiques
Diagnostic	Masse ganglionnaire lymphomateuse avec engainement vasculaire

Iconographie n°2

Volumineuses formations ganglionnaires, altération de l'état général, sueurs nocturnes.

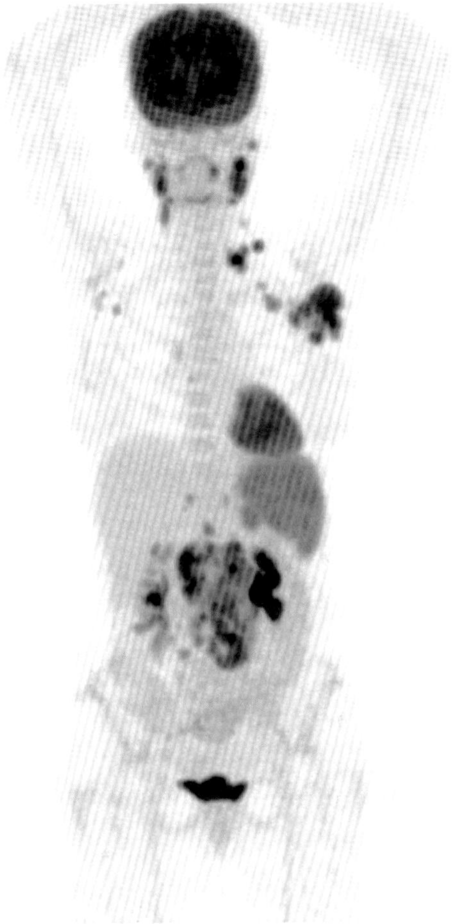

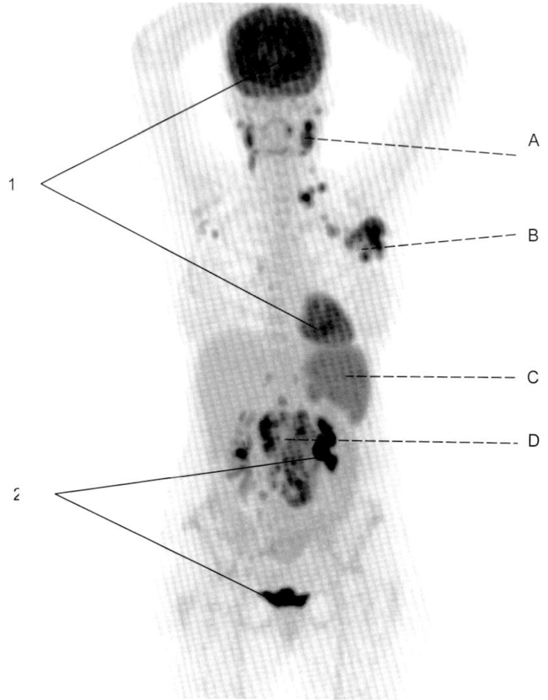

Analyse	Descriptif
Type d'examen	• **Tomographie par émission de positron (TEP) au fluorodéoxyglucose marqué au Fluor18, reconstruction MIP corps entier**
Indications de l'examen dans cette pathologie	• **Bilan d'extension, évaluation de la réponse thérapeutique**
Repères anatomiques	1- Consommation physiologique de FDG → cœur et cerveau 2- Excrétion physiologique de FDG → voie excrétrice rein + vessie
Description de l'imagerie	A- Foyers hypermétaboliques ORL → adénopathies B- Foyers hypermétaboliques axillaires → adénopathies C- Foyer hypermétabolique splénique → envahissement splénique D- Foyers hypermétaboliques rétropéritonéaux → adénopathies
Diagnostic	Lymphome non hodgkinien stade III s (classification de Ann Arbor)

DOSSIERS TOMBES ET TOMBABLES

DOSSIER TOMBE A L'ECN	ANNEE	CONTENU
	0	
DOSSIER TOMBABLE	**PROBABILITE**	**CONTENU**
	+	TDM TAP / TEP

Notes personnelles

MYELOME MULTIPLE DES OS

166
Mod 10
X 0

PRINCIPALES CONSTATATIONS : DESCRIPTIONS-CLES

- **Lacunes "à l'emporte pièce"** → multiples lacunes rondes ou ovalaires, bien limitées, sans structure interne, sans condensation périphérique
- Lacunes avec soufflure des os longs ou plats
- Déminéralisation osseuse diffuse (diagnostic différentiel avec l'ostéoporose)
- Lésions ostéocondensantes (3% - syndrome POEMS)
- Si IRM : aspect "poivre et sel" du rachis

Iconographie n°1

Asthénie, anémie, insuffisance rénale et douleurs osseuses.

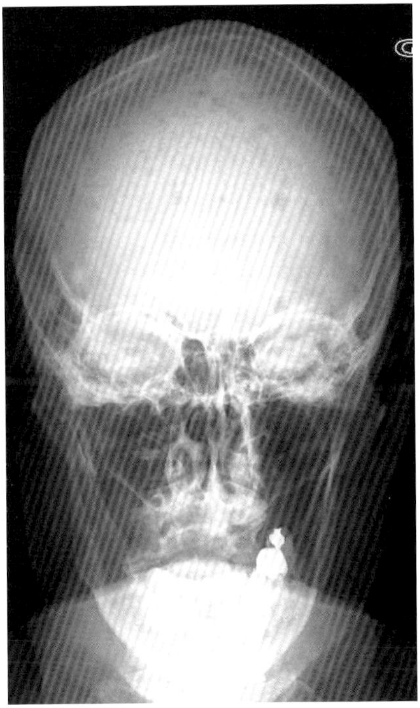

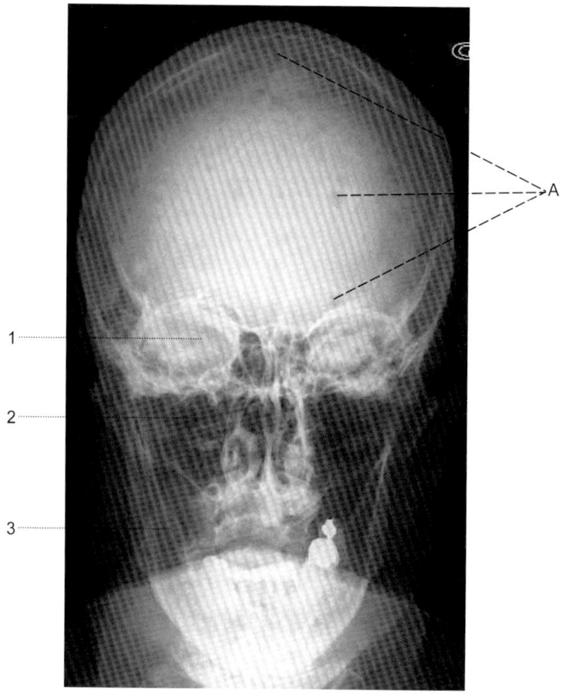

Analyse	Descriptif
Type d'examen	• **Radiographie du crâne de face**
Indications de l'examen dans cette pathologie	• **Diagnostic : radiographies du crâne, du rachis dorso-lombaire, du gril costal, de l'humérus, du bassin et des fémurs** • **Pronostic : classification de Salmon et Durie** • **IRM si complications**
Repères anatomiques	1- Orbite droite 2- Sinus maxillaire droit 3- Ramus mandibulaire droit
Description de l'imagerie	A- Lacunes « à l'emporte pièce » de la voûte crânienne
Diagnostic	Localisations crâniennes d'un myélome multiple des os

Iconographie n°2

Asthénie et douleurs osseuses diffuses.

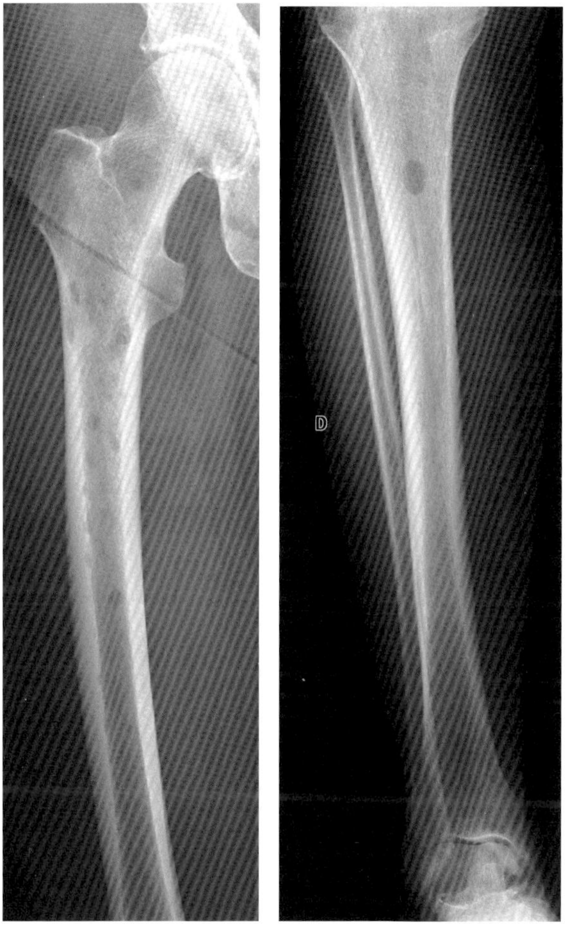

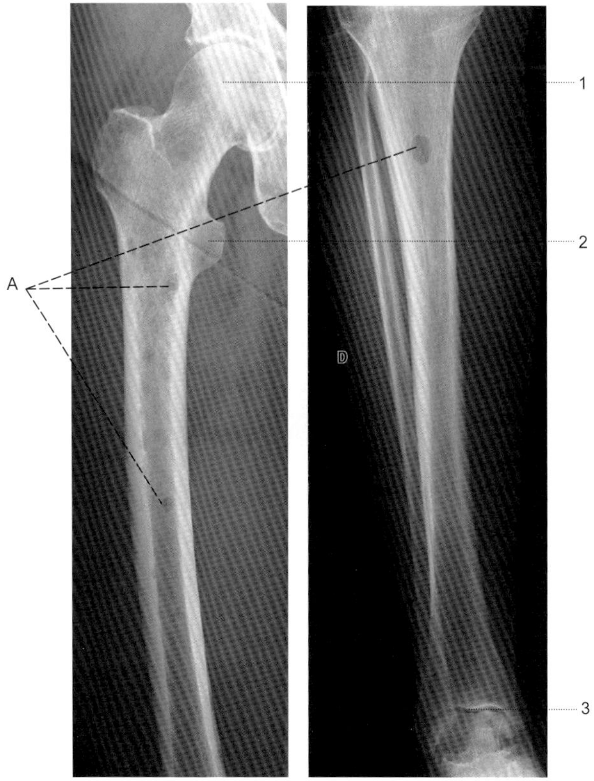

Analyse	Descriptif
Type d'examen	• **Radiographies du fémur et du tibia droit de face**
Indications de l'examen dans cette pathologie	• **Diagnostic positif**
Repères anatomiques	1- Tête fémorale droite 2- Petit trochanter droit 3- Interligne talo-crurale droit
Description de l'imagerie	A- Lacunes osseuses « à l'emporte pièce »
Diagnostic	Localisations fémorales et tibiales d'un myélome multiple des os

DOSSIERS TOMBES ET TOMBABLES

DOSSIER TOMBE A L'ECN	ANNEE	CONTENU
	2008 DOSSIER 3	Myélome - RADIO crâne
DOSSIER TOMBABLE	PROBABILITE	CONTENU
	+	RADIO crâne, membres, rachis

Notes personnelles

ACCIDENT DES ANTICOAGULANTS

182
Module 11
X 3

PRINCIPALES CONSTATATIONS : DESCRIPTIONS-CLE

- **Hématomes profonds (spontanés ou post-traumatiques) :**
  Encéphale → hématome sous dural chronique hypo/isodense, saignement aigu hyperdense
  Muscle → épaississement hyperdense des muscles profonds

Iconographie n°1

Patient âgé, sous anticoagulant avec un INR à 5, psoïtis droit, douleur abdominale à la palpation.

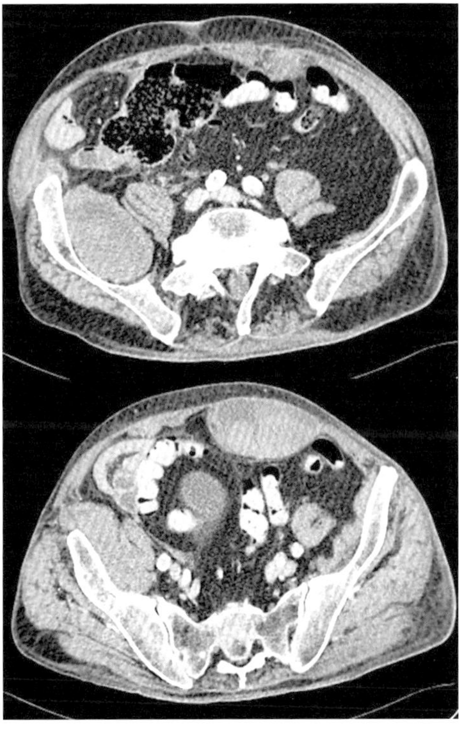

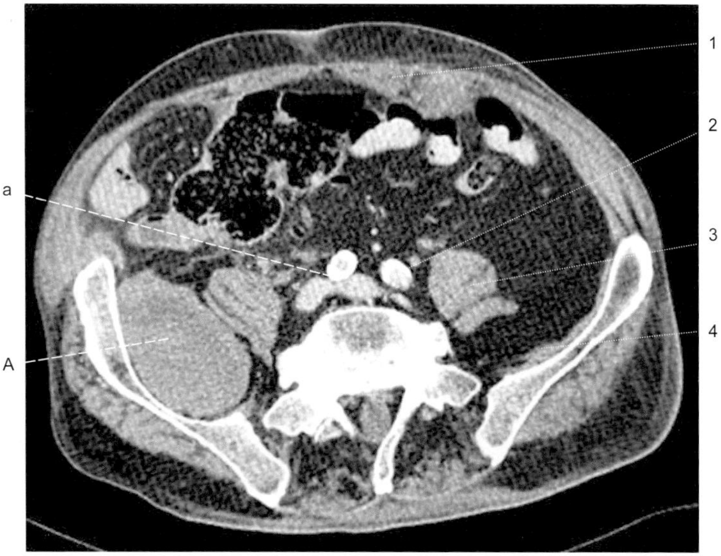

Analyse	Descriptif
Type d'examen	• **TDM abdominale avec injection de produit de contraste à un temps tardif passant par les ailes iliaques**
Indications de l'examen dans cette pathologie	• **TDM nettement plus performante que l'échographie pour l'exploration du rétro-péritoine. L'injection n'est pas indispensable pour rechercher un hématome.**
Repères anatomiques	1- Muscle grand droit gauche 2- Artère iliaque primitive gauche 3- Muscle psoas gauche 4- Muscle iliaque gauche
Description de l'imagerie	A- Epaississement hyperdense du muscle iliaque droit → hématome
Autres constatations	a- Calcification artérielle
Diagnostic	Hématome muscle iliaque droit

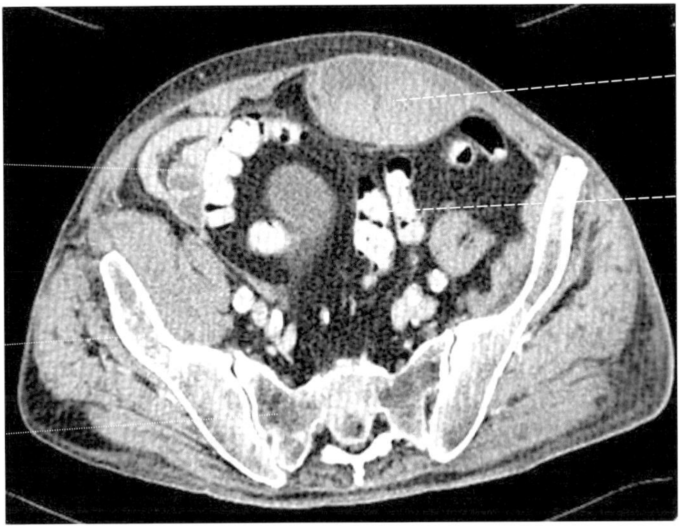

Analyse	Descriptif
Type d'examen	• **TDM abdominale avec injection de produit de contraste à un temps tardif passant par l'articulation sacro-iliaque**
Indications de l'examen dans cette pathologie	• **TDM nettement plus performante que l'échographie pour l'exploration du rétro-péritoine. L'injection n'est pas indispensable pour rechercher un hématome.**
Repères anatomiques	1- Tube digestif 2- Aile iliaque gauche 3- Aileron sacré gauche
Description de l'imagerie	A- Epaississement hétérogène hyperdense du grand droit gauche → hématome
Autres constatations	a- Hyperdensité des matières digestives en rapport avec l'excrétion biliaire du produit de contraste d'un scanner réalisé quelques jours avant
Diagnostic	Hématomes muscles iliaque droit et grand droit gauche

Iconographie n°2

Somnolence. Patient sous AVK, pas de notion de chute.

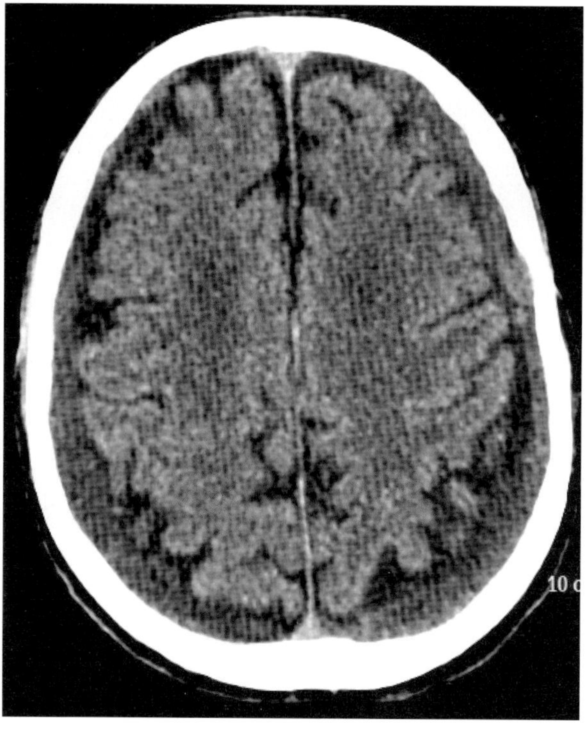

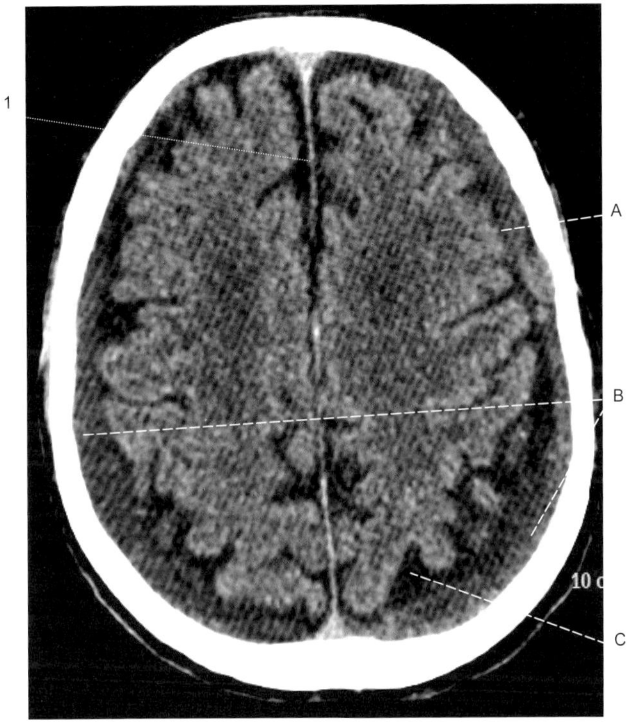

Analyse	Descriptif
Type d'examen	• **TDM encéphalique sans injection de produit de contraste**
Indications de l'examen dans cette pathologie	• **TDM indiquée pour la recherche d'hémorragie cérébrale**
Repères anatomiques	1- Faux du cerveau
Description de l'imagerie	A- Disparition des sillons → effet de masse B- Collection extra parenchymateuse, en croissant, isodense C- Atrophie corticale
Diagnostic	Hématomes sous duraux bilatéraux chroniques

Iconographie n°3

Somnolence. Hémiplégie droite. Chute. Patient sous AVK.

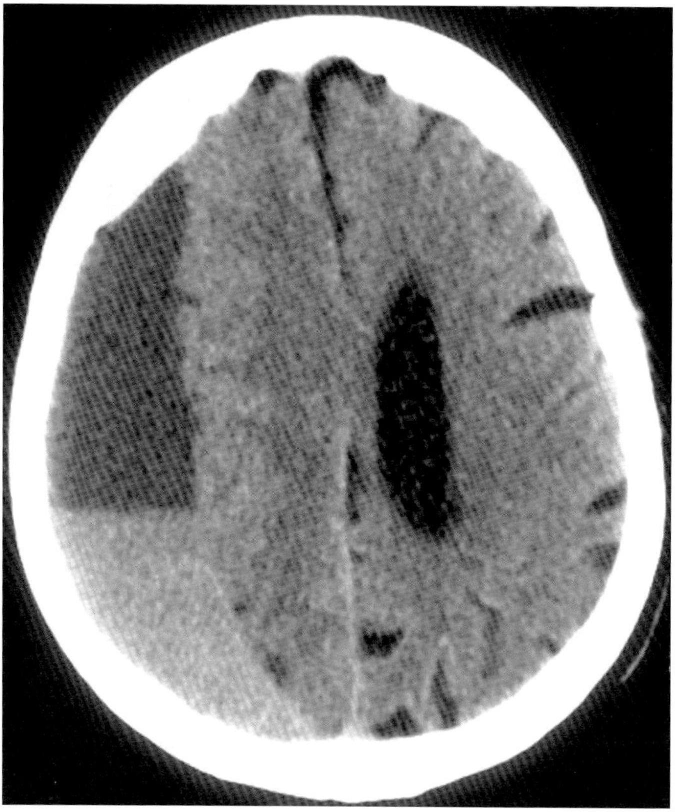

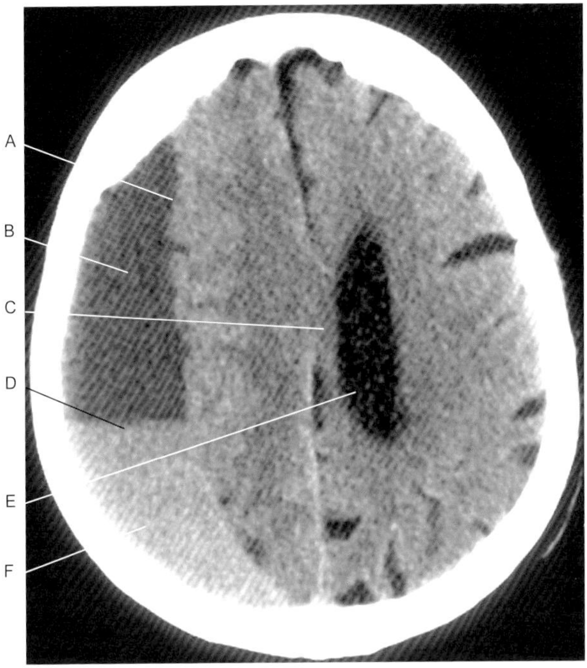

Analyse	Descriptif
Type d'examen	• **TDM encéphalique sans injection de produit de contraste**
Indications de l'examen dans cette pathologie	• **TDM indiquée pour la recherche d'hémorragie cérébrale**
Description de l'imagerie	A- Disparition des sillons et refoulement de l'hémisphère gauche → effet de masse B- Collection extra parenchymateuse, en croissant, hypodense → collection sous durale chronique C- Disparition du ventricule latéral droit et déviation de la ligne médiane → effet de masse D- Niveau hydro-hématique → sédimentation du sang E- Dilatation du ventricule latéral gauche → Hypertension intracérébrale F- Collection extra parenchymateuse, en croissant, hyperdense → collection sous durale aigüe
Diagnostic	Hématome sous dural subaigu

DOSSIERS TOMBES ET TOMBABLES

DOSSIER TOMBE A L'ECN	ANNEE	CONTENU
	2004 DOSSIER 4	Thrombopénie à l'héparine (pas d'imagerie)
	2009 DOSSIER 3	Melaena (pas d'imagerie)
	2011 DOSSIER 6	Epistaxis - TDM sinus
DOSSIER TOMBABLE	**PROBABILITE**	**CONTENU**
	+++	TDM TAP

CEPHALEE AIGUE ET CHRONIQUE

188

Module 11

X 2

PRINCIPALES CONSTATATIONS : DESCRIPTIONS-CLE

- **Céphalée aiguë :**
  Hémorragie sous arachnoïdienne : hyperdensité spontanée des espaces sous arachnoïdiens, inondation ventriculaire, hématome parenchymateux, dilatation ventriculaire, hypertension intracérébrale. Anévrisme sur l'angioscanner.
  Dissection carotidienne : disparité de calibre des artères carotidiennes, thrombose de l'artère, hématome disséquant spontanément hyperdense, thrombose avec ischémie cérébrale secondaire, pseudo Anévrisme sur la dissection.
- **Céphalée subaiguë :**
  Thrombophlébite : hyperdensité spontanée au niveau des sinus veineux, défaut d'opacification après injection (signe du lambda au niveau du sinus longitudinal supérieur), ischémie veineuse, hémorragie, œdème cérébral.

Iconographie n°1

Céphalées brutales en « coup de tonnerre » au moment d'un effort à glotte fermée. Trouble de la vigilance. Score de Glasgow à 13.

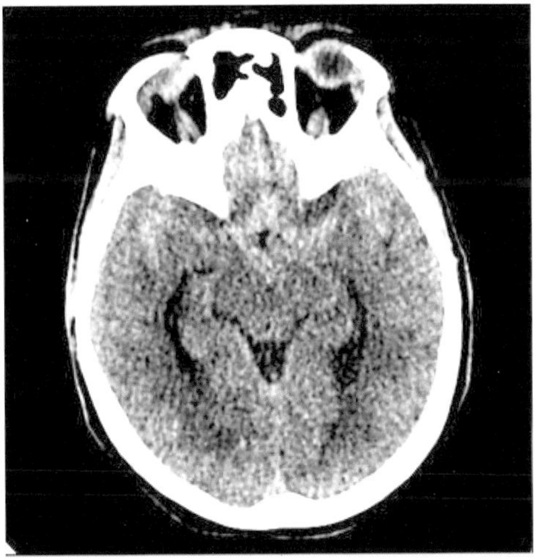

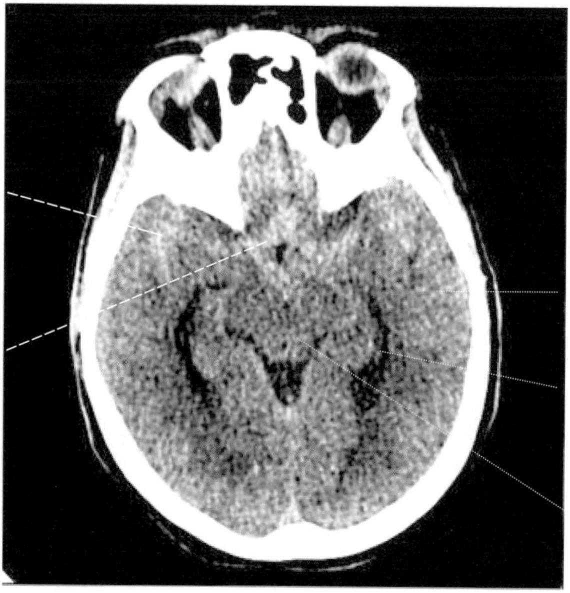

Analyse	Descriptif
Type d'examen	• **TDM encéphalique sans injection de produit de contraste**
Indications de l'examen dans cette pathologie	• **TDM encéphalique systématique devant toutes céphalées aigues pour éliminer un saignement**
Repères anatomiques	1- Lobe temporal gauche 2- Corne temporale du ventricule latéral gauche 3- Tronc cérébral
Description de l'imagerie	A- Hyperdensité de la vallée sylvienne → saignement B- Hyperdensité spontanée des citernes de la base → saignement
Diagnostic	Hémorragie sous arachnoïdienne

Iconographie n°2

Céphalées brutales en « coup de tonnerre » au moment d'un effort à glotte fermée. Trouble de la vigilance. Score de Glasgow à 13.

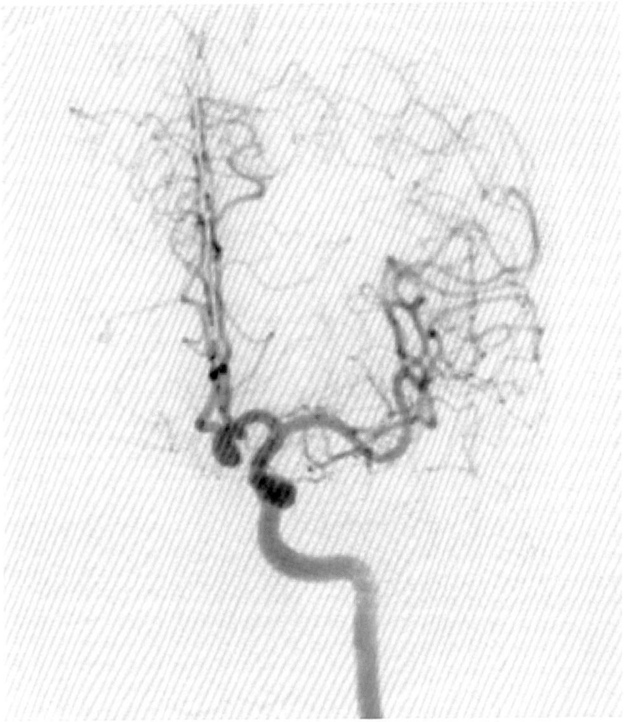

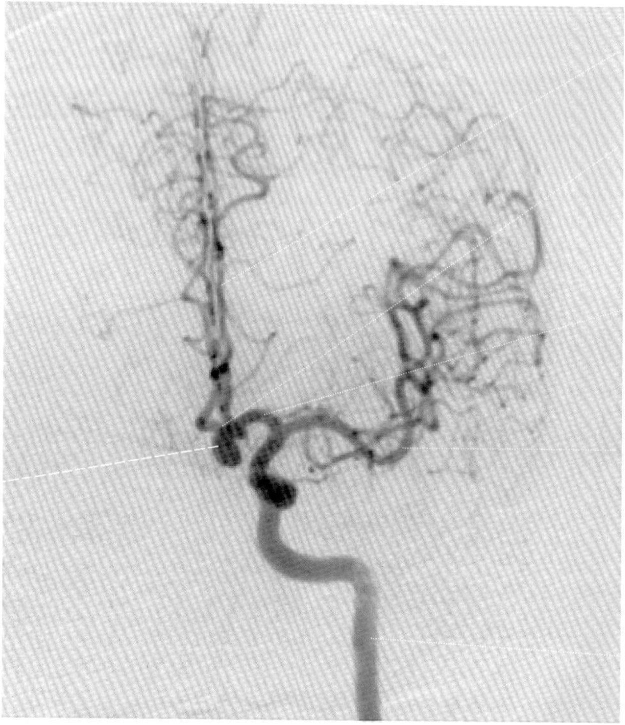

Analyse	Descriptif
Type d'examen	• **Artériographie par la veine carotide interne gauche**
Indications de l'examen dans cette pathologie	• **Artériographie de plus en plus remplacée par l'Angioscanner (moins invasif). Réalisée souvent en pré thérapeutique**
Repères anatomiques	1- Artère cérébrale antérieure gauche 2- Artère communicante antérieure 3- Artère cérébrale antérieure gauche (segment A1 avant l'artère communicante antérieure) 4- Artère sylvienne gauche 5- Artère carotide interne gauche
Description de l'imagerie	A- Image d'addition « sacciforme » au niveau de l'artère communicante antérieure
Diagnostic	Anévrisme de l'artère communicante antérieure

Iconographie n°3

Céphalée depuis quelques jours avec crise convulsive et somnolence d'installation progressive chez une patiente tabagique active et sous contraception orale.

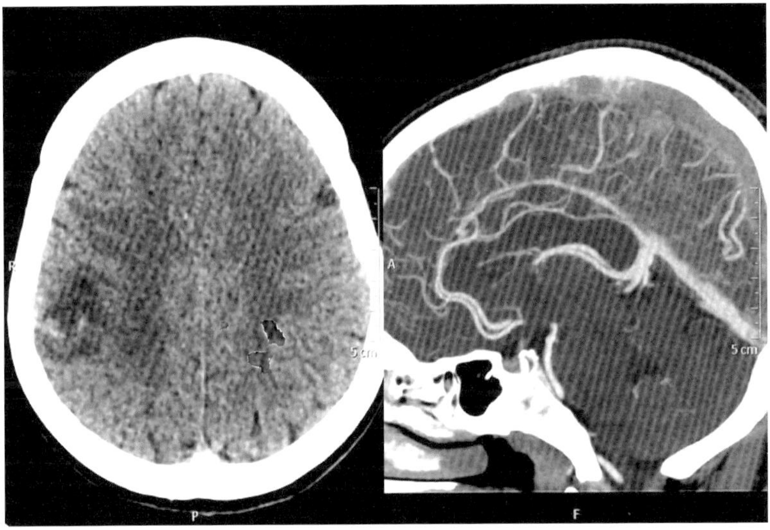

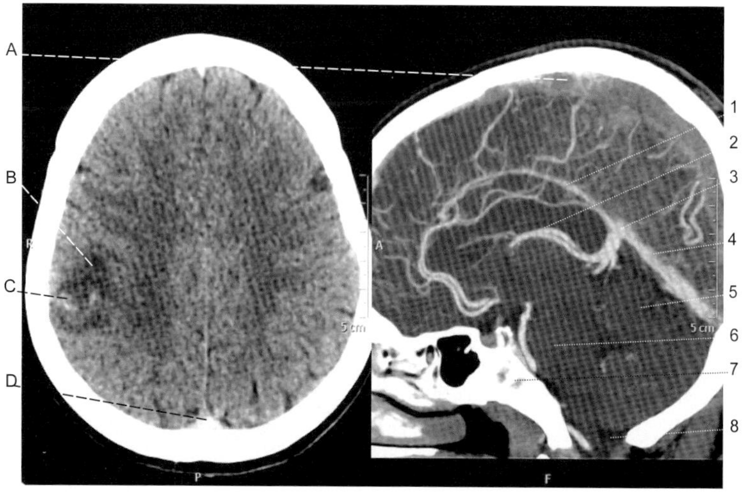

Analyse	Descriptif
Type d'examen	• **Icono de gauche : TDM encéphalique sans injection de produit de contraste, icono de droite : TDM au temps veineux, reconstruction sagittale centrée sur le sinus longitudinal supérieur**
Indications de l'examen dans cette pathologie	• **TDM encéphalique injectée systématique devant toute céphalée subaiguë avec signe neurologique pour éliminer une thrombophlébite**
Repères anatomiques	1- Sinus veineux longitudinal inférieur 2- Veines cérébrale interne 3- Ampoule de Galien 4- Sinus veineux droit 5- Cervelet 6- Pont 7- Os sphénoïde 8- Foramen magnum
Description de l'imagerie	A- Absence de rehaussement du sinus veineux longitudinal supérieur → thrombose B- Hypodensité sans systématisation artérielle → œdème vasogénique + cytotoxique traduisant une ischémie C- Hyperdensité spontanée → remaniement hémorragique D- Hyperdensité spontanée au sein du sinus longitudinal supérieur → thrombus
Diagnostic	Thrombophlébite cérébrale du sinus longitudinal supérieur avec ischémie veineuse

Iconographie n°4

Traumatisme cervical, cervicalgie, hémiplégie droite, syndrome de Claude Bernard-Horner.

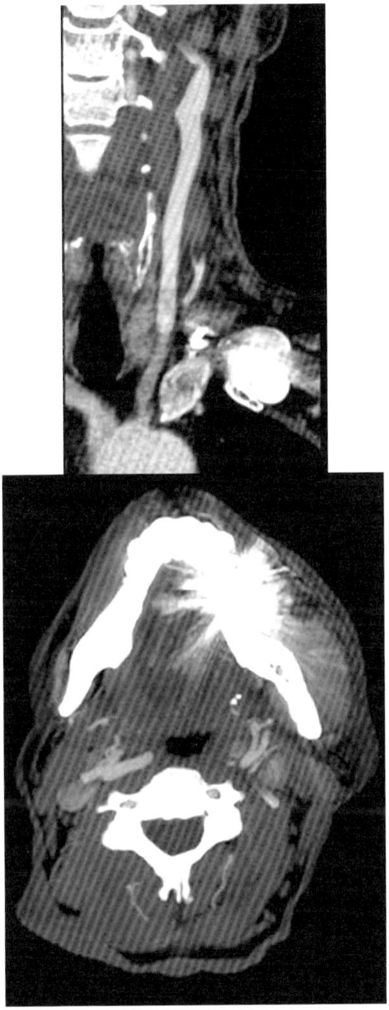

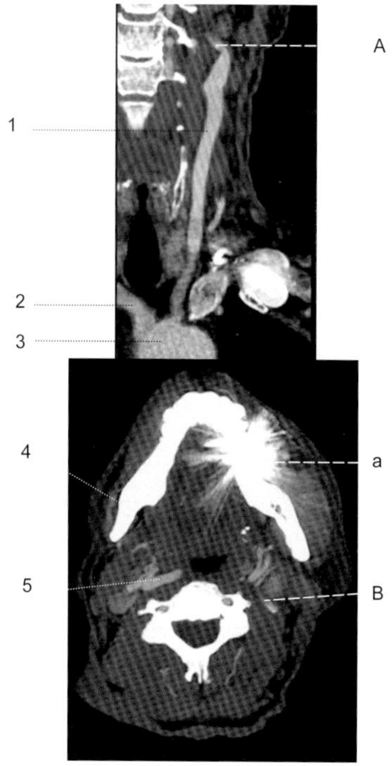

Analyse	Descriptif
Type d'examen	• **Icono du haut: angio-TDM des troncs supra-aortiques en reconstruction coronale. Icono du bas : angio-TDM des troncs supra-aortiques passant par la mandibule**
Indications de l'examen dans cette pathologie	• **Devant déficit neurologique brutal avec cervicalgie : angioscanner ou angio IRM des TSA en fonction du plateau technique**
Repères anatomiques	1- Artère carotide commune gauche 2- Tronc artériel brachio-céphalique droit 3- Crosse Aortique 4- Mandibule 5- Artère carotide interne droite
Description de l'imagerie	A- Terminaison « en flamme de bougie » de l'artère carotide interne gauche (reconstruction coronale) B- Terminaison « en flamme de bougie » de l'artère carotide interne gauche (coupe axiale)
Autres constatations	a- Artéfact dû à du matériel dentaire
Diagnostic	Dissection de l'artère carotide interne gauche

DOSSIERS TOMBES ET TOMBABLES

DOSSIER TOMBE A L'ECN	ANNEE	CONTENU
	2006 DOSSIER 9	Intoxication CO (pas d'imagerie)
	2011 DOSSIER 8	Hémorragie méningée - TDM cérébrale
DOSSIER TOMBABLE	**PROBABILITE**	**CONTENU**
	++	TDM / IRM cérébrale

Notes personnelles

DETRESSE RESPIRATOIRE AIGUE DU NOURRISSON, DE L'ENFANT ET DE L'ADULTE. CORPS ETRANGER DES VOIES AERIENNES SUPERIEURES.

193
Mod 11
X 7

PRINCIPALES CONSTATATIONS : DESCRIPTIONS-CLE

- Corps étranger parfois opaque lui-même
- **Obstruction complète** d'une bronche → atélectasie
- **Obstruction partielle** à soupape → distension thoracique, emphysème obstructif
- Clichés à réaliser en **inspiration et expiration** profonde
- **Hyperclarté expiratoire** témoigne du piégeage de l'air d'aval

Iconographie n°1

Enfant ayant présenté un syndrome de pénétration avec dyspnée persistante.

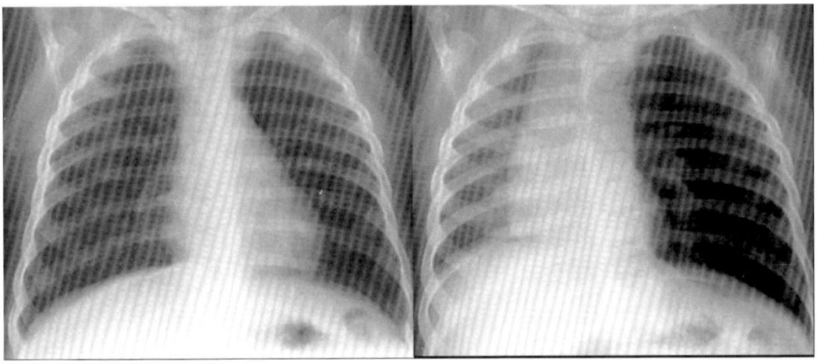

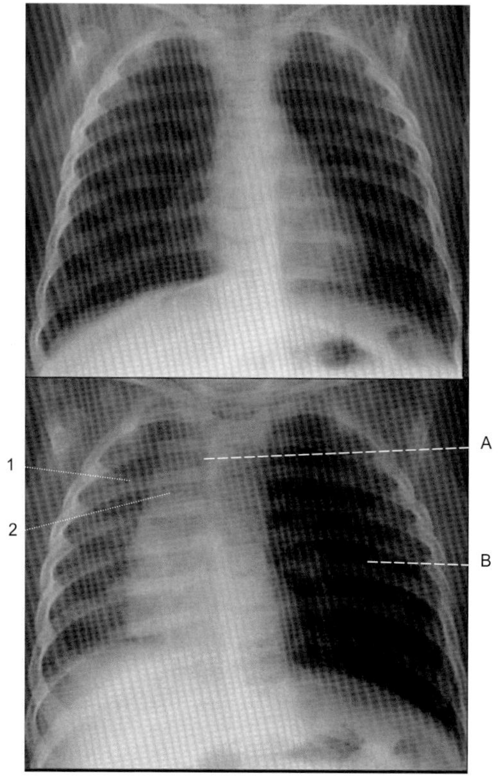

Analyse	Descriptif
Type d'examen	• **Radiographie pulmonaire de face : en haut en inspiration, en bas en expiration**
Indications de l'examen dans cette pathologie	• **Radiographie thoracique en inspiration et expiration, tout doute impose la bronchoscopie**
Repères anatomiques	1- Opacité physiologique du poumon droit rétractée en expiration 2- Médiastin élargi physiologiquement par le thymus
Description de l'imagerie	A- Déviation de la trachée et du médiastin vers la droite → effet de masse. B- Distension et hyperclarté du poumon gauche en expiration → piégeage expiratoire
Diagnostic	Corps étranger dans la bronche souche gauche

DOSSIERS TOMBES ET TOMBABLES

	ANNEE	CONTENU
DOSSIER TOMBE A L'ECN	2004 DOSSIER 5	Pneumopathie sur LLC (pas d'imagerie)
	2005 DOSSIER 6	Pneumothorax - RADIO thorax
	2009 DOSSIER 2	Pneumopathie sur VIH - RADIO thorax
	2009 DOSSIER 4	Hémoptysie - RADIO thorax
	2010 DOSSIER 4	Toxoplasmose cérébrale - IRM cérébrale
	2010 DOSSIER 5	Bronchiolite - RADIO thorax
	2012 DOSSIER 5	SDRA - RADIO thorax
DOSSIER TOMBABLE	PROBABILITE	CONTENU
	+++	RADIO / TDM thorax

Notes personnelles

DOULEURS ABDOMINALES ET LOMBAIRES AIGUES CHEZ L'ENFANT ET CHEZ L'ADULTE

195

Mod 11

X 9

PRINCIPALES CONSTATATIONS : DESCRIPTIONS-CLE

- **Invagination intestinale aiguë :**
  → Echographie : boudin d'invagination, image en cocarde (coupe axiale), image en pince de crabe (coupe longitudinale), iléo-iléale, iléo-colique (traitement par colo-exsufflation à l'air ou aux hydrosolubles), épanchement péritonéal réactionnel, adénomégalies mésentériques
  → ASP : matité du boudin en fosse iliaque droite, syndrome occlusif, disparition de la clarté gazeuse du caecum

Iconographie :

Jeune enfant amené par ses parents devant : arrêt brutal des activités associé à pleurs + pâleurs. Le tout régressif à plusieurs reprises. Puis douleur persistante.

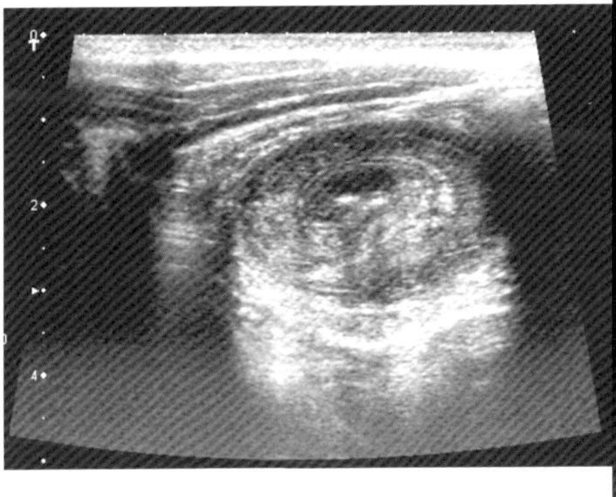

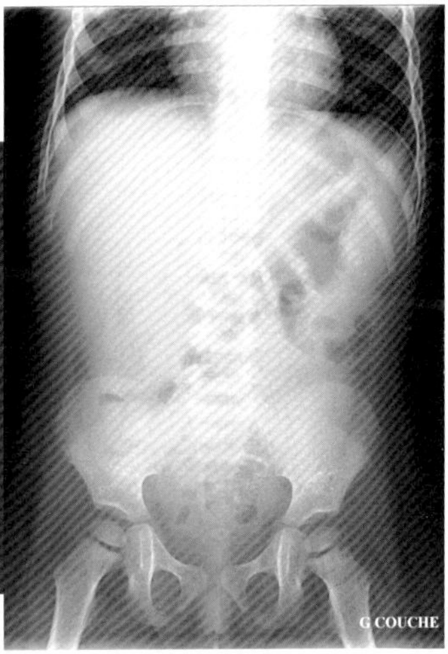

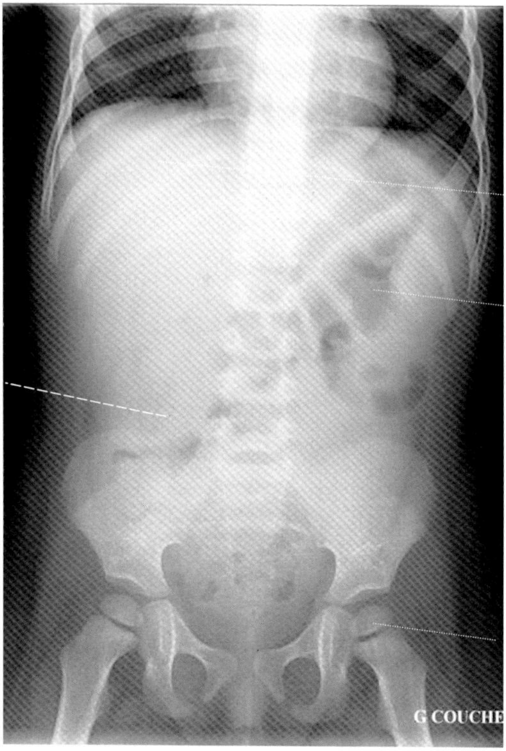

Analyse	Descriptif
Type d'examen	• **ASP couché**
Indications de l'examen dans cette pathologie	• **L'ASP conserve quelques indications chez l'enfant (syndrome occlusif). L'association ASP + échographie est moins irradiante qu'un scanner**
Repères anatomiques	1- Matité hépatique 2- Clarté digestive colique 3- Noyau de la tête fémorale gauche
Description de l'imagerie	A- Matité en fosse iliaque droite → boudin d'invagination à confirmer en échographie
Diagnostic	Matité en fosse iliaque droite sans signe d'occlusion

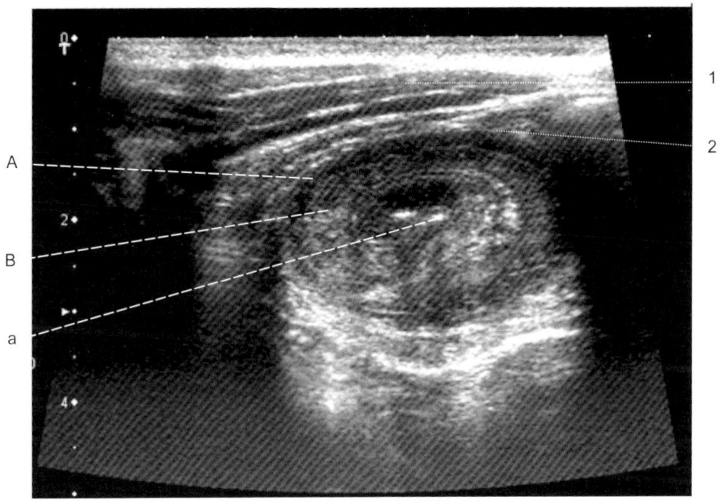

Analyse	Descriptif
Type d'examen	• **Echographie abdominale, plan de coupe en fosse iliaque droite**
Indications de l'examen dans cette pathologie	• **Echographie en première intention chez l'enfant avec douleur abdominale (pas d'irradiation) et permet un diagnostic de certitude pour l'invagination. L'association ASP + échographie est moins irradiante qu'un scanner**
Repères anatomiques	1- Muscles de la paroi abdominale antérieure (muscle oblique interne) 2- Mésentère
Description de l'imagerie	A- Couronne hypoéchogène B- Centre hyperéchogène → image en cocarde
Autres constatations	a- hyperéchogénicité avec cône d'ombre postérieur en position intra digestive → air
Diagnostic	Invagination iléo-caecale aiguë

DOSSIERS TOMBES ET TOMBABLES

	ANNEE	CONTENU
DOSSIER TOMBE A L'ECN	2004 DOSSIER 7	Lumbago (pas d'imagerie)
	2005 DOSSIER 7	Occlusion - ASP, Lavement opaque & TDM
	2005 DOSSIER 8	Insuffisance surrénale aiguë - RADIO rachis
	2006 DOSSIER 2	Maladie coeliaque (pas d'imagerie)
	2006 DOSSIER 6	Tassement vertébral - RADIO lombaire
	2010 DOSSIER 6	SPA - RADIO bassin
	2011 DOSSIER 5	Lombosciatique - IRM lombaire
	2011 DOSSIER 9	Fièvre thyphoïde (pas d'imagerie)
	2012 DOSSIER 8	Pancréatite aiguë - TDM abdominale
DOSSIER TOMBABLE	PROBABILITE	CONTENU
	+++	ASP / TDM / IRM abdomen & rachis

DOULEUR THORACIQUE AIGUE ET CHRONIQUE

197

Mod 11

X 1

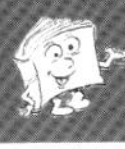

PRINCIPALES CONSTATATIONS : DESCRIPTIONS-CLE

- **Dissection thoracique → flap intimal séparant le vrai du faux chenal.**
  Stanford A (touche l'aorte ascendante) ou B (ne touche que l'aorte descendante).
  Exploration par échographie trans-oesophagienne ou angio-TDM

- **Voir aussi Items 86, 135, 274, 276, 312**

Iconographie

Douleur thoracique brutale, en coup de poignard, intense, médiothoracique avec irradiation inférieure, migratrice et anisotension.

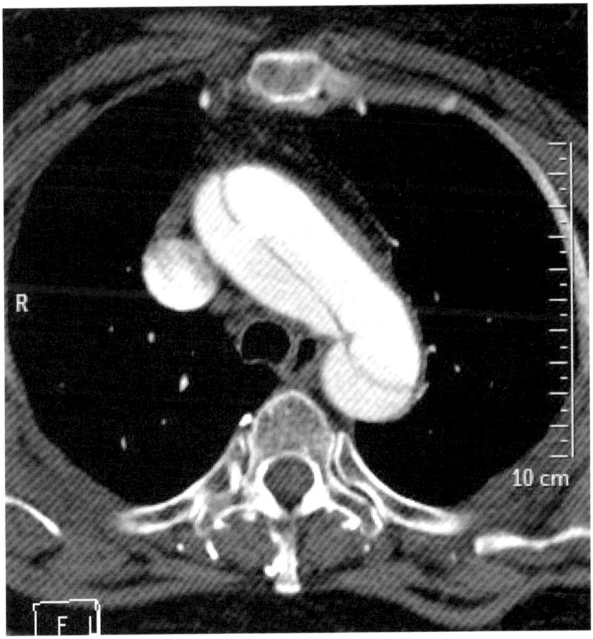

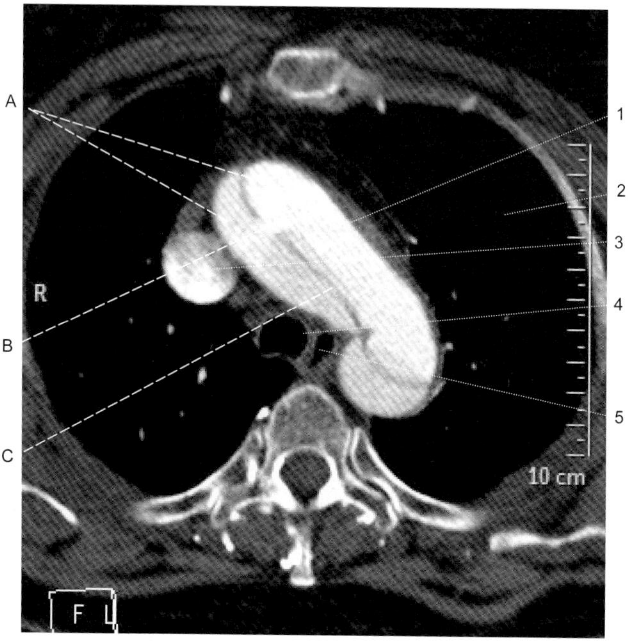

Analyse	Descriptif
Type d'examen	• **Angio-TDM thoracique, temps artériel, fenêtre médiastinale modifiée**
Indications de l'examen dans cette pathologie	• **Diagnostic, évaluation pré-thérapeutique sur avis spécialisé**
Repères anatomiques	1- Crosse aortique 2- lobe pulmonaire supérieur gauche 3- Veine cave supérieure 4- Trachée 5- Œsophage
Description de l'imagerie	A- Double chenal (vrai et faux chenal) B- Rupture de l'intima → porte d'entrée C- Intima disséquée → flap intimal
Diagnostic	Dissection aortique stanford A

DOSSIERS TOMBES ET TOMBABLES

DOSSIER TOMBE A L'ECN	ANNEE	CONTENU
	2005 DOSSIER 6	Pneumothorax - RADIO thorax
DOSSIER TOMBABLE	**PROBABILITE**	**CONTENU**
	++	RADIO / Angioscanner thorax

Notes personnelles

EVALUATION DE LA GRAVITE ET RECHERCHE DES COMPLICATIONS PRECOCES : TRAUMATISME THORACO-ABDOMINAL

201

Mod 11

X 2

PRINCIPALES CONSTATATIONS : DESCRIPTIONS-CLE

Thorax :

- **Rupture de l'isthme aortique** → élargissement du médiastin, comblement de la fenêtre aorto-pulmonaire, déviation trachéale, disparition du bouton aortique, pseudo-Anévrisme aortique, hémomédiastin
- **Pneumothorax, hémothorax, contusion pulmonaire** → condensation, épanchement

Abdomen :

- Hématome sous capsulaire, intraparenchymateux
- Contusion (défaut de rehaussement), lacération (fracture), éclatement
- Dévascularisation (défaut de rehaussement total)
- Hémopéritoine → Epanchement liquidien dense
- **Saignement actif : extravasation de produit de contraste** après injection
- Pneumopéritoine → Perforation d'un organe creux

Iconographie n°1

Accident de la route à haute cinétique avec décélération importante.

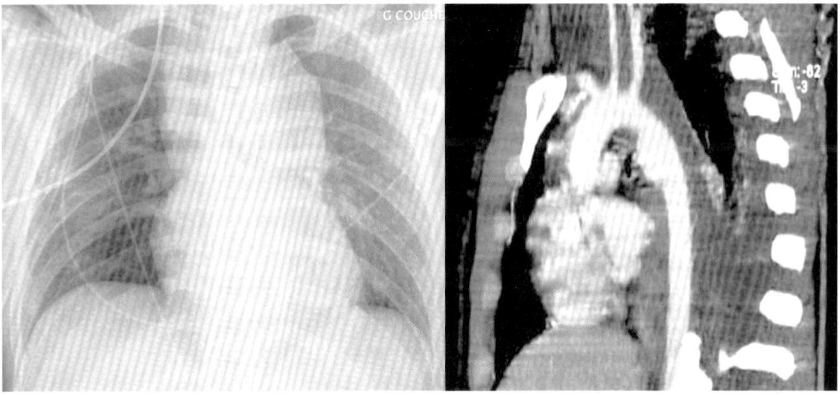

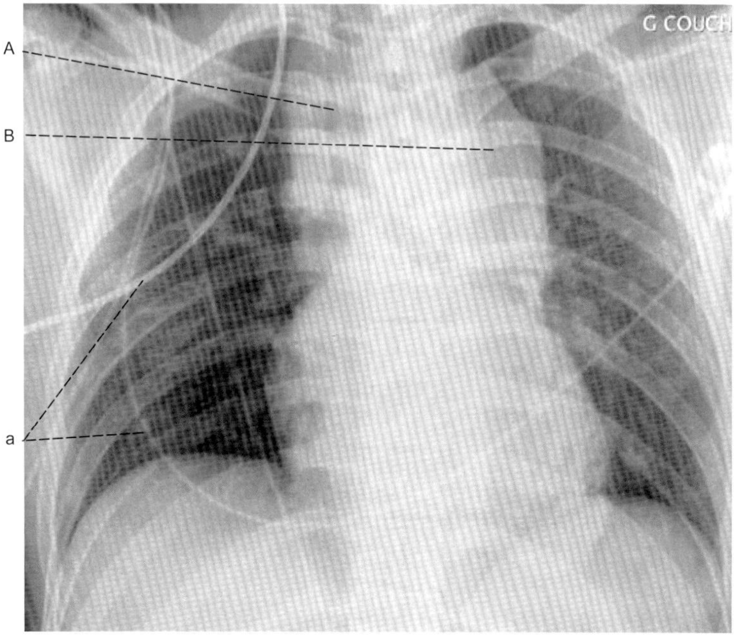

Analyse	Descriptif
Type d'examen	• **Radiographie thoracique en inspiration de face**
Indications de l'examen dans cette pathologie	• **Radiographie thoracique = bilan initial** • **Complétée systématiquement par TDM injectée pour les traumatisés graves pouvant être transportés au scanner**
Description de l'imagerie	A- Déviation trachéale vers la droite → effet de masse B- Elargissement du médiastin et comblement de la fenêtre aorto-pulmonaire
Autres constatations	a- Câbles du matériel de monitoring (scope)
Diagnostic	Suspicion de rupture de l'isthme aortique

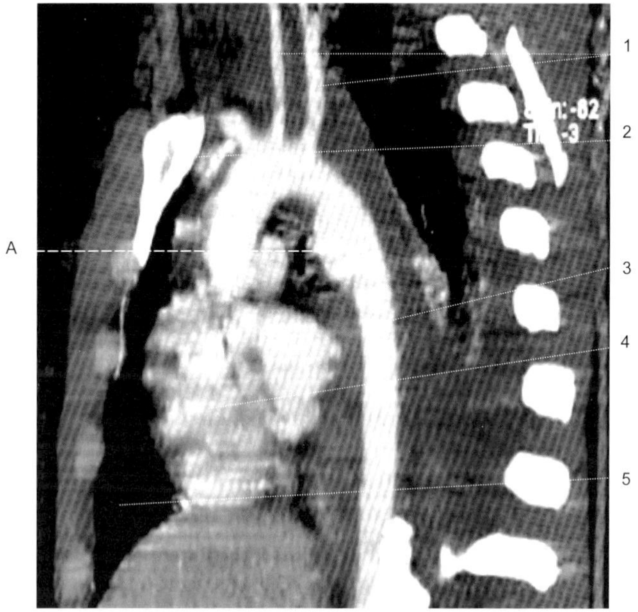

Analyse	Descriptif
Type d'examen	• **Angio-TDM thoracique, fenêtre médiastinale, reconstruction sagittale en Maximum Intensity Projection (MIP)**
Indications de l'examen dans cette pathologie	• **TDM injectée corps entier = examen de référence pour tout traumatisé grave pouvant être transporté au scanner**
Repères anatomiques	1- Troncs supra-aortiques 2- Manubrium sternal 3- Aorte descendante 4- Cœur 5- Poumon
Description de l'imagerie	A- Irrégularité des contours avec dilatation anévrysmale (pseudo-anévrisme) de l'isthme aortique
Diagnostic	Rupture de l'isthme aortique

Iconographie n°2

Accident de ski, douleur abdominale, dyspnée.

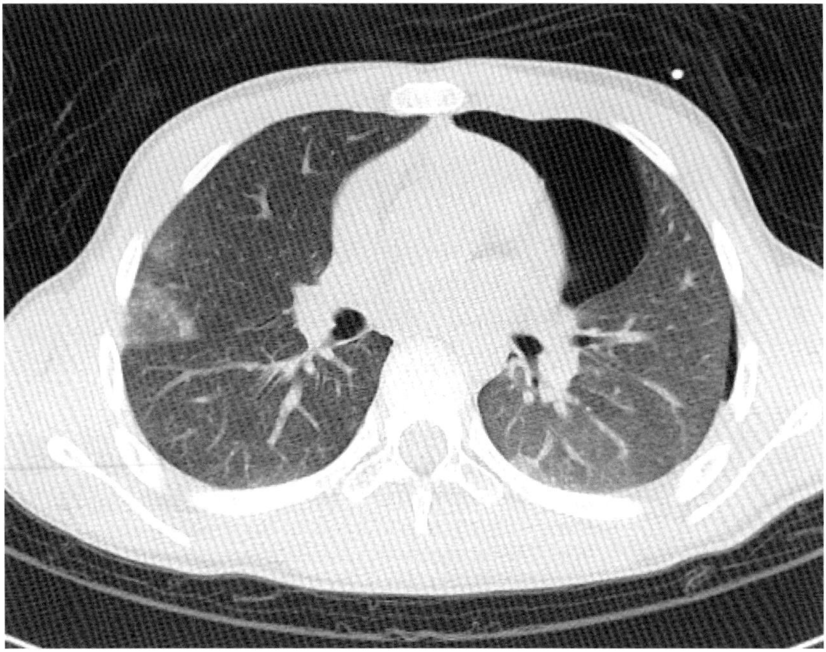

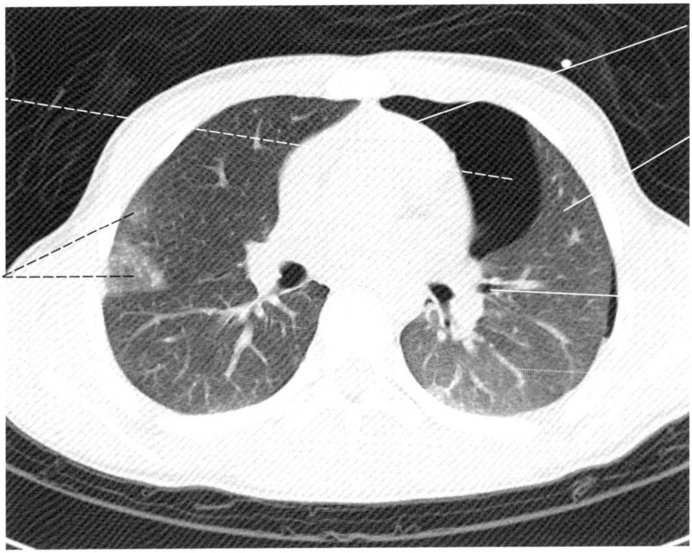

Analyse	Descriptif
Type d'examen	• **TDM thoracique, en fenêtre pulmonaire**
Indications de l'examen dans cette pathologie	• **TDM injectée corps entier = examen de référence pour tout traumatisé grave pouvant être transporté au scanner**
Repères anatomiques	1- Silhouette cardiaque 2- Languette pulmonaire antérieure du lobe supérieur 3- Bronche 4- Vascularisation pulmonaire : artère bronchique ou veine pulmonaire
Description de l'imagerie	A- Hyperclarté pleurale → Pneumothorax B- Opacités alvéolaires avec verre dépoli → hémorragie alvéolaire (contusion parenchymateuse pulmonaire)
Diagnostic	Pneumothorax et contusion pulmonaire

Iconographie n°3

Accident de ski, douleur abdominale, dyspnée.

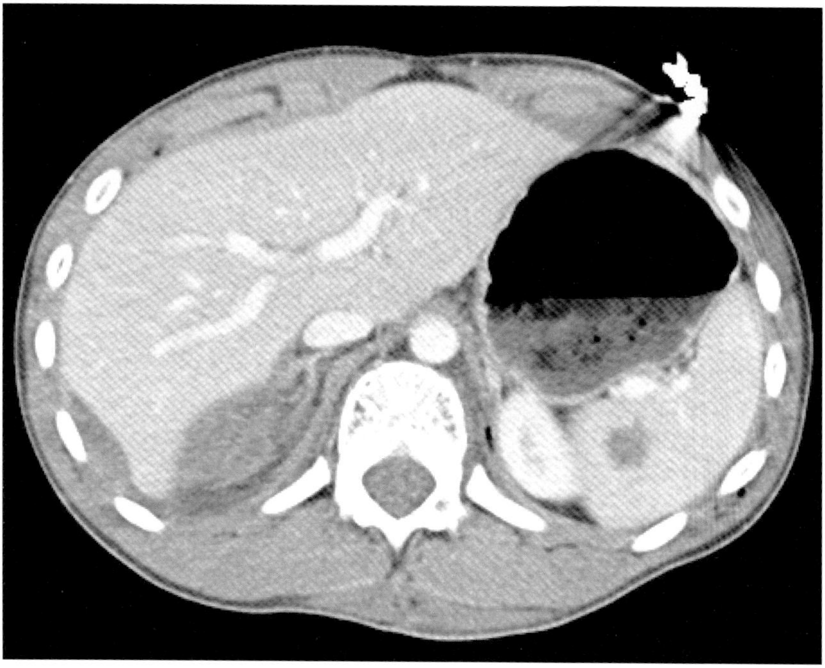

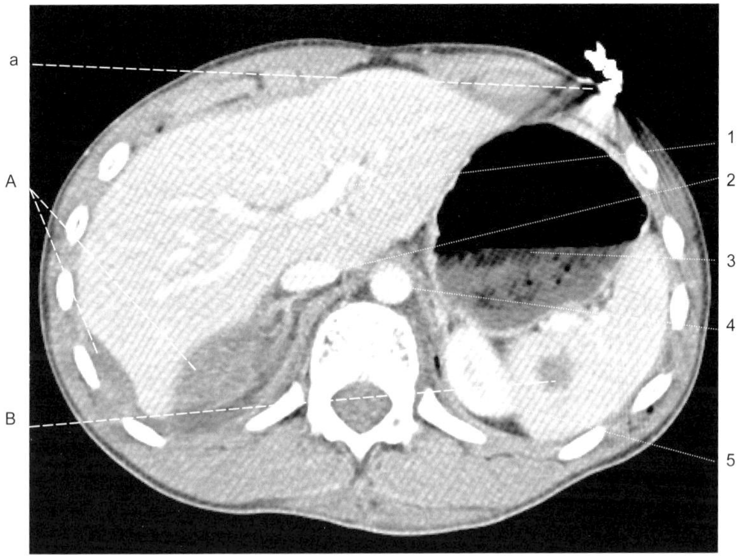

Analyse	Descriptif
Type d'examen	• **TDM abdominale, en fenêtre abdominale, avec injection de produit de contraste, au temps portal**
Indications de l'examen dans cette pathologie	• **TDM injectée corps entier = examen de référence pour tout traumatisé grave pouvant être transporté au scanner**
Repères anatomiques	1- Veine porte gauche 2- Veine cave supérieure 3- Estomac plein → niveau hydro-aérique 4- Aorte 5- Rein gauche
Description de l'imagerie	A- Hypodensités sous capsulaires du foie → hématomes sous capsulaires B- Plage hypodense au sein de la rate → Contusion splénique
Autres constatations	a- Artéfact dû aux électrodes de scope
Diagnostic	Traumatisme abdominal avec hématome sous capsulaire du foie et contusion splénique

Iconographie n°4

AVP à haute cinétique, défense abdominale, hypotension.

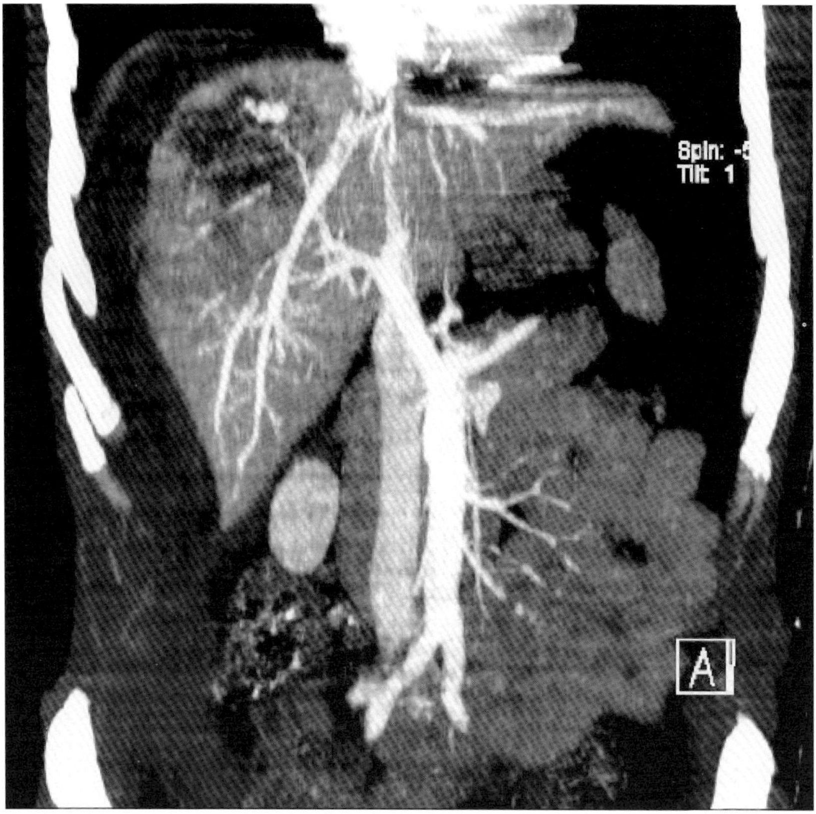

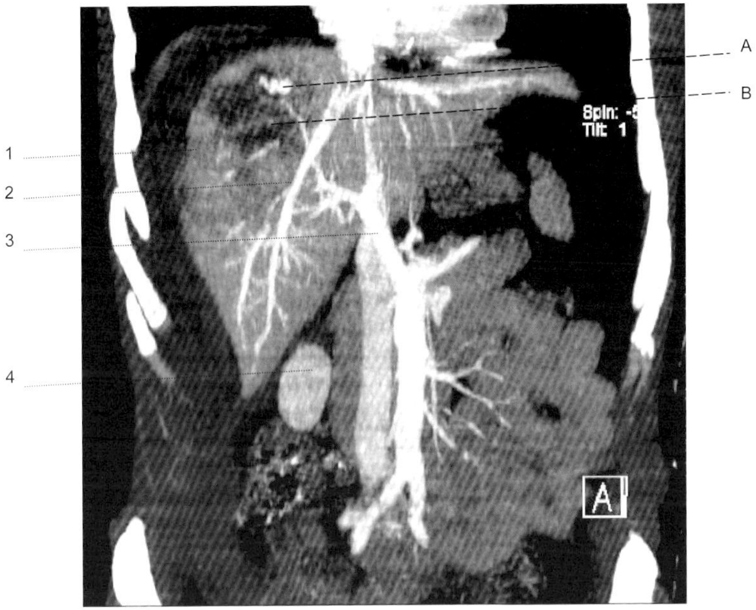

Analyse	Descriptif
Type d'examen	• **TDM abdominale avec injection – reconstruction frontale**
Indications de l'examen dans cette pathologie	• **TDM injectée corps entier = examen de référence pour tout traumatisé grave pouvant être transporté au scanner**
Repères anatomiques	1- Foie 2- Veine sus hépatique droite 3- Veine porte 4- Rein droit
Description de l'imagerie	A- Fuite de produit de contraste → hémorragie active B- Zone de contusion hépatique
Diagnostic	Contusion du dôme hépatique avec saignement actif

Iconographie n°5 (même patient)

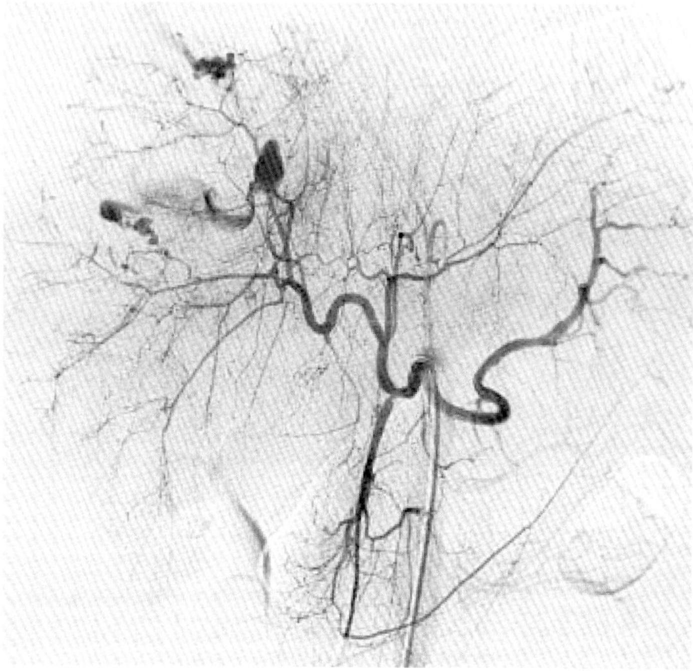

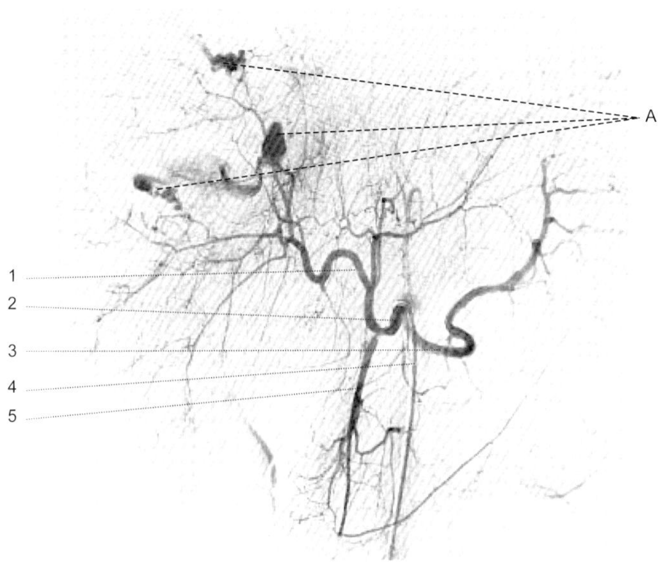

Analyse	Descriptif
Type d'examen	• **Artériographie hépatique**
Indications de l'examen dans cette pathologie	• **Diagnostic et thérapeutique (traitement de l'hémorragie par embolisation)**
Repères anatomiques	1- Artère hépatique droite 2- Artère hépatique propre 3- Artère splénique 4- Cathéter dans le tronc cœliaque 5- Artère gastroduodénale
Description de l'imagerie	A- Fuites de produit de contraste → hémorragie active
Diagnostic	Saignements actifs de branches de l'artère hépatique droite

Notes personnelles

EVALUATION DE LA GRAVITE ET RECHERCHE DES COMPLICATIONS PRECOCES : TRAUMATISME CERVICO-ENCEPHALIQUE

201
Mod 11
X 2

PRINCIPALES CONSTATATIONS : DESCRIPTIONS-CLE

- **Hémorragie sous-arachnoïdienne (HSA)** → hyperdensité spontanée au niveau des sillons
- **Hématome sous dural aigu** → hyperdensité spontanée, en croissant, le long de la convexité, qui passe les sutures.
- **Hématome extradural** → hyperdensité spontanée en lentille biconvexe, ne passe pas les sutures.
- **Contusion cérébrale** → hypodensité intraparenchymateuse associées à des hyperdensités spontanées, pétéchie, lésion axonale diffuse.
- **Atteinte rachis cervical** → perte de la lordose, fracture, défaut d'alignement des articulaires postérieure, recul du mur postérieur, bâillement inter épineux, élargissement des parties molles pré vertébrales (hématome ou œdème)

Iconographie n°1

Traumatisme crânien + perte de connaissance de quelques secondes, céphalées persistantes.

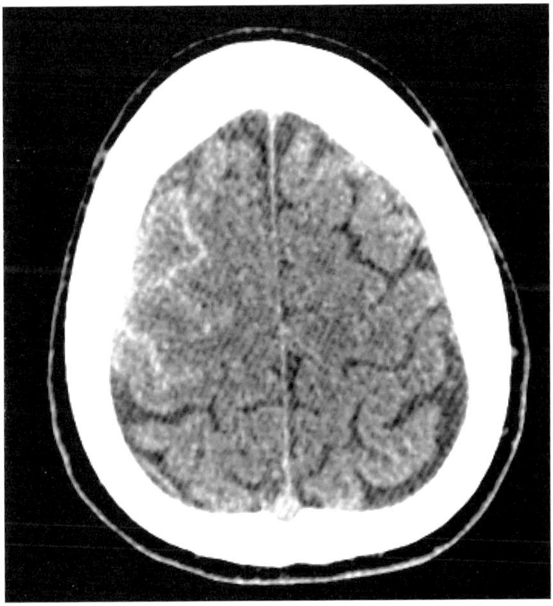

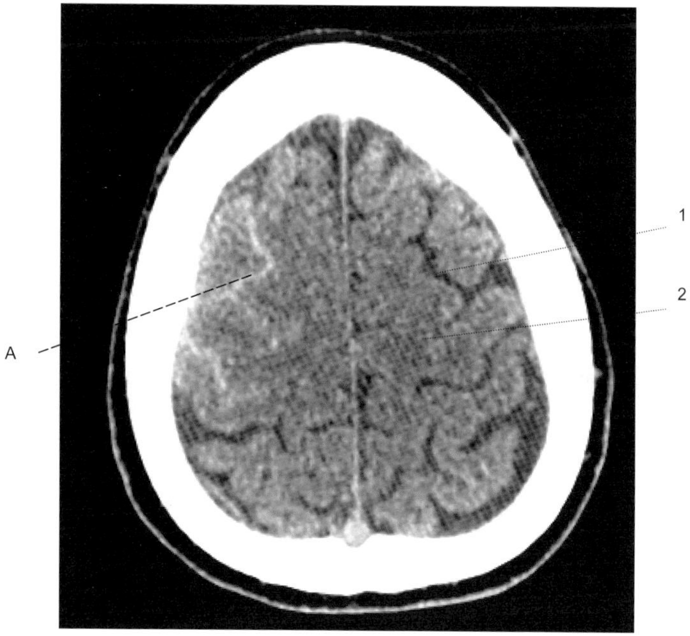

Analyse	Descriptif
Type d'examen	• **TDM encéphalique, coupe axiale, sans injection**
Indications de l'examen dans cette pathologie	• **Dépistage devant signe neurologique, TC avec PC, céphalées post-traumatiques**
Repères anatomiques	1- Sillon cortical 2- Lobe frontal
Description de l'imagerie	A- Hyperdensité spontanée au fond des sillons
Diagnostic	HSA post-traumatique

Iconographie n°2

Traumatisme crânien, intervalle libre puis céphalée, vomissement, somnolence avec mydriase droite.

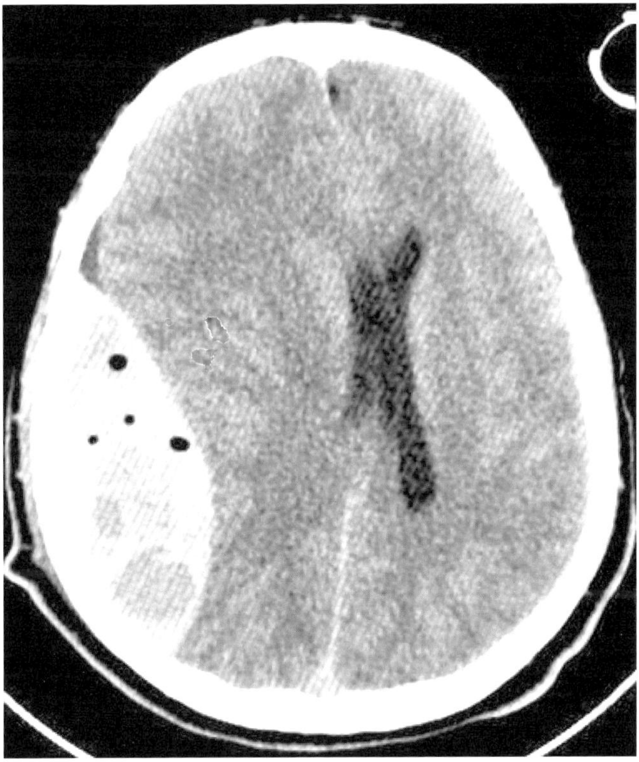

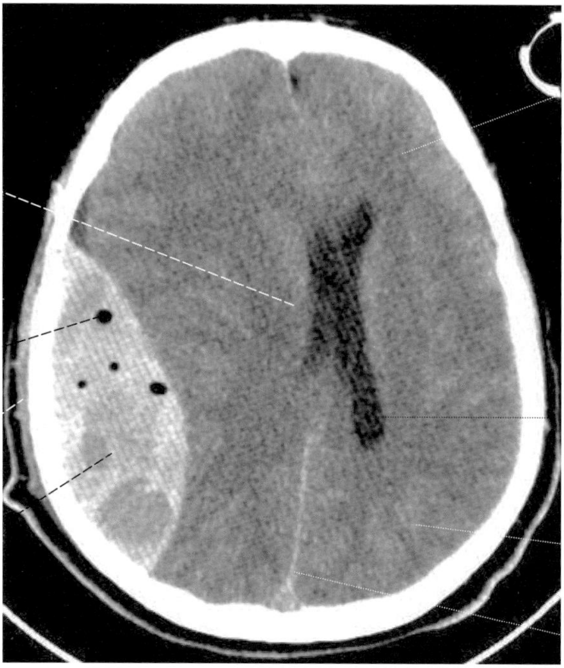

Analyse	Descriptif
Type d'examen	• **TDM encéphalique, coupe axiale, sans injection**
Indications de l'examen dans cette pathologie	• **Dépistage devant signe neurologique, TC avec PC, céphalées post-traumatiques**
Repères anatomiques	1- Lobe frontal gauche 2- Ventricule latéral gauche 3- Lobe pariétal gauche 4- Faux du cerveau
Description de l'imagerie	A- Hyperdensité spontanée, extra-axiale, en lentille biconvexe B- Hyperdensité sous cutané → hématome sous cutané C- hyper clarté → bulle d'air en rapport avec une brèche D- Déviation de la ligne médiane et du ventricule latéral droit → Effet de masse et engagement sous-falcoriel droit
Diagnostic	Hématome extra-dural aigu

Iconographie n°3

Éthylisme chronique, chute à répétition, somnolence.

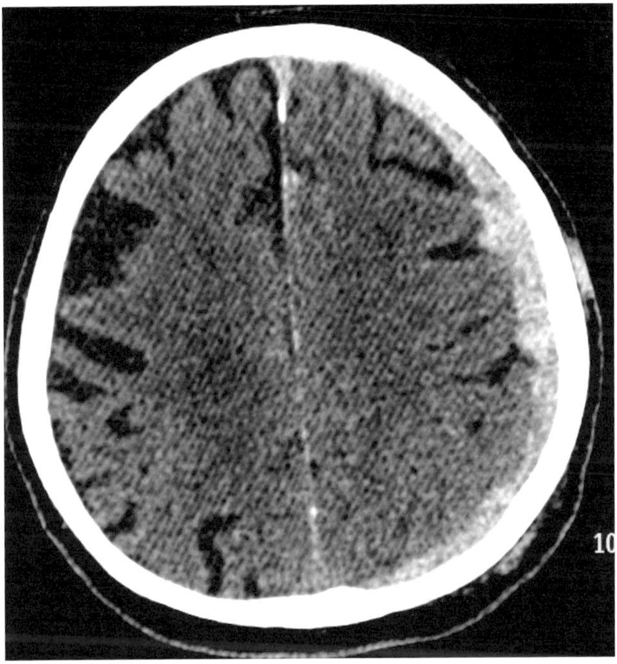

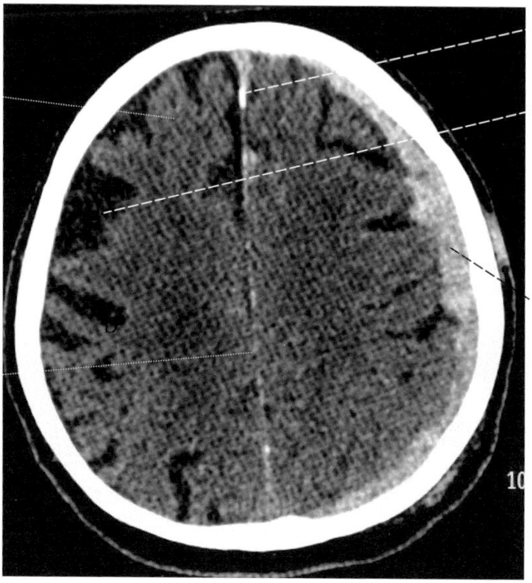

Analyse	Descriptif
Type d'examen	• **TDM encéphalique, coupe axiale, sans injection**
Indications de l'examen dans cette pathologie	• **Dépistage devant signe neurologique, TC avec PC, confusion post-traumatiques**
Repères anatomiques	1- Lobe frontal droit 2- Faux du cerveau
Description de l'imagerie	A- Elargissement des sillons corticaux → Atrophie corticale B- Hyperdensité extra-axiale, en croissant → hématome sous dural aigu
Autres constations	a- Calcification de la faux du cerveau
Diagnostic	Hématome sous dural aigu

Iconographie n°4

Patient âgé, chute à domicile, confusion persistante.

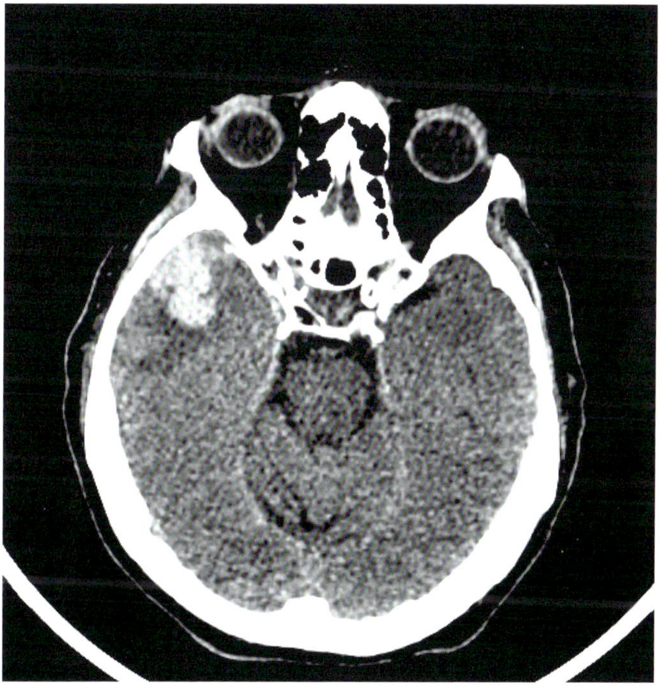

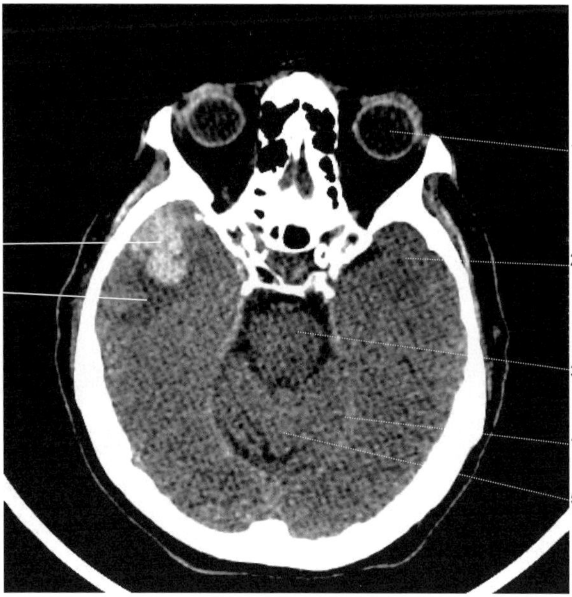

Analyse	Descriptif
Type d'examen	• **TDM encéphalique, coupe axiale, sans injection**
Indications de l'examen dans cette pathologie	• **Dépistage devant signes neurologiques, TC avec PC, confusion post-traumatique**
Repères anatomiques	1- Globe oculaire gauche 2- Pôle antérieur du lobe temporal gauche 3- Tronc cérébral 4- Tente du cervelet 5- Cervelet (vermis)
Description de l'imagerie	A- Hyperdensité spontanée → hématome B- Hypodensité périphérique en doigt de gant → œdème
Diagnostic	Hématome temporopolaire droit post-traumatique

Iconographie n°5

Accident de voiture, douleur cervicale exquise à la palpation avec contracture musculaire

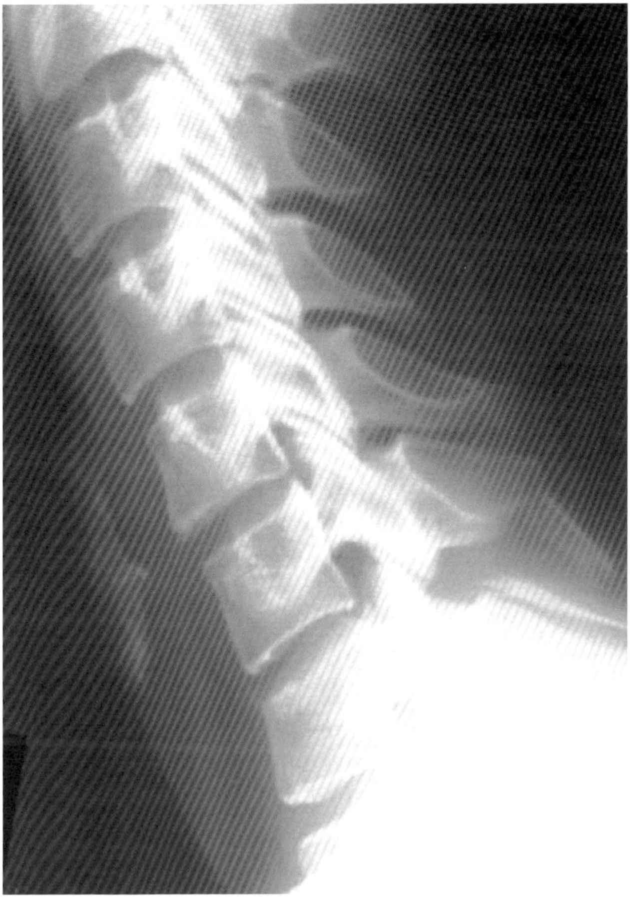

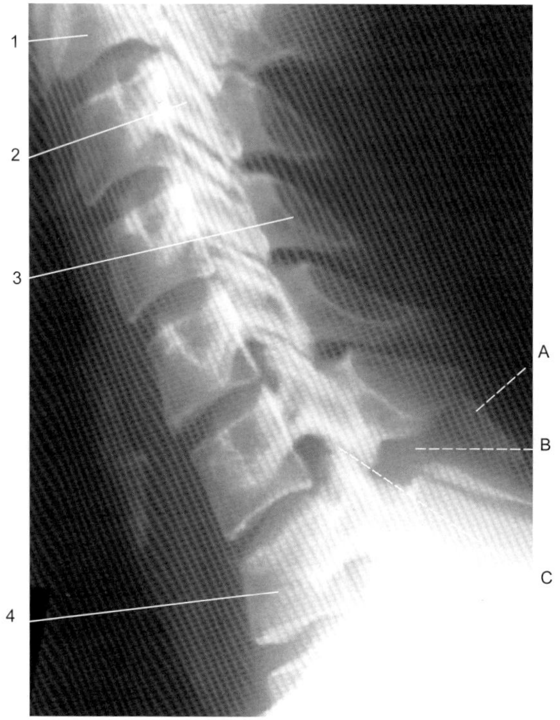

Analyse	Descriptif
Type d'examen	• **Radiographie du rachis cervical de profil, debout**
Indications de l'examen dans cette pathologie	• **Radiographie indiquée si point douloureux à l'examen clinique, complément possible en dynamique si normale** • **TDM possible en complément pour explorer une fracture vertébrale**
Repères anatomiques	1- Corps vertébral de C2 2- Massif articulaire postérieure de C3 3- Epineuse de C4 4- Corps vertébral de C7
Description de l'imagerie	A- Fracture de l'épineuse de C7 B- Bâillement inter-épineux C- Décoaptation des articulaires postérieures
Diagnostic	Entorse cervicale grave C6-C7 avec fracture épineuse de C7

Iconographie n°6

ATCD de traumatisme crânien, hospitalisation en réanimation, retard de réveil.

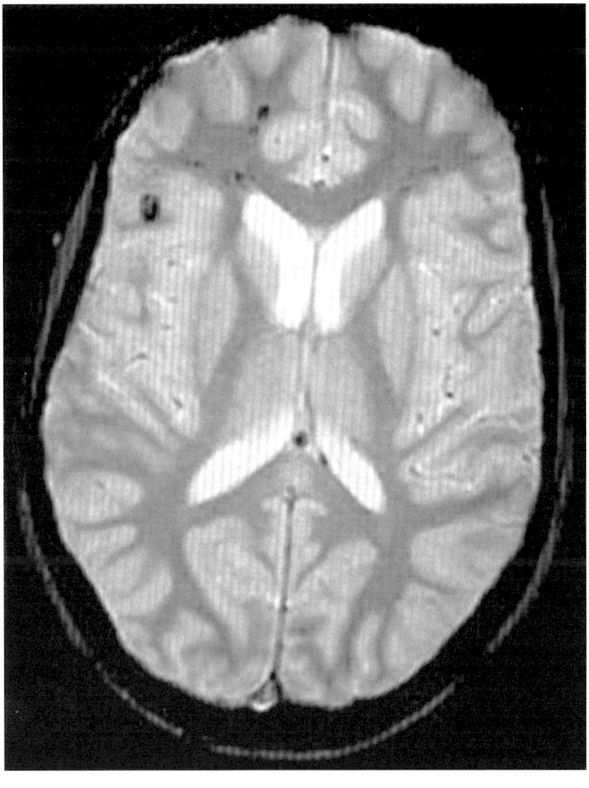

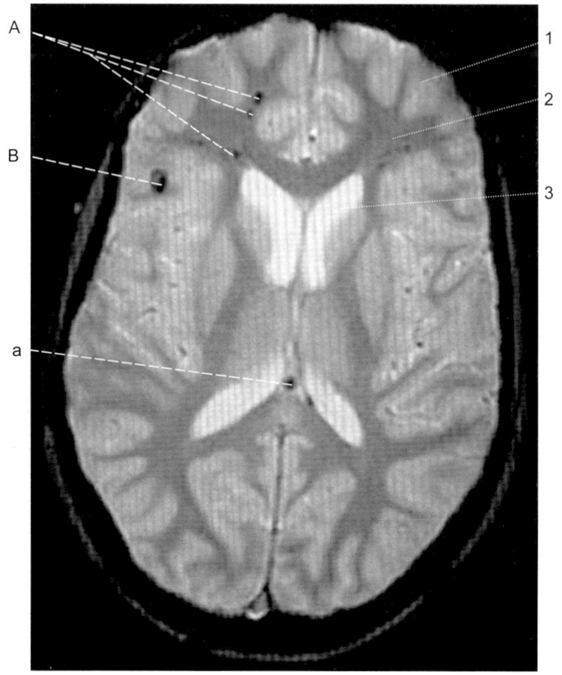

Analyse	Descriptif
Type d'examen	• **IRM encéphalique, séquence pondérée en T2, coupe axiale**
Indications de l'examen dans cette pathologie	• **IRM est l'examen de référence devant une atteinte neurologique (en fonction de la disponibilité du plateau technique)**
Repères anatomiques	1- Substance grise 2- Substance blanche 3- Ventricule latéral gauche avec LCR
Description de l'imagerie	A- Hypo signaux T2 en regard des faisceaux de substance blanche sous corticaux → artéfact en rapport avec des séquelles de saignement B- Hypo signal T2 au niveau des fibres en U sous corticales
Autres constatations	a- Hyposignal T2 de l'épiphyse → artéfact en rapport avec des calcifications physiologiques
Diagnostic	Lésions axonales diffuses

Iconographie n°7

ATCD de traumatisme crânien, hospitalisation en réanimation, retard de réveil.

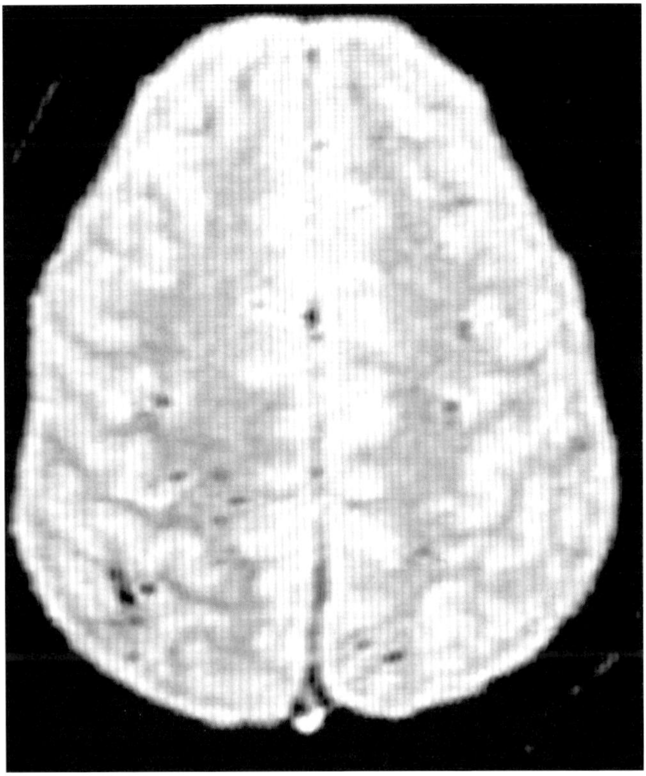

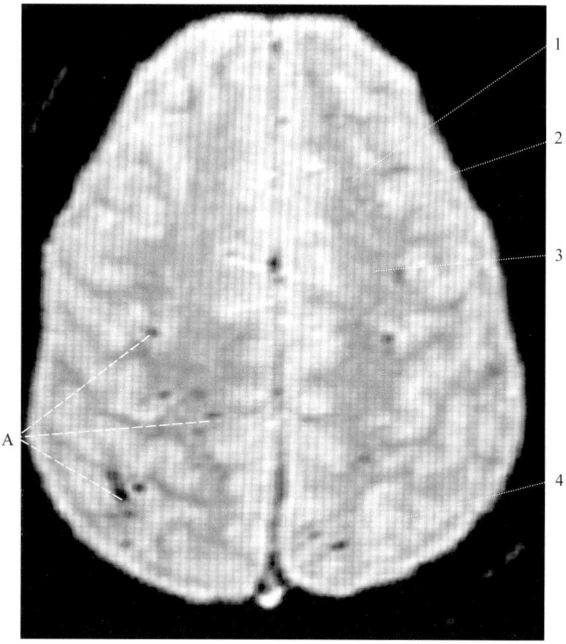

Analyse	Descriptif
Type d'examen	• **IRM encéphalique, séquence pondérée T2 *, coupe axiale (T2 écho de gradient plus sensible aux artéfacts dus aux produits de dégradation de l'hémoglobine)**
Indications de l'examen dans cette pathologie	• **IRM est l'examen de référence devant une atteinte neurologique (en fonction de la disponibilité du plateau technique)** • **T2 écho de gradient plus sensible aux artéfacts dus aux produits de dégradation de l'hémoglobine que T2**
Repères anatomiques	1- Substance blanche 2- Substance grise 3- Lobe frontal gauche 4- Lobe pariétal gauche
Description de l'imagerie	A- Multiples hypo signaux T2*→ artéfact en rapport avec des séquelles de saignement
Diagnostic	Lésions axonales diffuses

DOSSIERS TOMBES ET TOMBABLES

DOSSIER TOMBE A L'ECN		CONTENU
	2008 DOSSIER 8	Polytraumatisme - TDM crânio-faciale
	2011 DOSSIER 1	Morsure de chien (pas d'imagerie)
DOSSIER TOMBABLE	**PROBABILITE**	**CONTENU**
	++	RADIO / TDM crâne, rachis, TAP

Notes personnelles

RACHIALGIE

215

Module 11

X 5

PRINCIPALES CONSTATATIONS : DESCRIPTIONS-CLE

- **Hernie discale :**
  Protrusion discale, changement de signal du disque qui devient hypoT2, perte de la hauteur discale, matériel discal intrarachidien, compression médullaire ou radiculaire au niveau d'un foramen de conjugaison, pas de rehaussement après injection de produit de contraste

Iconographie

Lombalgie impulsive à la toux, survenue après un effort de soulèvement. « Lasègue lombaire » à droite.

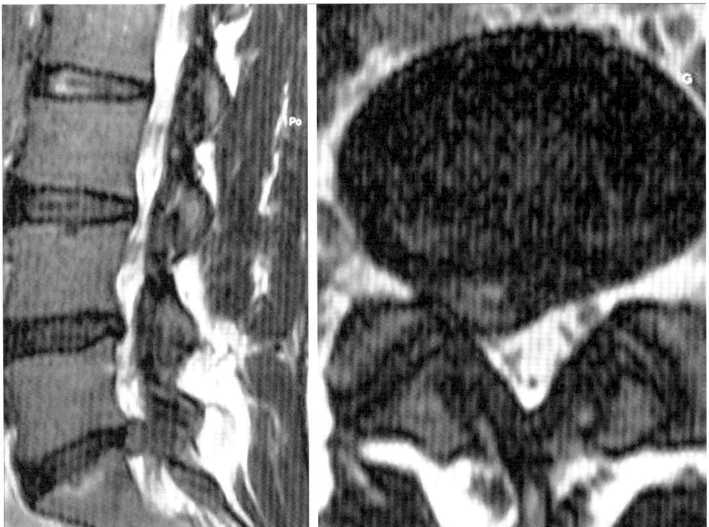

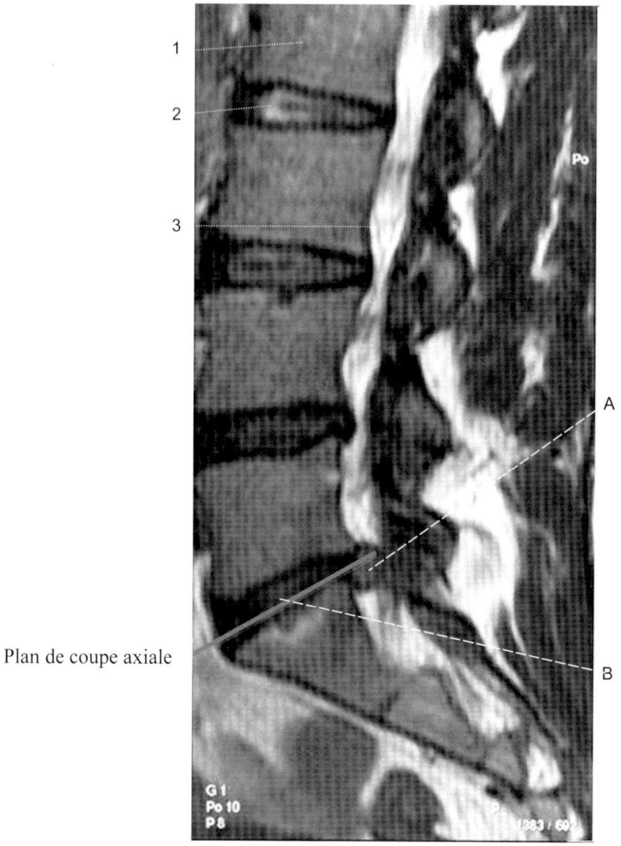

Analyse	Descriptif
Type d'examen	• **IRM du rachis lombaire, pondération T2, coupe sagittale**
Indications de l'examen dans cette pathologie	• **Sauf contexte particulier ou signe de gravité, pas d'imagerie dans les 6 premières semaines d'une lombalgie. IRM (plutôt que TDM) si échec du traitement médical.**
Repères anatomiques	1- Corps vertébral de L2 2- Disque intervertébral normal → nucléus en hyperT2 3- Canal vertébral
Description de l'imagerie	A- Protrusion discale postérieure et latérale B- Disque hypo T2 → perte du signal physiologique
Diagnostic	Hernie discale L5-S1 postéro-latérale droite

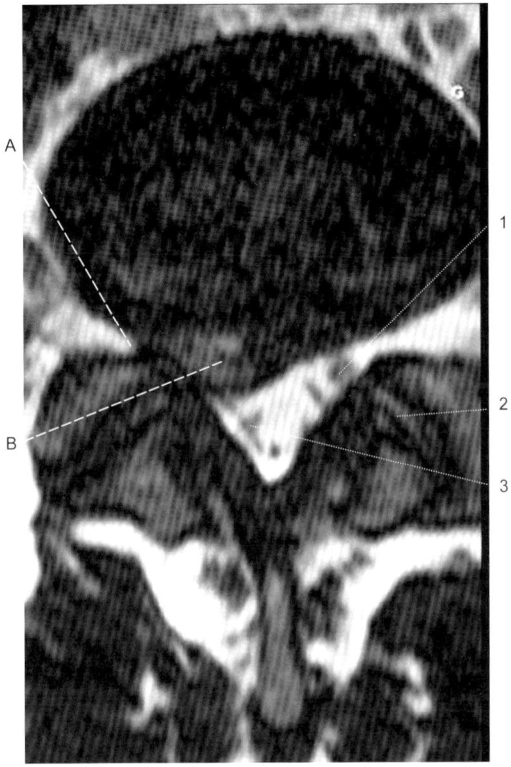

Analyse	Descriptif
Type d'examen	• **IRM du rachis lombaire, pondération T2, coupe axiale, centrée sur le niveau L5-S1**
Indications de l'examen dans cette pathologie	• **Sauf contexte particulier ou signe de gravité, pas d'imagerie dans les 6 premières semaines d'une lombalgie. IRM (plutôt que TDM) si échec du traitement médical**
Repères anatomiques	1- Racine L5 gauche à son émergence du fourreau dural 2- Articulaire postérieure L5-S1 droite 3- Racines de la queue de cheval
Description de l'imagerie	A- Compression du foramen de conjugaison L5-S1 droit→ effet de masse (racine L5 droite non visible) B- Hernie discale postérieur avec signal du disque anormal → HypoT2
Diagnostic	Hernie discale L5-S1 avec compression de la racine L5 droite

DOSSIERS TOMBES ET TOMBABLES

	ANNEE	CONTENU
DOSSIER TOMBE A L'ECN	2004 DOSSIER 7	Lumbago (pas d'imagerie)
	2006 DOSSIER 6	Tassement vertébral - RADIO lombaire
	2009 DOSSIER 5	Mal de Pott - RADIO & IRM lombaire
	2010 DOSSIER 6	SPA - RADIO bassin
	2011 DOSSIER 5	Lombosciatique - IRM lombaire
DOSSIER TOMBABLE	PROBABILITE	CONTENU
	+++	RADIO / TDM / IRM rachis

SYNDROME OCCLUSIF

217
Mod 11
X1

PRINCIPALES CONSTATATIONS : DESCRIPTION-CLES

ASP debout

- **Niveaux hydro-aériques**
  Grêle → multiples, centraux, plus larges que hauts
  Côlon → rares, périphériques, plus hauts que larges, haustrations
- Volvulus du sigmoïde → anse dilatée en arceau avec deux niveaux liquides ("grain de café")

TDM

- Zone de transition (occlusions mécaniques) : **anses digestives sus lésionnelles dilatées** / sous lésionnelles collabés ou normales
- Signes de souffrance digestive : épaississement pariétal, défaut de rehaussement, pneumatose
- Epanchement liquidien ou gazeux (perforation et pneumopéritoine)

Iconographie n°1

Distension abdominale douloureuse, arrêt du transit.

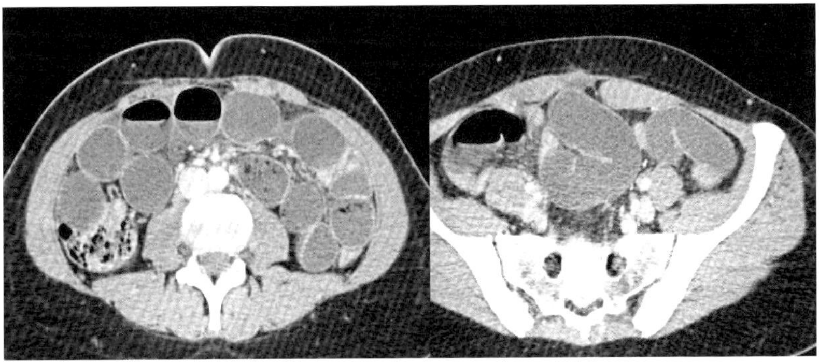

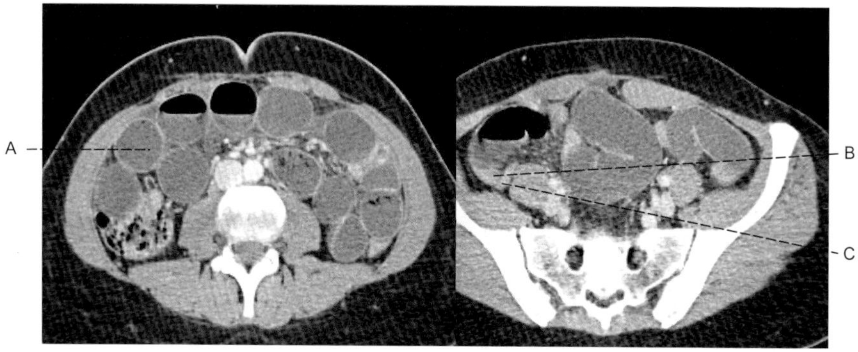

Analyse	Descriptif
Type d'examen	• **TDM abdomino-pelvienne avec injection**
Indications de l'examen dans cette pathologie	• **Diagnostic positif, étiologique et de gravité**
Description de l'imagerie	A- Anse grêle dilatée à contenu liquidien B- Zone de transition C- Anse grêle plate
Diagnostic	Occlusion mécanique de l'intestin grêle

Iconographie n°2

Douleur et distension abdominale avec vomissements.

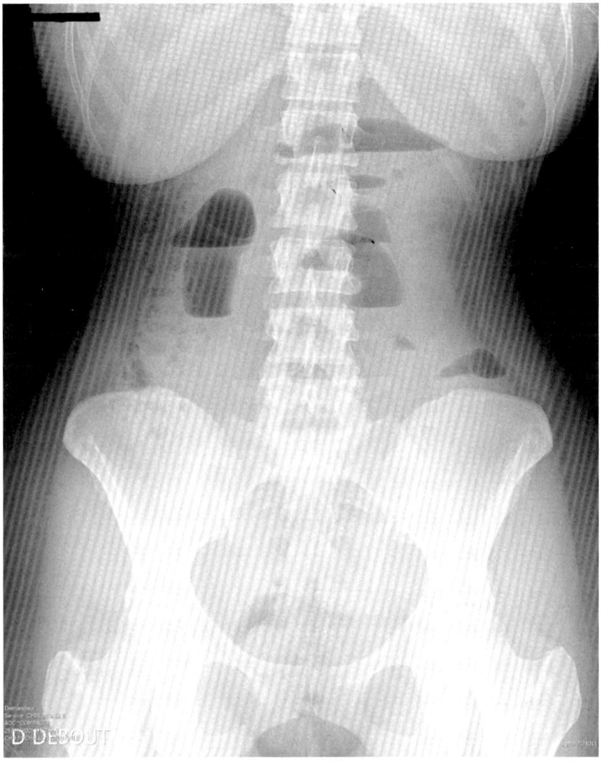

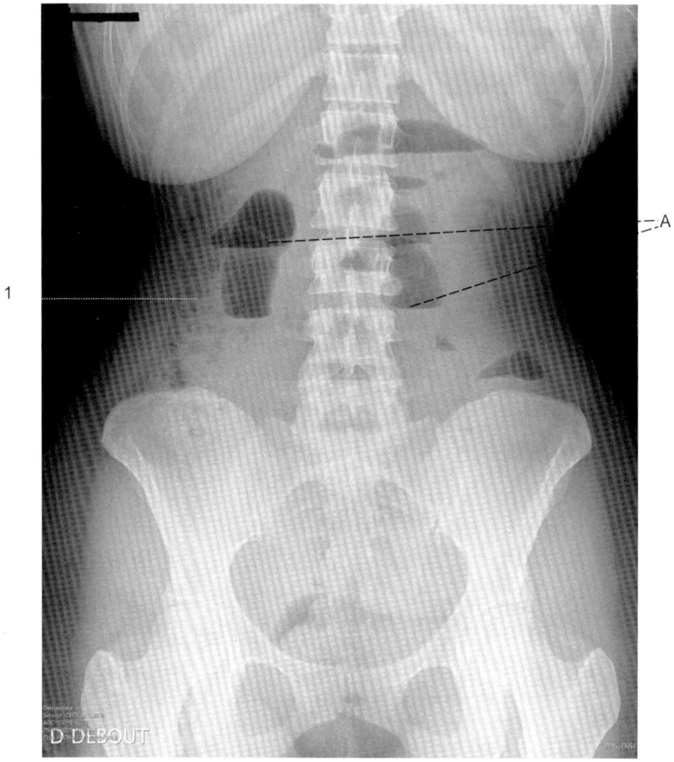

Analyse	Descriptif
Type d'examen	• **ASP debout**
Indications de l'examen dans cette pathologie	• **l'ASP n'a actuellement plus d'indication dans le bilan des douleurs abdominales ni dans celui des syndromes occlusifs (remplacé par la TDM)**
Repères anatomiques	1- Granité colique droit → Côlon ascendant
Description de l'imagerie	A- Niveaux hydro-aériques
Diagnostic	Occlusion du grêle

DOSSIERS TOMBES ET TOMBABLES

DOSSIER TOMBE A L'ECN	ANNEE	CONTENU
	2005 DOSSIER 7	Occlusion - ASP, Lavement opaque & TDM
DOSSIER TOMBABLE	**PROBABILITE**	**CONTENU**
	++	TDM abdomen

Notes personnelles

ADENOME HYPOPHYSAIRE

MGS

X 0

PRINCIPALES CONSTATATIONS : DESCRIPTIONS-CLE

- **Micro-adénome hypophysaire :**
  - < 10 mm, arrondi ou ovalaire, homogène, hypo-intense T1, iso ou hyper-intense T2, après injection : hypo-intense par rapport au reste de la glande (défaut de rehaussement).
- **Macro-adénome hypophysaire :**
  - > 10 mm, signal hétérogène, hyperintense après injection, expansion supra-sellaire (chiasma optique), extension latérale au sinus caverneux, possibilité de nécrose

Iconographie n°1

Céphalée, hémianopsie bitemporale, aménorrhée secondaire.

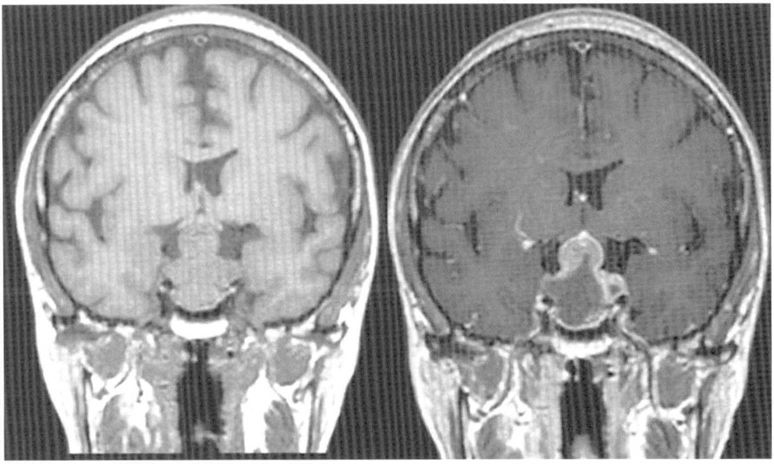

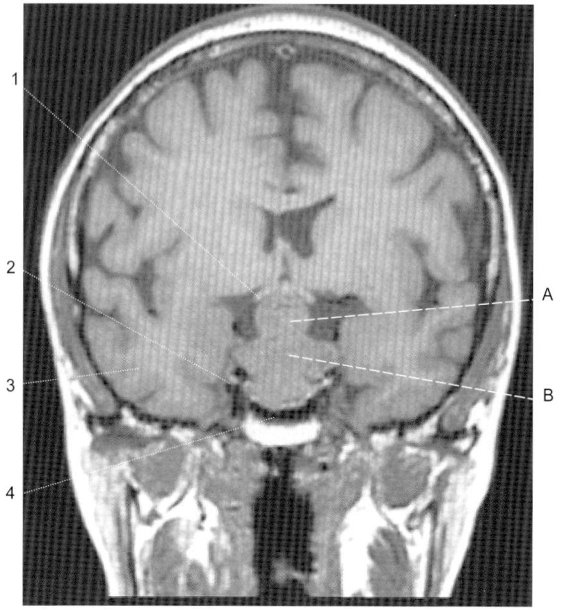

Analyse	Descriptif
Type d'examen	• **IRM pondérée en T1 coupe coronale centrée sur l'hypophyse**
Indications de l'examen dans cette pathologie	• **IRM plus performante que la TDM pour l'exploration de la loge hypophysaire** 💣
Repères anatomiques	1- Chiasma – nerf optique 2- Sinus caverneux droit 3- Lobe temporal droit 4- Scelle turcique
Description de l'imagerie	A- Extension suprasellaire en « bouchon de champagne » B- Volumineuse lésion intra-sellaire iso-signal T1
Diagnostic	Macro-adénome hypophysaire

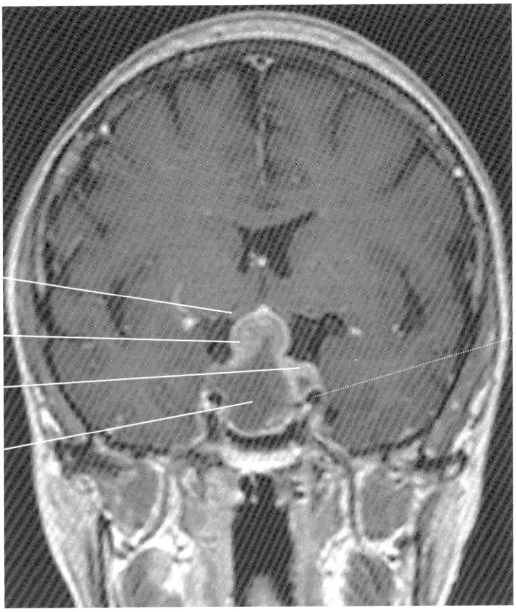

Analyse	Descriptif
Type d'examen	• **IRM pondérée en T1 avec injection de gadolinium**
Indications de l'examen dans cette pathologie	• **IRM plus performante que la TDM pour l'exploration de la loge hypophysaire** 💣
Repères anatomiques	1- Carotide interne gauche intra-caverneuse
Description de l'imagerie	A- Chiasma optique (bandelette optique droite) laminé → effet de masse B- Rehaussement hétérogène, plutôt périphérique après injection de gadolinium C- Extension latérale au sinus caverneux gauche D- Hypointensité sans rehaussement → nécrose centrale
Diagnostic	Macro-adénome hypophysaire

Iconographie n°2

Aménorrhée secondaire, découverte d'une hyperprolactinémie.

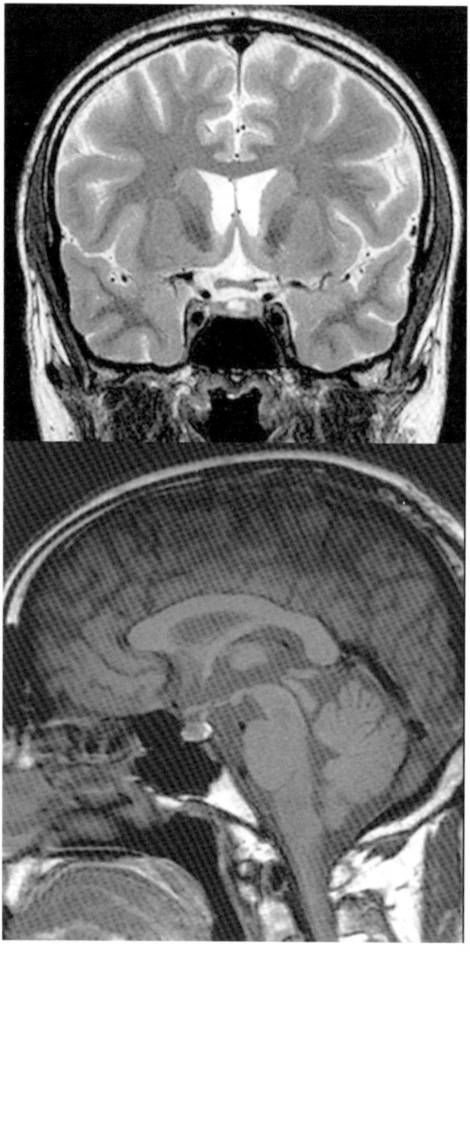

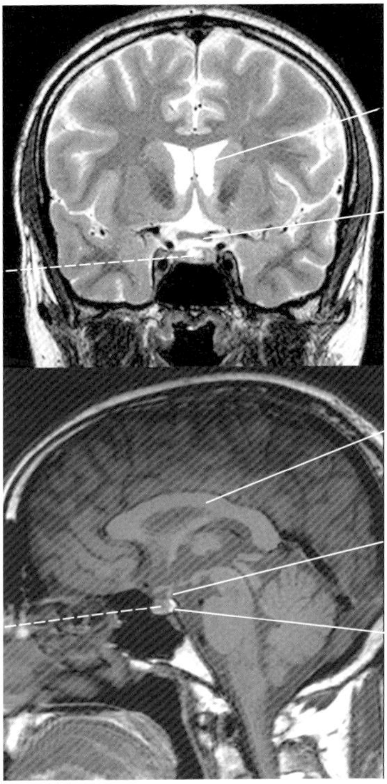

Analyse	Descriptif
Type d'examen	• **Icono du haut : IRM pondérée en T2 coupe coronale centrée sur l'hypophyse** • **Icono du bas : IRM pondérée en T1 coupe sagittale centrée sur l'hypophyse**
Indications de l'examen dans cette pathologie	• **IRM plus performante que la TDM pour l'exploration de la loge hypophysaire** 💣
Repères anatomiques	1- LCR en hypersignal → T2 2- Chiasma optique 3- Corps calleux 4- Tige pituitaire 5- Post-hypophyse en hypersignal T1 physiologique
Description de l'imagerie	A- Lésion en hypersignal T2 intra-hypophysaire B- Lésion en hyposignal T1 intra-hypophysaire
Diagnostic	Micro-adénome hypophysaire

DOSSIERS TOMBES ET TOMBABLES

DOSSIER TOMBE A L'ECN	ANNEE	CONTENU
	0	
DOSSIER TOMBABLE	PROBABILITE	CONTENU
	++	IRM hypophysaire

ALGONEURODYSTROPHIE

221
MGS
X 1

PRINCIPALES CONSTATATIONS : DESCRIPTIONS-CLES

- Atteinte régionale prédominant à l'extrémité distale du membre
- **Déminéralisation osseuse hétérogène, mouchetée**
- Lames osseuses sous chondrales bien visibles (aspect souligné des contours osseux)
- Signe négatif : respect de l'interligne articulaire
- Hyperfixation en scintigraphie

Iconographie n°1

Douleur persistante de la cheville et du pied droit après une chirurgie.

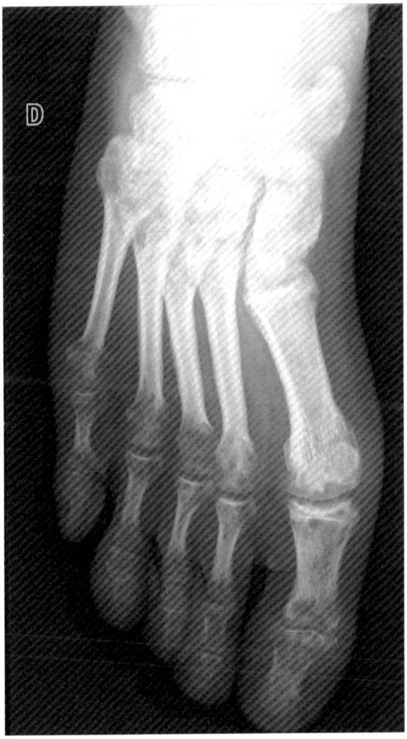

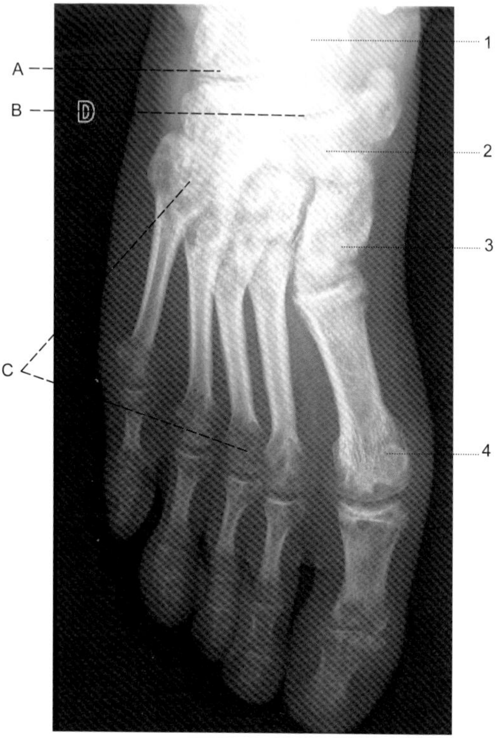

Analyse	Descriptif
Type d'examen	• **Radiographie de l'avant pied droit de face**
Indications de l'examen dans cette pathologie	• **Diagnostic positif, parfois normal**
Repères anatomiques	1- Talus avec clous chirurgicaux 2- Os naviculaire 3- Cuboïde 4- Os sésamoïde de l'hallux
Description de l'imagerie	A- Lame osseuse sous chondrale bien visible B- Respect de l'interligne articulaire talo-naviculaire C- Déminéralisation osseuse mouchetée
Diagnostic	Algoneurodystrophie de l'avant pied droit

Iconographie n°2

Douleur persistante de la cheville et du pied droit après une chirurgie.

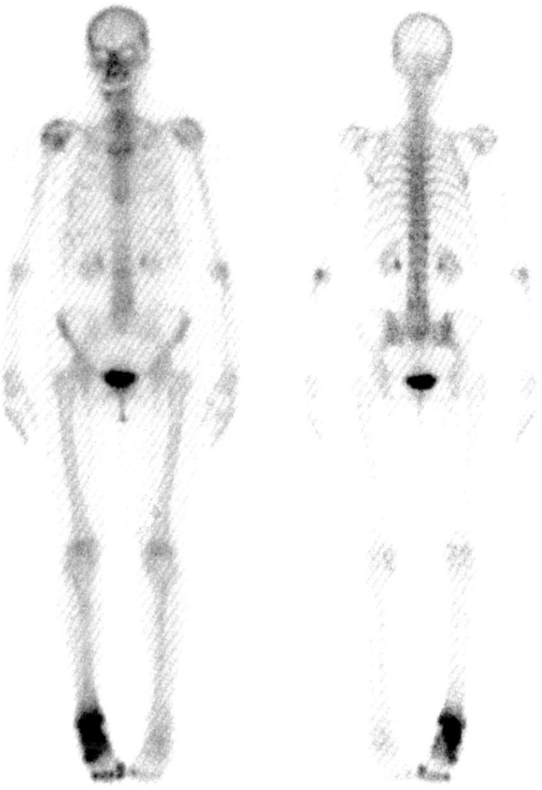

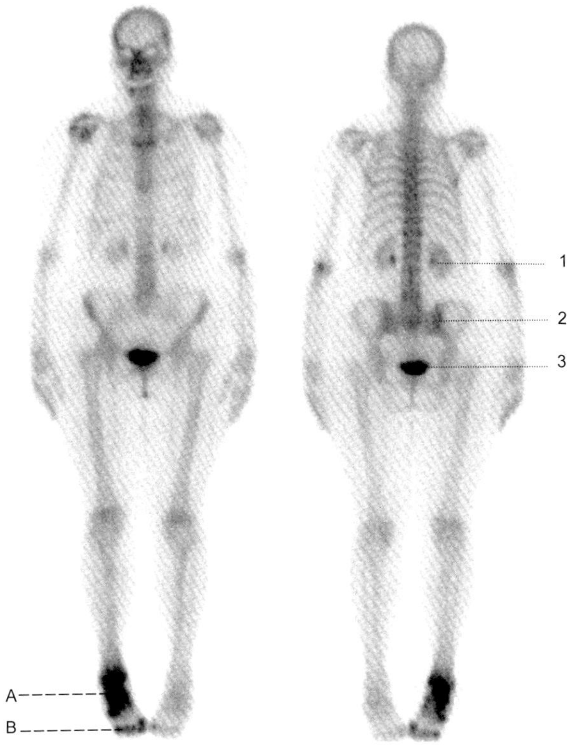

Analyse	Descriptif
Type d'examen	• **Scintigraphie osseuse corps entier, incidences de face et postérieure**
Indications de l'examen dans cette pathologie	• **Diagnostic positif**
Repères anatomiques	1- Rein droit 2- Articulation sacro-iliaque gauche 3- Vessie (élimination urinaire du radiotraceur)
Description de l'imagerie	A- Hyperfixation de la cheville et du tarse droit B- Hyperfixation des orteils du pied droit
Diagnostic	Algoneurodystrophie de la cheville et du pied droit

DOSSIERS TOMBES ET TOMBABLES

DOSSIER TOMBE A L'ECN	ANNEE	CONTENU
	2007 DOSSIER 3	Fracture du poignet - RADIO poignets

DOSSIER TOMBABLE	PROBABILITE	CONTENU
	+	RADIO / IRM / SCINTI

Notes personnelles

APPENDICITE DE L'ENFANT ET DE L'ADULTE

224

MGS

X 0

PRINCIPALES CONSTATATIONS : DESCRIPTION-CLES

Signes appendiculaires

- **Augmentation du diamètre de l'appendice** (> 6 mm)
- Epaississement de la paroi (> 3 mm)
- Aspect en cocarde
- Stercolithe → Image hyperéchogène et cône d'ombre postérieur / Spontanément hyperdense

Signes extra-appendiculaires

- Infiltration du mésoappendice → hyperéchogénicité / hyperdensité de la graisse
- Collection abcédée périappendiculaire → image à contenu liquidien avec une paroi
- Epanchement liquidien intrapéritonéal

Iconographie n°1

Fébricule, nausées et douleur de la FID sans défense.

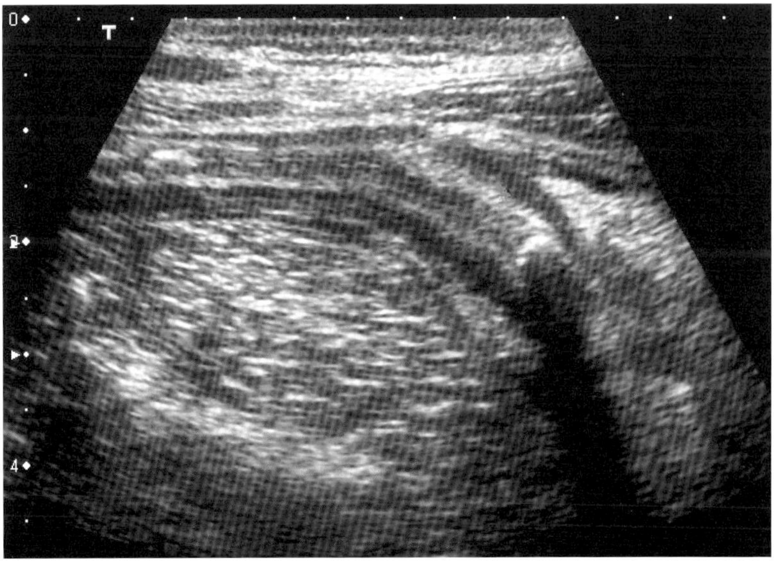

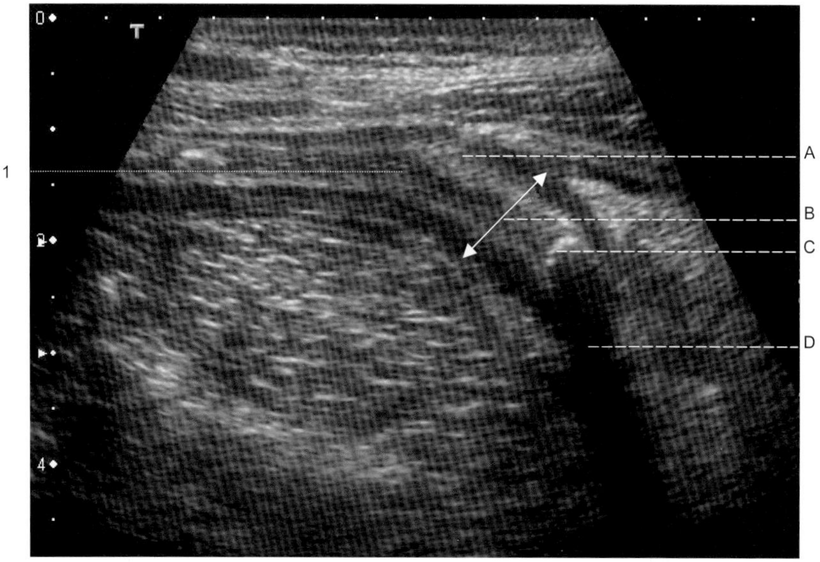

Analyse	Descriptif
Type d'examen	• **Echographie abdomino-pelvienne**
Indications de l'examen dans cette pathologie	• **Diagnostic positif, tout particulièrement chez l'enfant et chez la femme (diagnostic différentiel gynécologique)**
Repères anatomiques	1- Image tubulée borgne → Appendice
Description de l'imagerie	A- Epaississement pariétal B- Augmentation du diamètre appendiculaire C- Image intraluminale hyperéchogène → stercolithe D- Cône d'ombre postérieur
Diagnostic	Appendicite aiguë avec stercolithe appendiculaire

Iconographie n°2

Douleur de la fosse iliaque droite non fébrile avec CRP à 15.

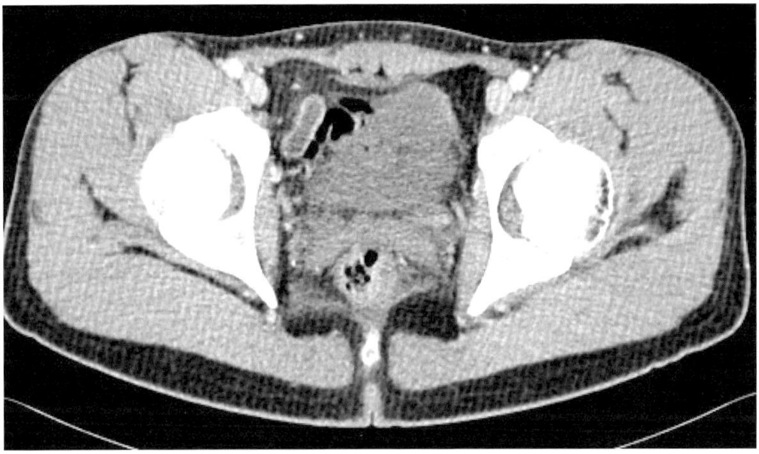

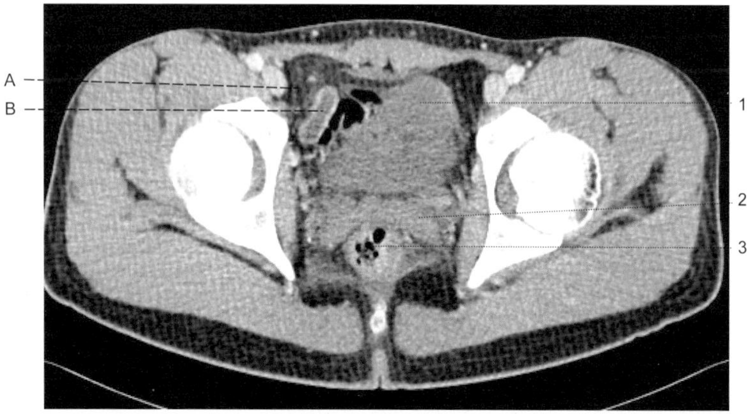

Analyse	Descriptif
Type d'examen	• **Scanner abdomino-pelvien avec injection**
Indications de l'examen dans cette pathologie	• **Diagnostic positif si échographie non contributive ou si suspicion de complication**
Repères anatomiques	1- Vessie 2- Vésicule séminale gauche 3- Rectum
Description de l'imagerie	A- Infiltration de la graisse péri appendiculaire B- Appendice de diamètre augmenté avec accentuation du rehaussement pariétal
Diagnostic	Appendicite aiguë

Iconographie n°3

Fièvre, douleur et défense de la fosse iliaque droite.

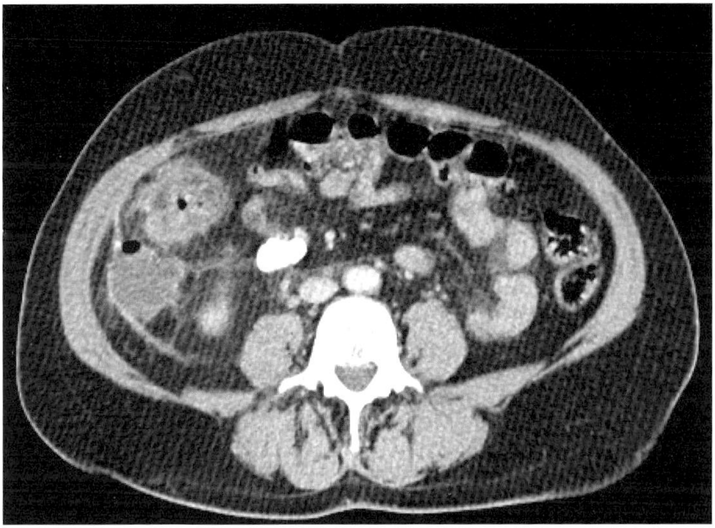

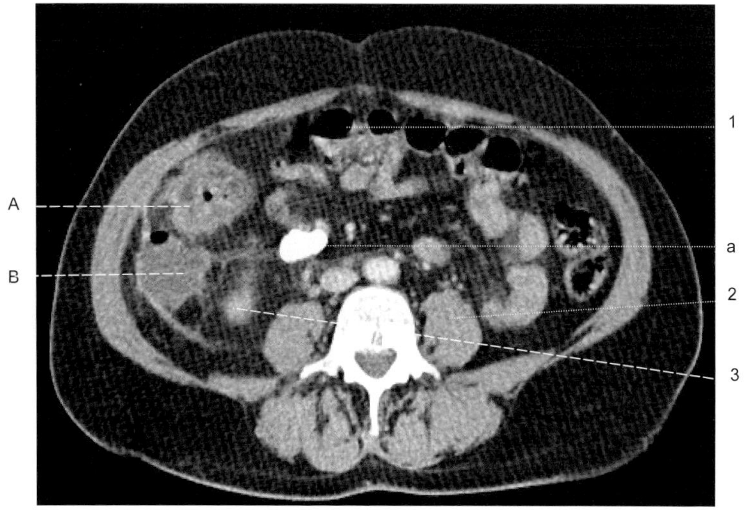

Analyse	Descriptif
Type d'examen	• **TDM abdomino-pelvienne avec injection**
Indications de l'examen dans cette pathologie	• **Diagnostic positif** • **Diagnostic de gravité**
Repères anatomiques	1- Anse digestive 2- Muscle psoas gauche 3- Pôle inférieur du rein droit
Description de l'imagerie	A- Epaississement de la paroi du caecum B- Collection hypodense de la FID se rehaussant en périphérie
Autres constatations	a- Ganglion mésentérique calcifié
Diagnostic	Abcès appendiculaire

DOSSIERS TOMBES ET TOMBABLES

DOSSIER TOMBE A L'ECN	ANNEE	CONTENU
	0	
DOSSIER TOMBABLE	**PROBABILITE**	**CONTENU**
	+++	ECHO / TDM abdomen

Notes personnelles

ARTHROPATHIE MICRO-CRISTALLINE

225
MGS
X 1

PRINCIPALES CONSTATATIONS : DESCRIPTIONS-CLES

Goutte
- Aiguë : diagnostic clinique, pas de signe radiologique
- Chronique : tophus intra osseux ou des parties molles, géodes
- ostéophytes et pincements articulaires tardifs

Chondrocalcinose
- Dépôts calciques fibro-cartilagineux → opacités linéaires parallèles à l'os sous-chondral
- Poignet, genoux, symphyse pubienne

Rhumatisme à microcristaux d'apatite
- Dépôts calciques péri articulaires, érosions tardives
- Epaules +++

Iconographie n°1

Patiente âgée avec douleurs aiguës du genou droit.

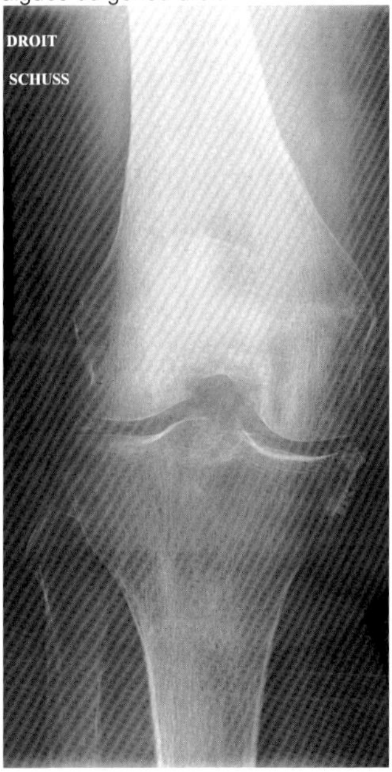

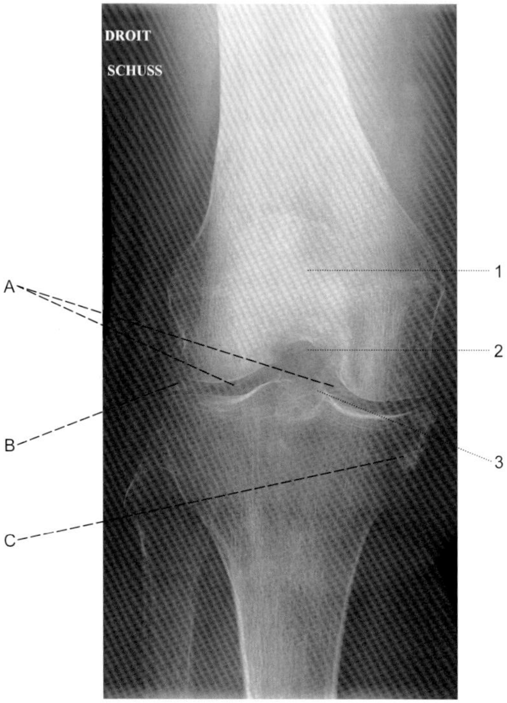

Analyse	Descriptif
Type d'examen	• **Radiographies du genou droit de face**
Indications de l'examen dans cette pathologie	• **Diagnostic positif**
Repères anatomiques	1- Patella 2- Echancrure intercondylienne 3- Epine tibiale médiale
Description de l'imagerie	A- Opacités linéaires parallèles aux surfaces articulaires → calcifications cartilagineuses B- Opacités triangulaires à base externe → calcifications méniscales C- Calcifications du bord médial du plateau tibial
Diagnostic	Chondrocalcinose du genou droit

Iconographie n°2

Patients avec douleurs épisodiques des poignets.

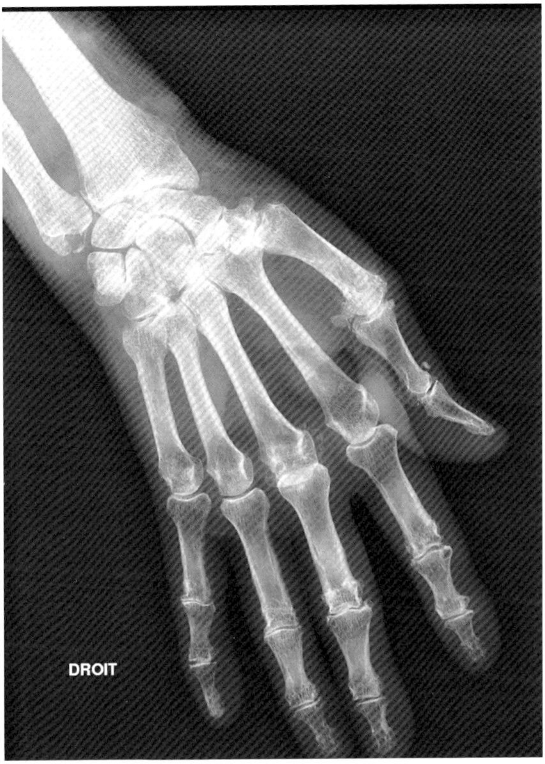

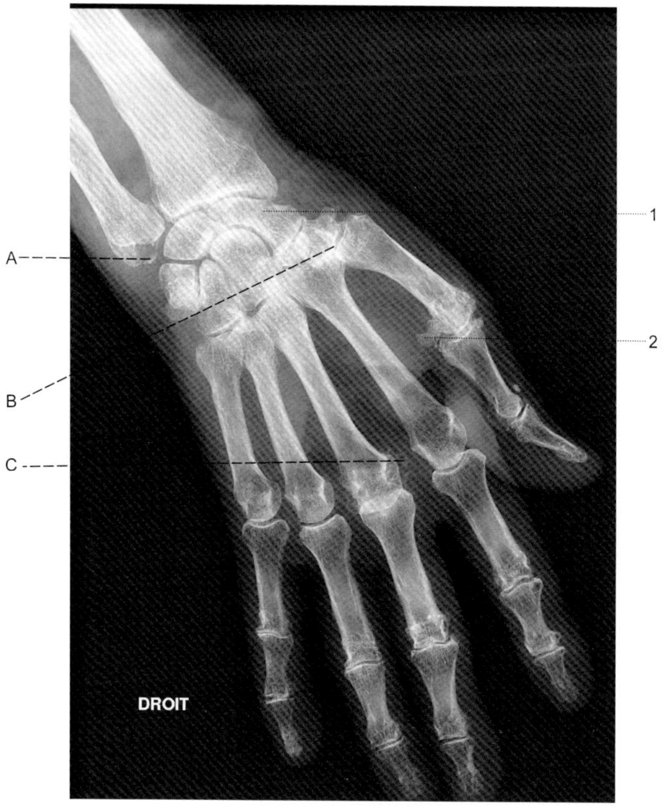

Analyse	Descriptif
Type d'examen	• **Radiographie de la main droite de face**
Indications de l'examen dans cette pathologie	• **Diagnostic positif**
Repères anatomiques	1- Scaphoïde 2- Os sésamoïde du pouce
Description de l'imagerie	A- Calcification du ligament triangulaire du carpe B- Pincement et ostéocondensation de l'articulation trapézo-métacarpienne C- Calcification des parties molles autour de la tête du 3ème métacarpien
Diagnostic	Chondrocalcinose du poignet droit avec rhizarthrose

DOSSIERS TOMBES ET TOMBABLES

	ANNEE	CONTENU
DOSSIER TOMBE A L'ECN	2008 DOSSIER 2	Chondrocalcinose - RADIO genou
DOSSIER TOMBABLE	PROBABILITE	CONTENU
	+	RADIO articulations

Notes personnelles

BRONCHOPNEUMOPATHIE CHRONIQUE OBSTRUCTIVE

227

MGS

X 3

PRINCIPALES CONSTATATIONS : DESCRIPTIONS-CLE

- Obstruction pulmonaire et emphysème → Hyperclarté pulmonaire, distension thoracique, **piégeage expiratoire, horizontalisation des côtes**, **aplatissement des coupoles**, augmentation de l'espace clair rétro-sternal
- **Syndrome bronchique** → Epaissisement bronchique

Iconographie

Dyspnée de repos, toux, expectoration.

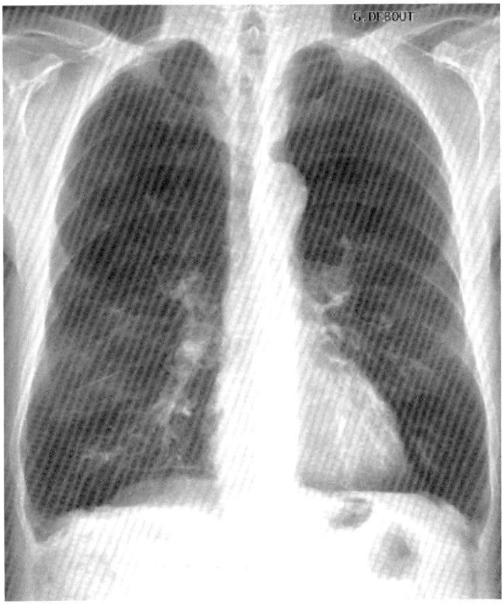

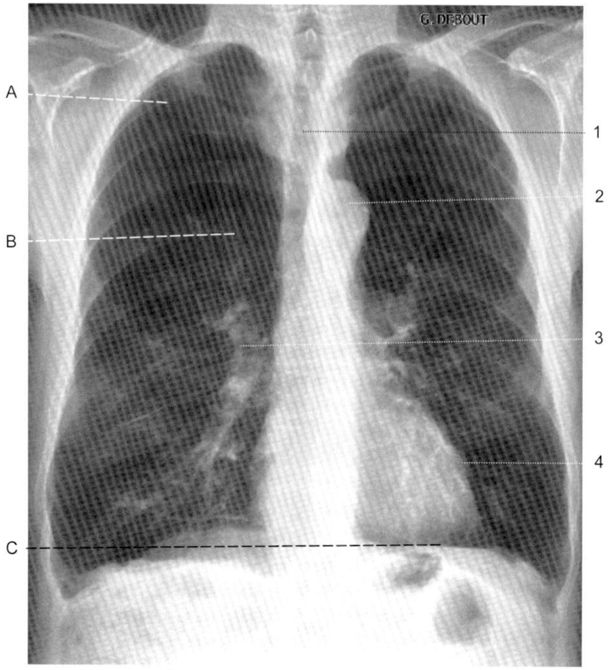

Analyse	Descriptif
Type d'examen	• **Radiographie pulmonaire de face en inspiration**
Indications de l'examen dans cette pathologie	• **Diagnostic** • **Suivi et surveillance**
Repères anatomiques	1- Trachée 2- Crosse aortique 3- Hile pulmonaire droit 4- Bord du ventricule gauche
Description de l'imagerie	A- Hyperclarté des sommets → emphysème B- Epaississement bronchique en rail → syndrome bronchique C- Aplatissement des coupoles diaphragmatiques → distension thoracique
Diagnostic	Bronchopneumopathie chronique obstructive

DOSSIERS TOMBES ET TOMBABLES

	ANNEE	CONTENU
DOSSIER TOMBE A L'ECN	2005 DOSSIER 6	Pneumothorax - RADIO thorax
	2009 DOSSIER 4	Hémoptysie - RADIO thorax
	2011 DOSSIER 2	Cancer bronchique - TDM thorax & TEP
DOSSIER TOMBABLE	**PROBABILITE**	**CONTENU**
	+++	RADIO / TDM thorax

Notes personnelles

CIRRHOSE ET COMPLICATIONS

228
MGS
X 0

PRINCIPALES CONSTATATIONS : DESCRIPTION-CLES

- Cirrhose → Dysmorphie hépatique, contours irréguliers, parenchyme hétérogène
- Signes d'hypertension portale :
  - Ascite → épanchement liquidien
  - Splénomégalie
  - Varices, voies de dérivation veineuses porto-cave
- Carcinome hépatocellulaire → tumeur **hypervasculaire** (nodule rehaussé hyperdense au temps artériel) avec lavage (hypodense au temps veineux)

Iconographie n°1

Ethylisme chronique, suivi de cirrhose.

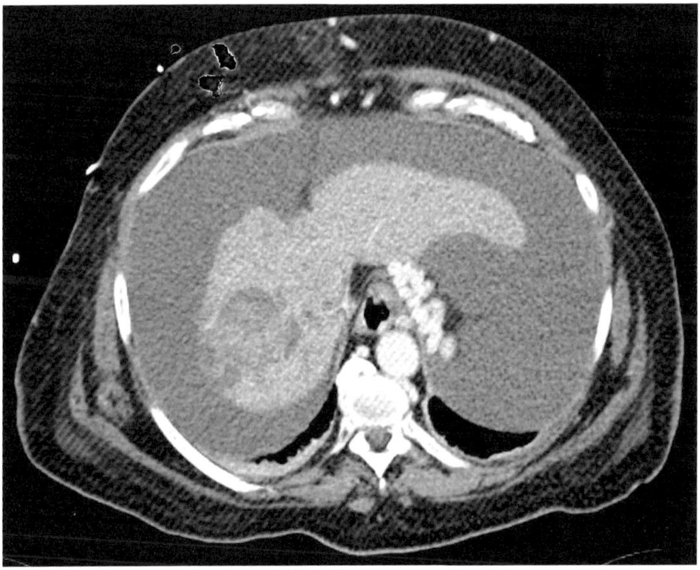

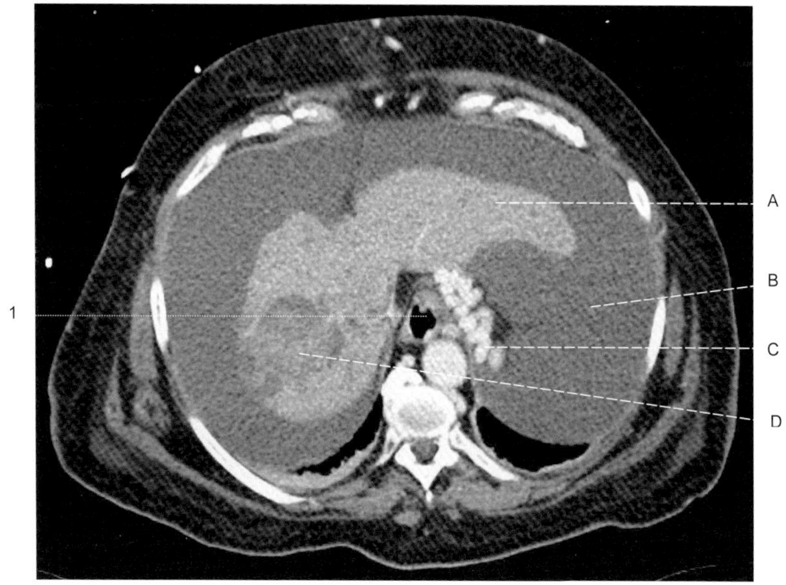

Analyse	Descriptif
Type d'examen	• **TDM abdominale avec injection**
Indications de l'examen dans cette pathologie	• **Complément d'exploration en cas de complications ou d'anomalies sur le suivi échographique**
Repères anatomiques	1- Œsophage
Description de l'imagerie	A- Dysmorphie hépatique (petite taille, contours bosselés) B- Ascite C- Varices oeso cardiales D- Tumeur hétérogène globalement hypodense sur ce temps veineux (lavage) → Carcinome hépato-cellulaire
Diagnostic	Cirrhose avec signes d'HTP compliquée d'un CHC

Iconographie n°2

Cirrhose connue. Elévation de l'alpha fœto-protéine, nodule suspect sur l'échographie de suivi.

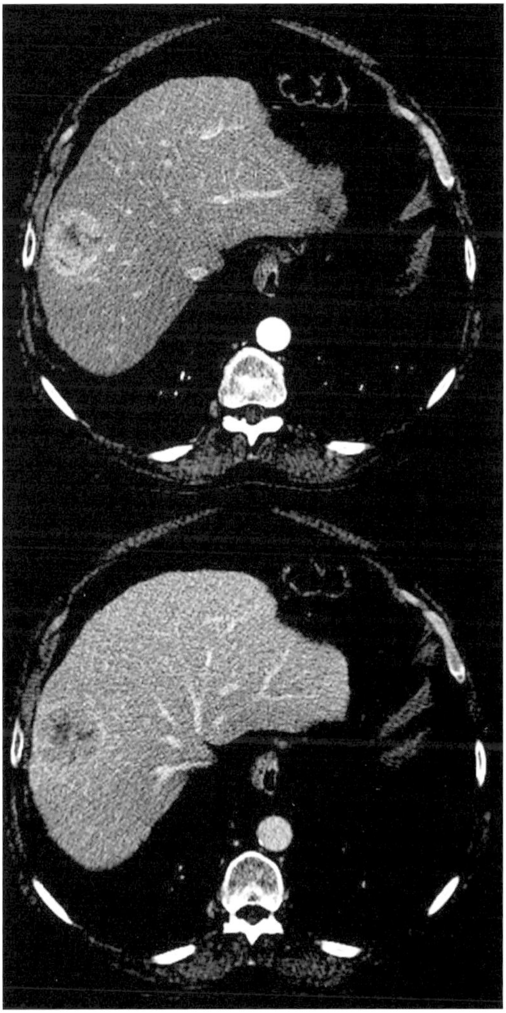

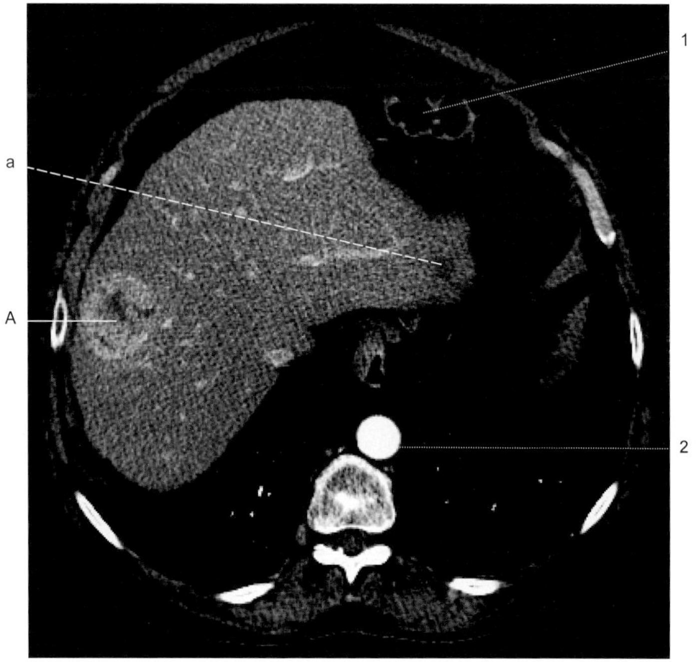

Analyse	Descriptif
Type d'examen	• **TDM abdominale avec injection de produit de contraste : temps artériel**
Indications de l'examen dans cette pathologie	• **Angioscanner ou AngioIRM hépatiques indiqués pour recherche de CHC et complément de caractérisation après dépistage échographique. TDM en 2ème intention si IRM non disponible**
Repères anatomiques	1- Côlon transverse 2- Aorte
Description de l'imagerie	A- Nodule hétérogène, globalement hypervasculaire = rehaussé au temps artériel
Autres constatations	a- Nodule hypodense, liquidien sans rehaussement → kyste hépatique
Diagnostic	Nodule hypervasculaire suspect de CHC

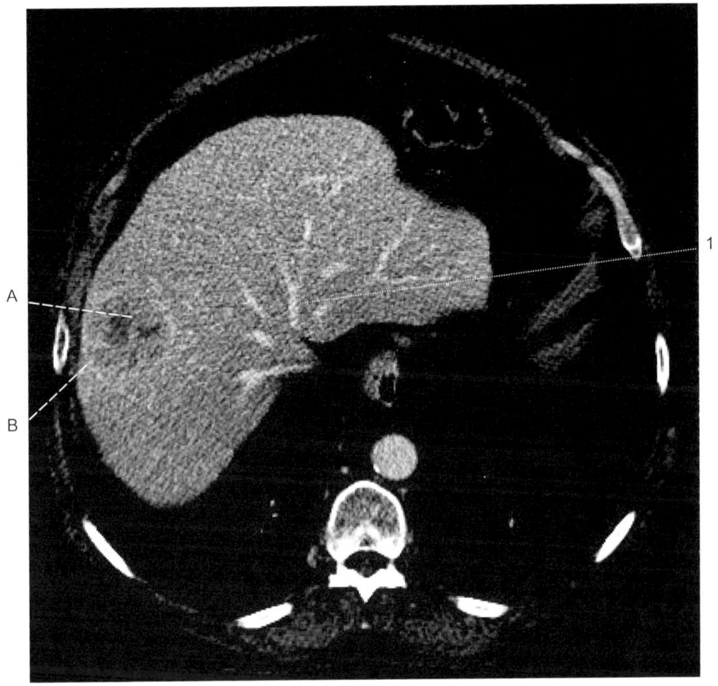

Analyse	Descriptif
Type d'examen	• **TDM abdominale avec injection de produit de contraste : temps veineux**
Indications de l'examen dans cette pathologie	• **Angioscanner ou AngioIRM hépatiques indiqués pour recherche de CHC et complément de caractérisation après dépistage échographique. TDM en 2ème intention si IRM non disponible**
Repères anatomiques	1- Branche veineuse sus-hépatique
Description de l'imagerie	A- Lavage au temps veineux (→ wash out) B- Discrète prise de contraste d'une capsule périphérique
Diagnostic	Confirmation diagnostique du carcinome hépatocellulaire

DOSSIERS TOMBES ET TOMBABLES

DOSSIER TOMBE A L'ECN	ANNEE	CONTENU
	0	

DOSSIER TOMBABLE	PROBABILITE	CONTENU
	+++	ECHO / TDM / IRM foie

COMPRESSION MEDULLAIRE NON TRAUMATIQUE ET SYNDROME DE LA QUEUE DE CHEVAL

231
MGS
X 1

PRINCIPALES CONSTATATIONS : DESCRIPTIONS-CLE

- **Compression médullaire métastatique:**
  Atteinte osseuse vertébrale, épidurite, compression médullaire, rehaussement après injection de produit de contraste

Iconographie

Néoplasie pulmonaire connue. Dorsalgie avec paraplégie.

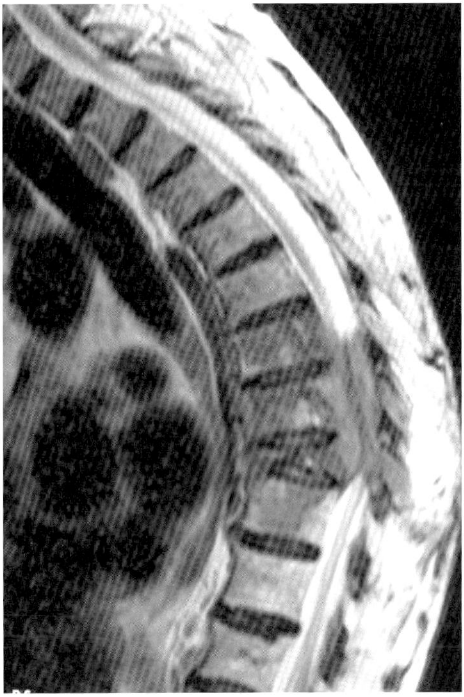

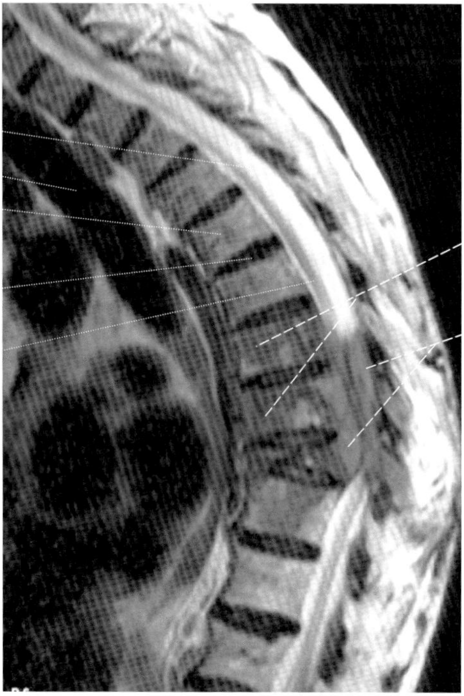

Analyse	Descriptif
Type d'examen	• **IRM du rachis thoracique, pondération T2, coupe sagittale**
Indications de l'examen dans cette pathologie	• **IRM indiquée en cas de syndrome médullaire** 💣
Repères anatomiques	1- LCR en hypersignal → T2 2- Aorte 3- Corps vertébral 4- Disque intervertébral 5- Cordon médullaire
Description de l'imagerie	A- Hyposignal global hétérogène des corps vertébraux → envahissement métastatique B- Epaississement de l'espace épidural avec disparition de l'hypersignal du LCR → Compression médullaire par une épidurite métastatique
Diagnostic	Métastase vertébrale et épidurite métastatique compliquée d'une compression médullaire

DOSSIERS TOMBES ET TOMBABLES

DOSSIER TOMBE A L'ECN	ANNEE	CONTENU
	2009 DOSSIER 5	Mal de Pott - RADIO & IRM lombaire
DOSSIER TOMBABLE	PROBABILITE	CONTENU
	++	IRM médullaire

Notes personnelles

DIVERTICULOSE COLIQUE ET SIGMOIDITE

234

MGS

X 0

PRINCIPALES CONSTATATIONS : DESCRIPTION-CLES

- Diverticulose colique → Diverticules = Images d'addition arrondies sur la paroi,
  - +/- épaississement pariétal
- **Diverticulite** → Diverticules + **Infiltration de la graisse** péridiverticulaire = hyperdensité floue de la graisse
- Complications :
  - Abcès péricolique → image arrondie, à contenu hypodense voire aérique, +/- réhaussée en périphérie
  - Perforation → Images aériques extradigestives, et/ou passage extradigestif de produit de contraste administré en intra luminal
  - Hémorragie digestive → fuite active du produit de contraste intra vasculaire
  - Fistule avec un organe de voisinage
  - Thrombose portale septique (pyléphlébite) → Défaut de réhaussement de la veine porte
  - Abcès hépatique

Iconographie

Fièvre, douleur de la fosse iliaque gauche.

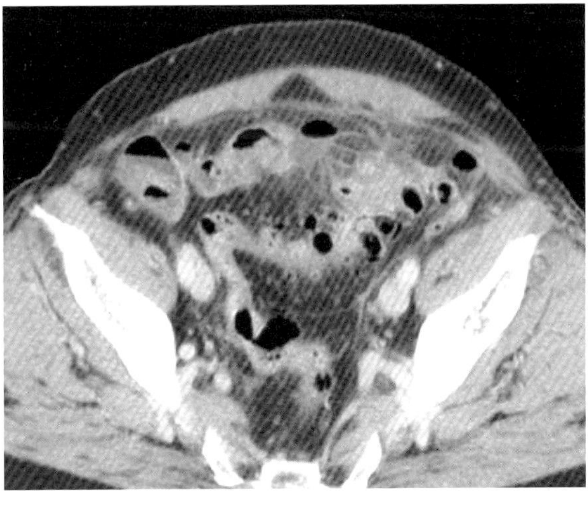

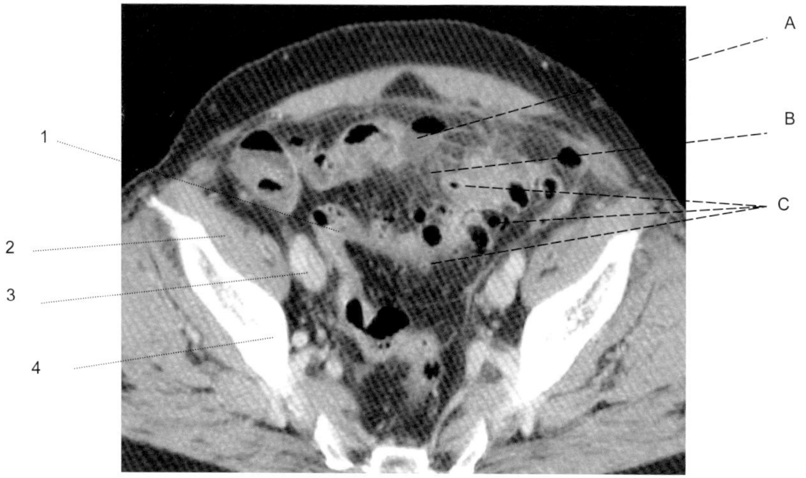

Analyse	Descriptif
Type d'examen	• **TDM abdominale avec injection au temps veineux**
Indications de l'examen dans cette pathologie	• **Diagnostic positif** • **Examen de référence pour l'évaluation de la gravité (recherche de complications)**
Repères anatomiques	1- Colon sigmoïde 2- Muscle iliaque droit 3- Veine iliaque externe droite 4- Os iliaque droit
Description de l'imagerie	A- Abcès B- Infiltration de la graisse péri-sigmoïdienne → inflammation C- Diverticules sigmoïdiens
Diagnostic	Sigmoïdite diverticulaire abcédée

DOSSIERS TOMBES ET TOMBABLES

DOSSIER TOMBE A L'ECN	ANNEE	CONTENU
	0	
DOSSIER TOMBABLE	**PROBABILITE**	**CONTENU**
	++	TDM abdomen

Notes personnelles

FRACTURES CHEZ L'ENFANT : PARTICULARITES EPIDEMIOLOGIQUES, DIAGNOSTIQUES ET THERAPEUTIQUES

237
MGS
X 0

PRINCIPALES CONSTATATIONS : DESCRIPTIONS-CLE

- **Fractures incomplètes**:
  Motte de beurre → fracture-tassement métaphysaire, décrochage de la corticale "en marche d'escalier"
  Bois vert → fracture par torsion, rupture d'une corticale, conservation de l'autre corticale, déformation - incurvation
  En cheveu → fracture spiroïde non déplacée de la corticale et sous périostée, trait de fracture très fin
  Plastique → Incurvation diaphysaire sans trait de fracture
  Fracture sous périostée → invisble en radio initialement, intéret d'un contrôle pour voir les **appositions périostées**
- **Fracture décollement épiphysaire**: fracture intra-articulaire, atteinte **cartilage de croissance**, classification de Salter et Harris.

Iconographie n°1

Enfant amené par ses parents pour boiterie et refus de poser le pied droit par terre. Notion de chute.

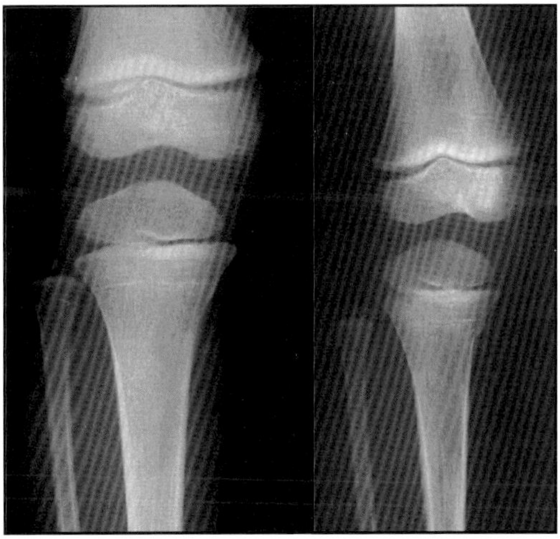

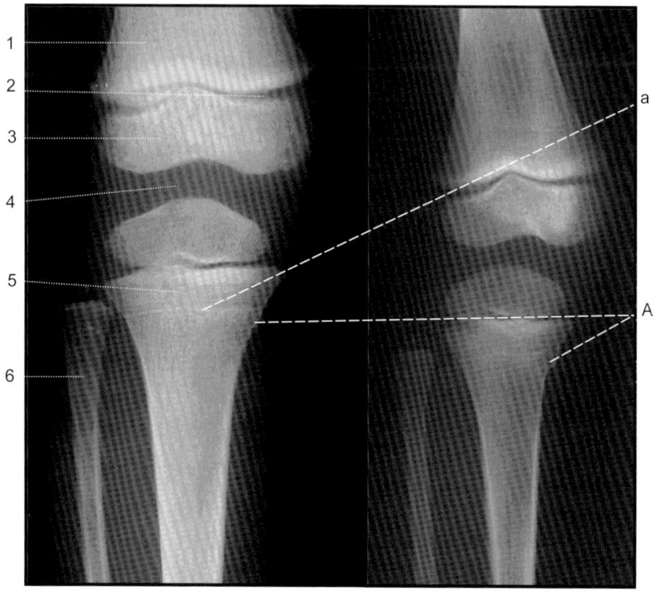

Analyse	Descriptif
Type d'examen	• **Icono de gauche : radiographie du genou droit de face, icono de droite : incidence oblique (15°)**
Indications de l'examen dans cette pathologie	• **Radiographie localisée ou des membres inférieurs en entier en fonction de l'âge. Pas d'indication de comparatif. Connaissance des variations physiologiques. S'aider des incidences obliques**
Repères anatomiques	1- Métaphyse du fémur droit 2- Cartilage de croissance (radio transparent) 3- Epiphyse du fémur droit 4- Articulation 5- Métaphyse du tibia droit 6- Fibula droite
Description de l'imagerie	A- Fracture tassement avec décrochage cortical « en marche d'escalier »
Autres constatations	a- Ligne métaphysaire dense → strie de croissance ou ligne de Harris (variante de la normale)
Diagnostic	Fracture « en motte de beurre » de la métaphyse du tibia droit

Iconographie n°2

Attitude des traumatisés du membre supérieur avec déformation de l'avant bras gauche. Notion de chute.

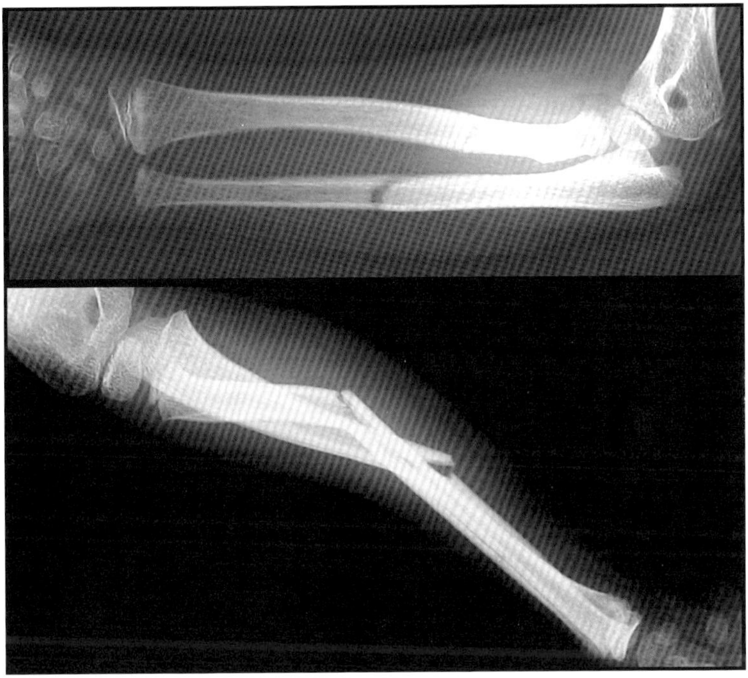

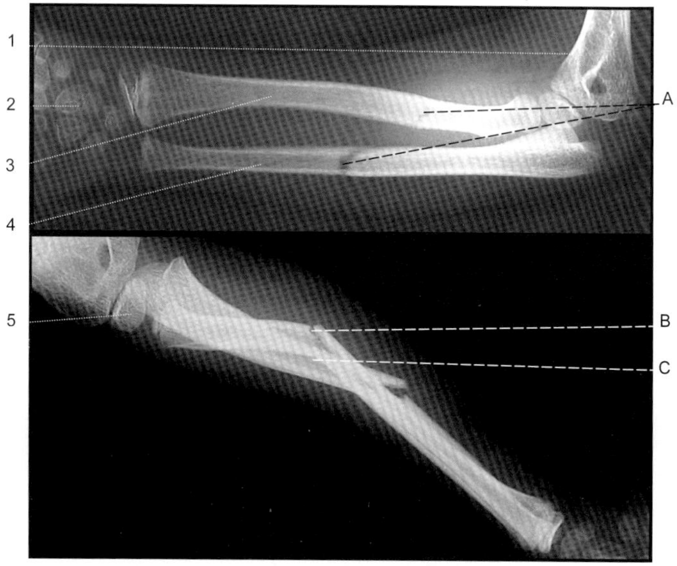

Analyse	Descriptif
Type d'examen	• **Icono du haut : radiographie de l'avant bras gauche de face Icono du bas : incidence de profil**
Indications de l'examen dans cette pathologie	• **Radiographie localisée ou des membres supérieurs en entier en fonction de l'âge. Pas d'indication de comparatif. Connaissance des variations physiologiques. Toujours 2 incidences orthogonales**
Repères anatomiques	1- Palette humérale gauche 2- Os du Carpe 3- Radius 4- Ulna 5- Noyau d'ossification épicondylien
Description de l'imagerie	A- Solution de continuité diaphysaire au niveau radius + ulna → fracture B- Rupture d'une corticale avec incurvation C- Conservation de l'autre corticale
Diagnostic	Fracture « en bois vert » du radius et de l'ulna gauche

Iconographie n°3

Boiterie avec refus de poser la jambe gauche au sol. Notion de chute.

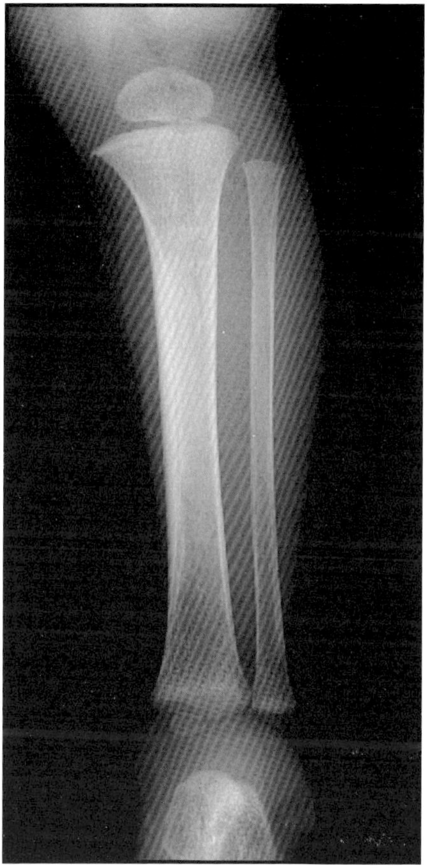

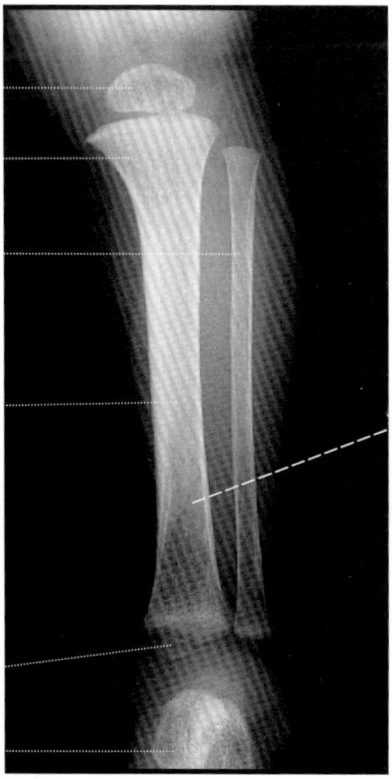

Analyse	Descriptif
Type d'examen	• **Radiographie de la jambe gauche de face**
Indications de l'examen dans cette pathologie	• **Radiographie localisée ou des membres inférieurs en entier en fonction de l'âge. Pas d'indication de comparatif. S'aider des incidences obliques. Contrôle à 15 jours possible**
Repères anatomiques	1- Epiphyse supérieure du tibia gauche 2- Métaphyse supérieure du tibia gauche 3- Fibula gauche 4- Diaphyse du tibia gauche 5- Epiphyse inférieure du tibia gauche 6- Astragale
Description de l'imagerie	A- Solution de continuité linéaire, fine, spiroïde
Diagnostic	Fracture « en cheveu » de la diaphyse inférieure du tibia gauche

Iconographie n°4

Attitude des traumatisés du membre supérieur avec déformation de l'avant bras droit. Notion de chute.

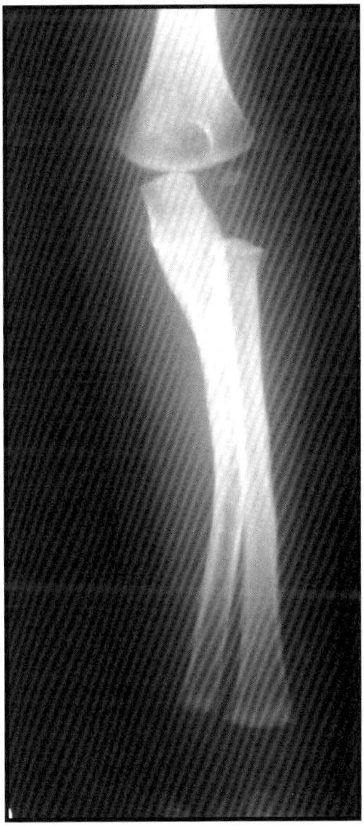

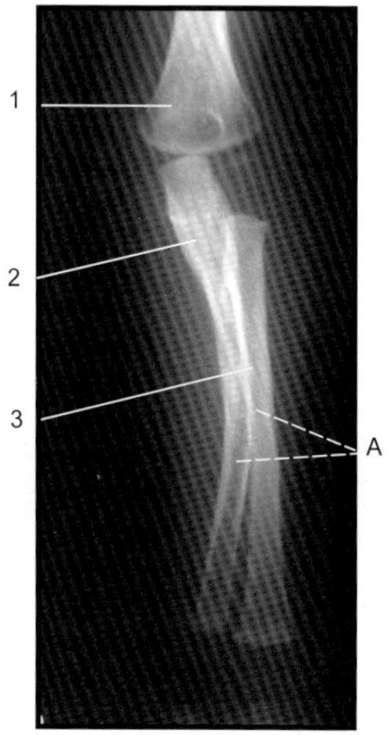

Analyse	Descriptif
Type d'examen	• **Radiographie de l'avant bras droit de face**
Indications de l'examen dans cette pathologie	• **Radiographie localisée ou des membres supérieurs en entier en fonction de l'âge. Pas d'indication de comparatif. Connaissance des variations physiologiques. Contrôle à 15 jours possible**
Repères anatomiques	1- Palette humérale droite 2- Ulna 3- Radius
Description de l'imagerie	A- Déformation / incurvation de l'ulna et du radius droits
Diagnostic	Fracture « plastique » du radius et de l'ulna droit

Iconographie n°5

Suspicion de maltraitance. Douleur à la palpation de la jambe droite depuis une dizaine de jour.

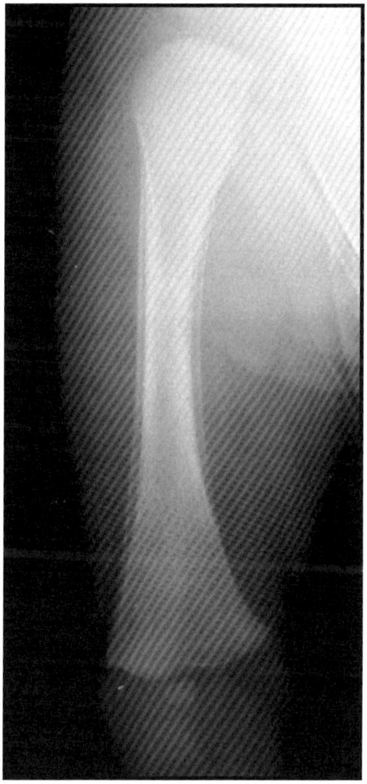

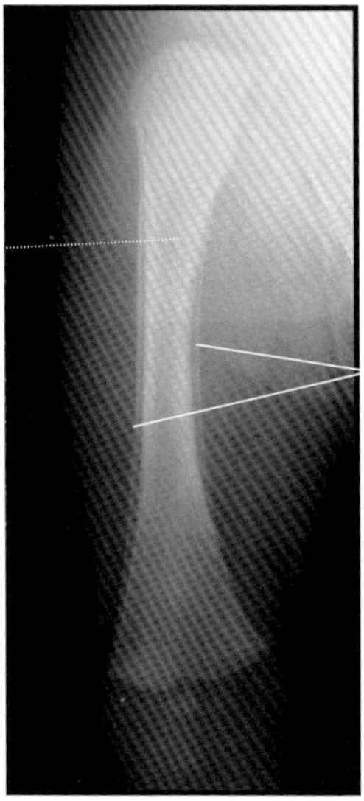

Analyse	Descriptif
Type d'examen	• **Radiographie du fémur droit**
Indications de l'examen dans cette pathologie	• **Radiographie localisée ou des membres inférieurs en entier en fonction de l'âge. Pas d'indication de comparatif. Connaissance des variations physiologiques**
Repères anatomiques	1- Fémur droit
Description de l'imagerie	A- Appositions périostées
Diagnostic	Appositions périostées en rapport avec une fracture datant au moins d'une dizaine de jours

Iconographie n°6

Fracture de l'extrémité inférieure du tibia gauche avec suspicion d'atteinte articulaire. Contrôle sous plâtre.

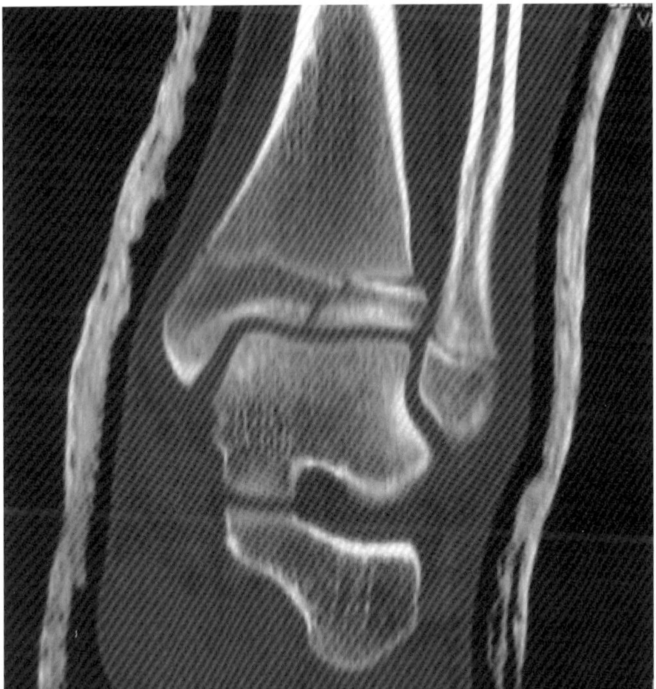

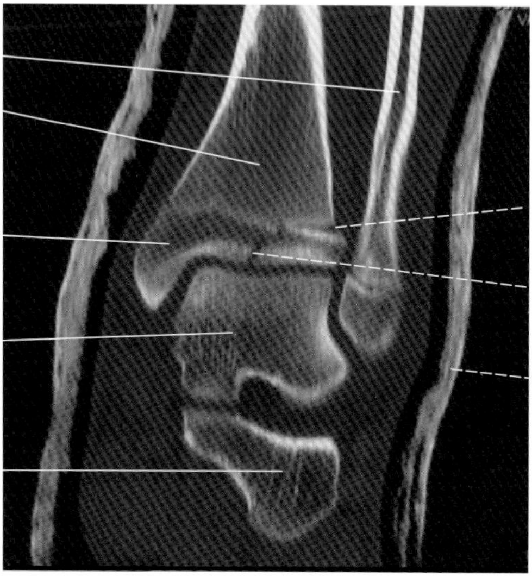

Analyse	Descriptif
Type d'examen	• **TDM de la cheville gauche, reconstruction coronale, en fenêtre osseuse**
Indications de l'examen dans cette pathologie	• **TDM vient en complément de la radiographie si suspicion d'atteinte articulaire**
Repères anatomiques	1- Fibula 2- Métaphyse tibiale 3- Epiphyse tibiale 4- Astragale 5- Calcanéum
Description de l'imagerie	A- Décollement épiphysaire B- Solution de continuité au niveau de l'épiphyse → fracture
Autres constatations	a- botte plâtrée
Diagnostic	Fracture décollement épiphysaire stade 3 de Salter et Harris

DOSSIERS TOMBES ET TOMBABLES

DOSSIER TOMBE A L'ECN	ANNEE	CONTENU
	0	
DOSSIER TOMBABLE	**PROBABILITE**	**CONTENU**
	++	RADIOS membres

Notes personnelles

FRACTURE DE L'EXTREMITE INFERIEURE DU RADIUS CHEZ L'ADULTE

238
MGS
X 1

PRINCIPALES CONSTATATIONS : DESCRIPTIONS-CLES

- **Fractures sus articulaires** (trait à environ 2 cm de l'interligne articulaire)
  - A déplacement postérieur : **Pouteau-Colles**
    face → tassement métaphysaire avec ascension épiphyse radiale + tassement externe
    profil → rupture corticale antérieure + bascule postérieure de la glène radiale
  - A déplacement antérieur : **Goyrand-Smith**
    face → idem Pouteau-Colles
    profil → rupture corticale postérieure + bascule antérieure de la glène radiale
  - + fracture styloïde ulnaire : **Gérard Marchant**
- **Fractures articulaires**
  - Simple : cunéenne externe → détachement de la styloïde radiale
  - Sus articulaire à refend articulaire → Pouteau-Colles + refend en "T" sagittal ou frontal
  - Communitive → éclatement épiphyse radiale

Iconographie

Femme de 70 ans, chute de sa hauteur avec réception sur la main gauche : douleur et impotence fonctionnelle.

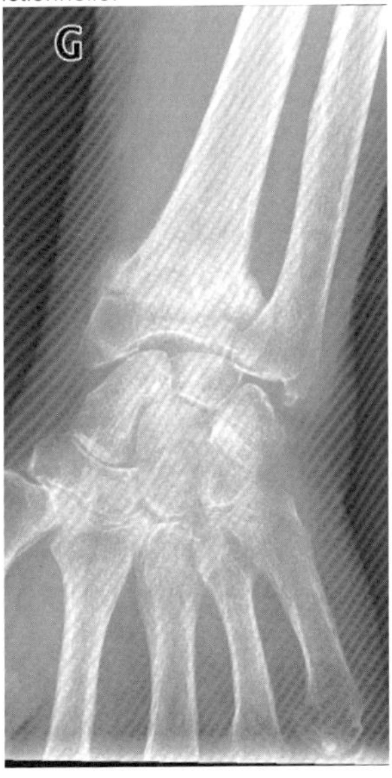

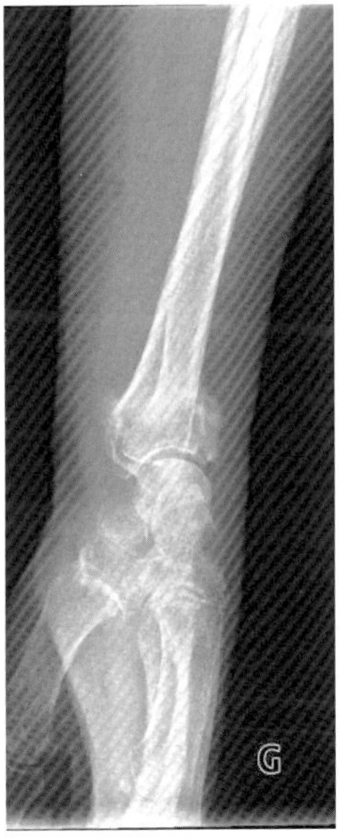

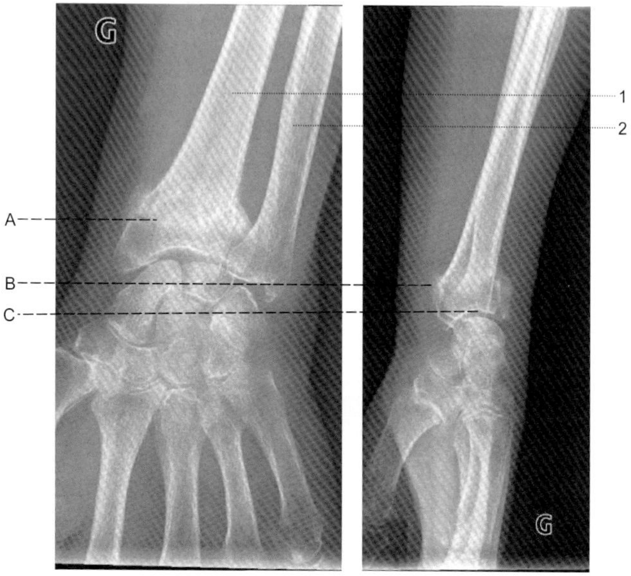

Analyse	Descriptif
Type d'examen	• **Radiographie du poignet gauche de face et de profil**
Indications de l'examen dans cette pathologie	• **Diagnostic positif**
Repères anatomiques	1- Radius 2- Ulna
Description de l'imagerie	A- Trait de fracture horizontal sus articulaire et tassement métaphysaire B- Rupture corticale antérieure C- Bascule postérieure de la glène radiale
Diagnostic	Fracture sus articulaire de l'extrémité inférieur du radius gauche de type Pouteau-Colles

DOSSIERS TOMBES ET TOMBABLES

	ANNEE	**CONTENU**
DOSSIER TOMBE A L'ECN	**2007 DOSSIER 3**	**Fracture du poignet - RADIO poignets**
DOSSIER TOMBABLE	**PROBABILITE**	**CONTENU**
	++	**RADIO poignets**

Notes personnelles

FRACTURE DE L'EXTREMITE SUPERIEURE DU FEMUR CHEZ L'ADULTE

239

MGS

X 1

PRINCIPALES CONSTATATIONS : DESCRIPTIONS-CLES

- **Fractures cervicales vraies**: classification de Garden (corrélée au risque d'ostéonécrose)
  - Garden 1 : fracture engrenée en valgus (travées verticalisées)
  - Garden 2 : fracture non déplacée (travées céphaliques et cervicales en correspondance)
  - Garden 3 : fracture peu ou pas déplacée en varus (travées horizontalisées)
  - Garden 4 : fracture déplacée en varus (tête désolidarisée)
- **Fractures trochantériennes**: trait de fracture sous articulaire touchant les trochanters
  - Cervico, per ou sous trochantérienne et tronchantero-diaphysaire

Iconographie n°1

Femme de 85 ans, chute avec douleur et impotence fonctionnelle de la hanche gauche.

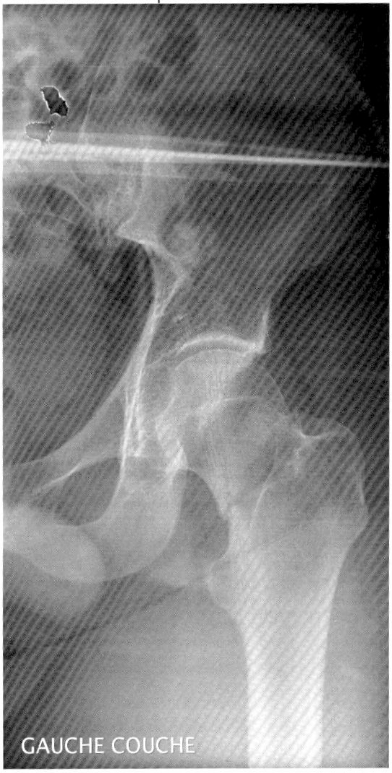

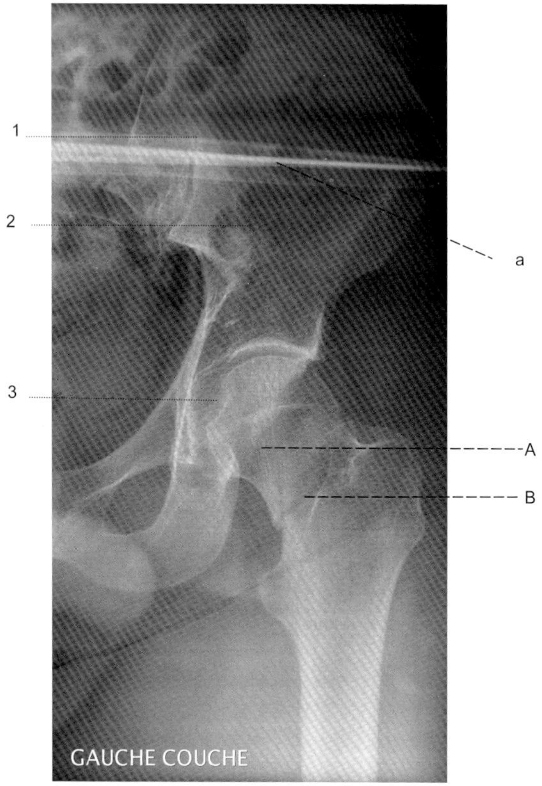

Analyse	Descriptif
Type d'examen	• **Radiographie de la hanche gauche de face**
Indications de l'examen dans cette pathologie	• **Diagnostic positif et de gravité**
Repères anatomiques	1- Articulation sacro-iliaque gauche 2- Air colique 3- Fossette du ligament rond
Description iconographique	A- Tête fémorale et travées osseuses verticalisées B- Trait de fracture cervicale engrenée
Autres constations	a- Image d'addition → drap
Diagnostic	Fracture cervicale fémorale Garden 1

Iconographie n°2

Femme âgée, chute avec douleur de la hanche gauche.

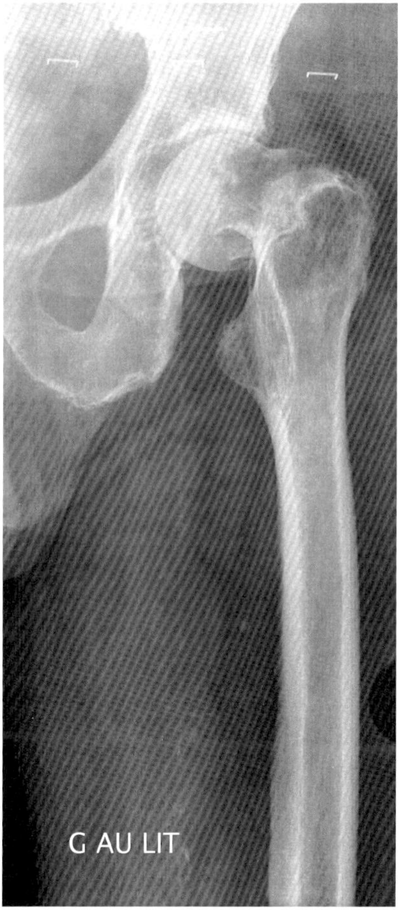

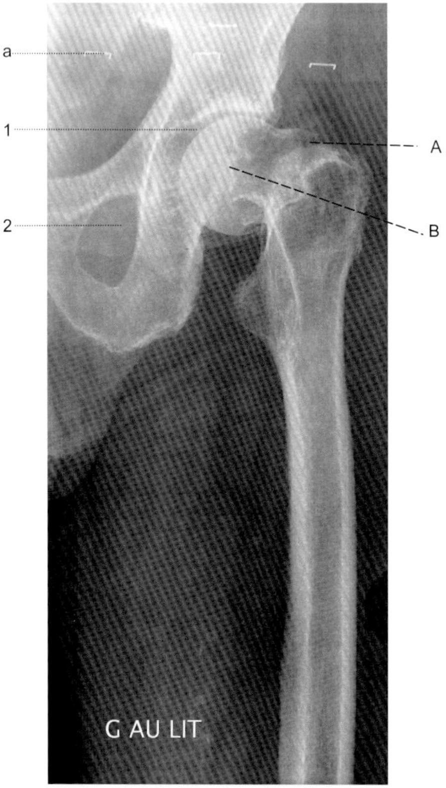

Analyse	Descriptif
Type d'examen	• **Radiographie de la hanche gauche de face**
Indications de l'examen dans cette pathologie	• **Diagnostic positif et de gravité**
Repères anatomiques	1- Cotyle gauche 2- Trou obturateur gauche
Description iconographique	A- Trait de fracture cervicale B- Horizontalisation de la tête fémorale
Autres constatations	a- Agrafe
Diagnostic	Fracture cervicale fémorale Garden 3

DOSSIERS TOMBES ET TOMBABLES

DOSSIER TOMBE A L'ECN	ANNEE	CONTENU
	2008 DOSSIER 1	Fracture du col fémoral (pas d'imagerie)
DOSSIER TOMBABLE	PROBABILITE	CONTENU
	++	RADIO bassin & hanches

Notes personnelles

HEMORRAGIE GENITALE CHEZ LA FEMME

243
MGS
X 0

PRINCIPALES CONSTATATIONS : DESCRIPTIONS-CLE

- **Fibrome (léiomyome) :**
  Echo par voie abdominale et vaginale → examen de référence, formation arrondie d'échostructure proche du myomètre, déviation de la ligne cavitaire, précise la position et le nombre, différencie fibrome sous-séreux, sous muqueux et interstitiel
  IRM : fibrome non compliqué en hypoT2 franc par rapport au myomètre, déformation des contours
  Recherche des complications : remaniement œdémateux (anneau périphérique en hyper signal T2), nécrobiose aseptique (infarcissement hémorragique en hyperT1, défaut de rehaussement), dégénérescence sarcomateuse (rare), transformation kystique (centre liquidien franc hypoéchogène, hyperT2 franc)

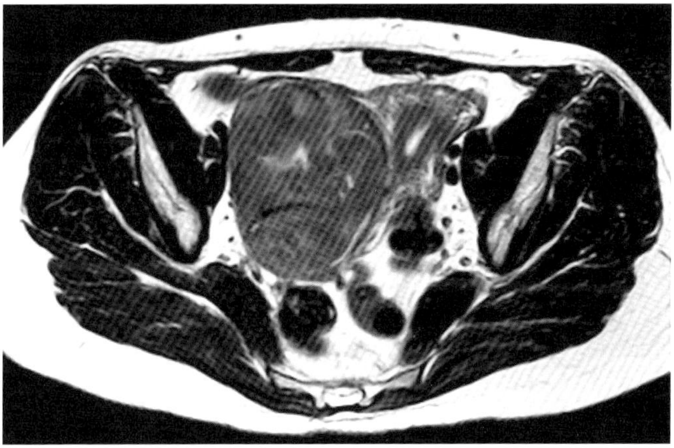

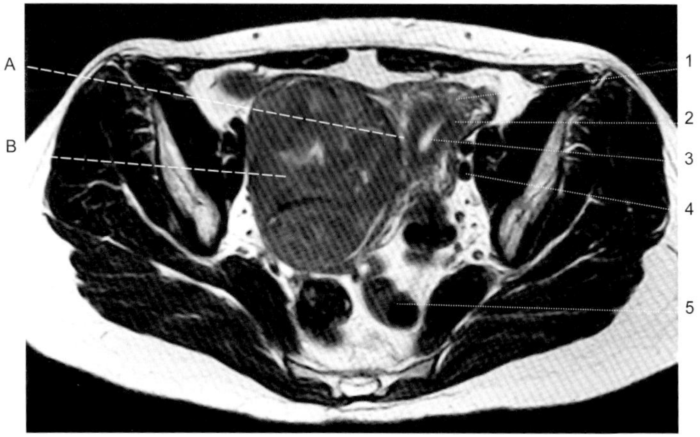

Analyse	Descriptif
Type d'examen	• **IRM pelvienne en pondération T2, coupe axiale**
Indications de l'examen dans cette pathologie	• **Echo en 1ère intention, IRM en deuxième intention**
Repères anatomiques	1- Myomètre 2- Zone jonctionnelle en hyposignal franc 3- Endomètre en hypersignal 4- Vaisseaux iliaques 5- Sigmoïde
Description de l'imagerie	A- Compression utérine → effet de masse B- Masse hétérogène, globalement en hyposignal T2, en position sous séreuse
Diagnostic	Fibrome utérin sous séreux

DOSSIERS TOMBES ET TOMBABLES

DOSSIER TOMBE A L'ECN	ANNEE	CONTENU
	0	

DOSSIER TOMBABLE	PROBABILITE	CONTENU
	++	ECHO / IRM pelvis

Notes personnelles

HERNIE PARIETALE CHEZ L'ENFANT ET L'ADULTE

245

MGS

X 0

PRINCIPALES CONSTATATIONS : DESCRIPTION-CLES

- Lacune pariétale
- Protrusion ("sac") herniaire (anses grêles, côlon, épiploon, ascite, vessie...)

Complications par incarcération:

- Occlusion avec zone de transition
- Souffrance digestive: épaississement, défaut de réhaussement, infiltration de la graisse intraherniaire, épanchement liquidien ou gazeux

Iconographie :

Tuméfaction scrotale gauche indolore.

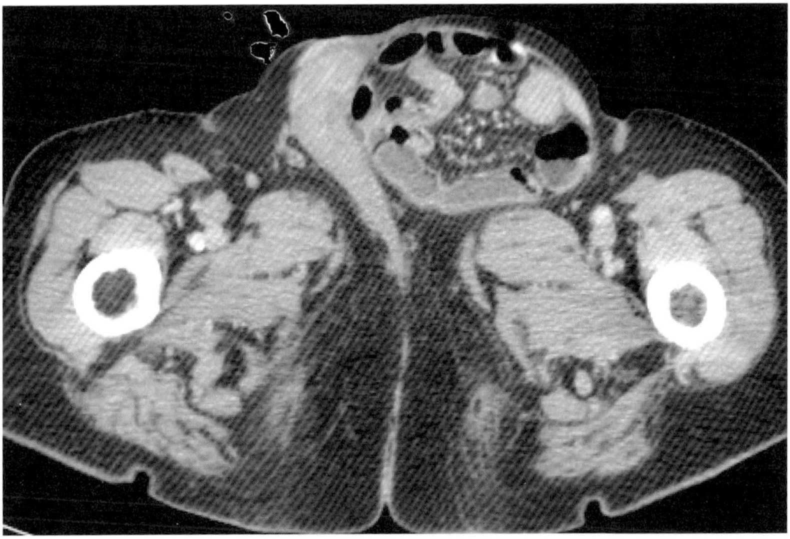

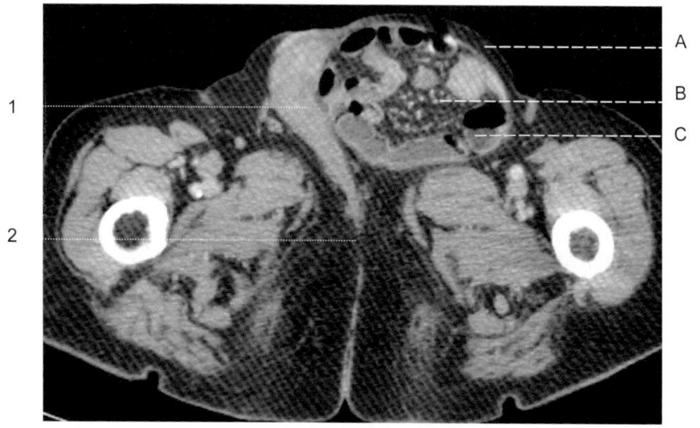

Analyse	Descriptif
Type d'examen	• **Scanner abdomino-pelvien avec injection**
Indications de l'examen dans cette pathologie	• **Complément de l'examen clinique en cas de suspicion de hernie non palpable ou compliquée**
Repères anatomiques	1- Verge 2- Périnée
Description de l'imagerie	A- Sac herniaire B- Vaisseaux mésentériques C- Anse digestive
Diagnostic	Hernie inguino-scrotale gauche non compliquée

DOSSIERS TOMBES ET TOMBABLES

DOSSIER TOMBE A L'ECN	ANNEE	CONTENU
	0	
DOSSIER TOMBABLE	**PROBABILITE**	**CONTENU**
	+	TDM abdomen

Notes personnelles

INSUFFISANCE CARDIAQUE DE L'ADULTE

250

MGS

X 1

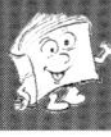

PRINCIPALES CONSTATATIONS : DESCRIPTIONS-CLE

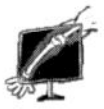

- **Œdème aigu pulmonaire:**
  Œdème alvéolaire → **opacité nuageuse, prédominance péri-hilaire,** symétrique en aile de papillon
  Œdème interstitiel → **ligne de Kerley A et B, épaississements septaux,** aspect réticulé des hiles.
  Evolution rapide des images sous diurétiques
  Évaluation de la fonction du VG → écho-doppler cardiaque

Iconographie :

Dyspnée aiguë, majeure, orthopnée, expectoration mousseuse.

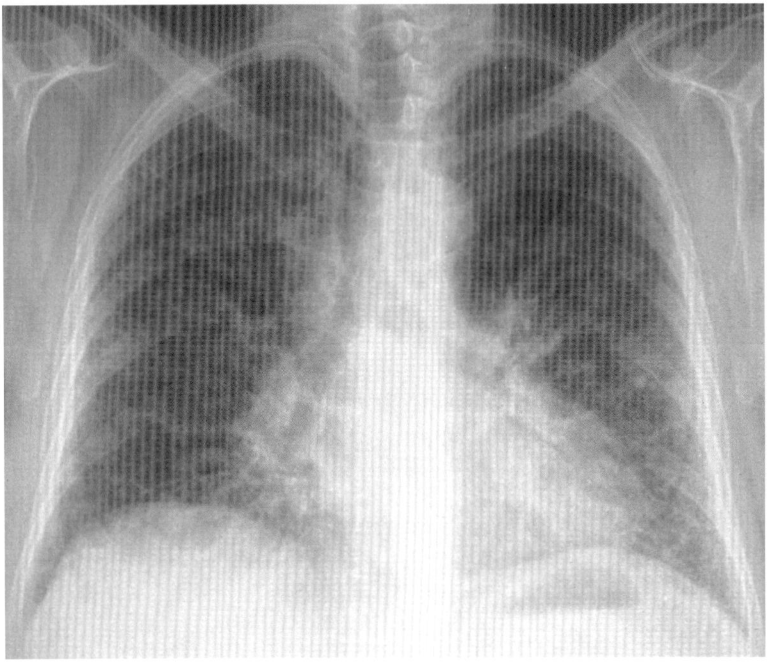

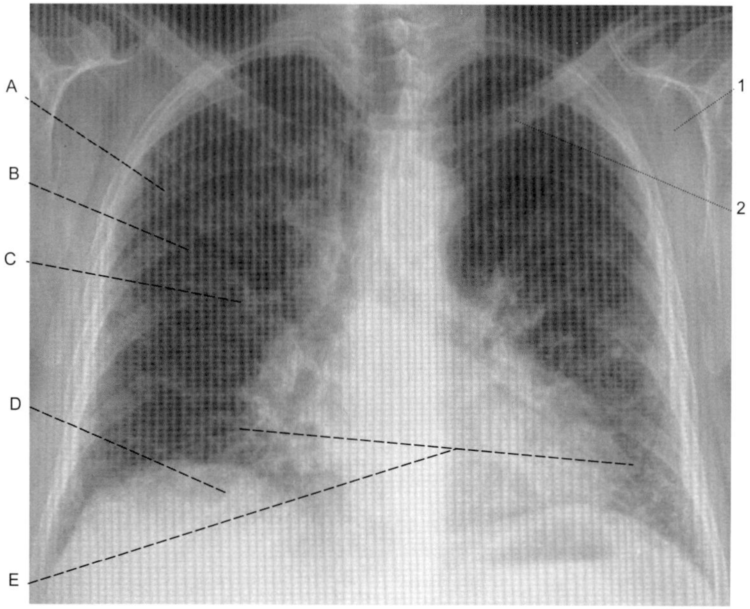

Analyse	Descriptif
Type d'examen	• **Radiographie thoracique de face en inspiration**
Indications de l'examen dans cette pathologie	• **Diagnostic positif devant dyspnée aiguë**
Repères anatomiques	1- Scapula 2- Clavicule gauche
Description de l'imagerie	A- Epaississement septal de la périphérie vers le hile → ligne A de Kerley B- Opacité réticulée (épaississements septaux avec croisement) C- Opacités hilifuges en aile de papillon D- Epaississement septal basal perpendiculaire à la paroi → ligne B de Kerley E- Augmentation de l'index cardio-thoracique → cardiomégalie
Diagnostic	OAP

DOSSIERS TOMBES ET TOMBABLES

DOSSIER TOMBE A L'ECN	ANNEE	CONTENU
	2012 DOSSIER 6	Pneumopathie (pas d'imagerie)
DOSSIER TOMBABLE	**PROBABILITE**	**CONTENU**
	++	RADIO thorax

Notes personnelles

INSUFFISANCE RESPIRATOIRE CHRONIQUE

254

MGS

X 3

PRINCIPALES CONSTATATIONS : DESCRIPTIONS-CLE

- **Emphysème** → hypertransparence pulmonaire, raréfaction vasculaire, distension thoracique, paroi fine.
- **Emphysème pan lobulaire** → emphysème diffus prédominant aux lobes inférieurs
- **Emphysème centro-lobulaire** →destruction centro-lobulaire respectant les septa, prédomine aux sommets
- **Emphysème paraseptal** → région sous pleural
- **Emphysème cicatriciel**
- **Bulle** →confluence de lésions emphysémateuses

Iconographie n°1 :

Cyanose, dyspnée chronique, hippocratisme digital

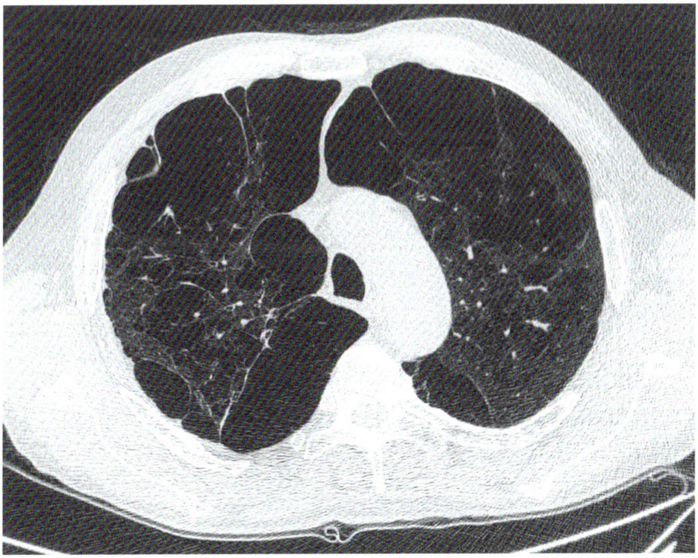

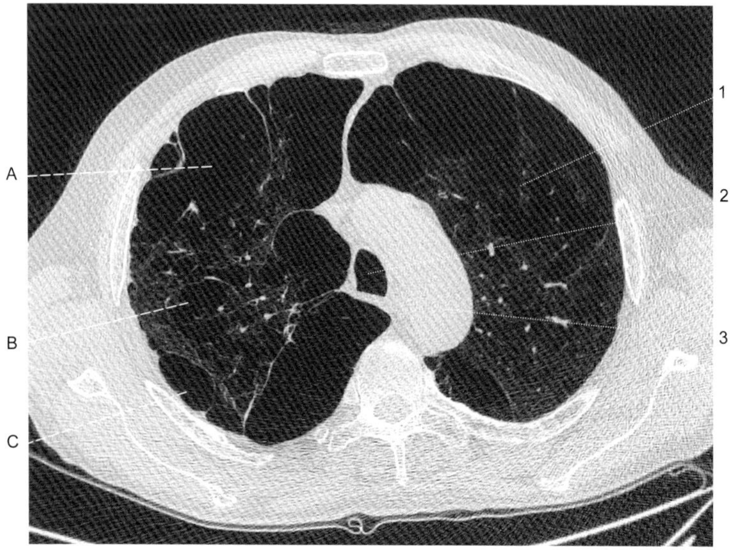

Analyse	Descriptif
Type d'examen	• **TDM thoracique, en fenêtre pulmonaire, sans injection de produit de contraste**
Indications de l'examen dans cette pathologie	• **Radiographie pulmonaire systématique devant dyspnée. TDM sur avis spécialisé**
Repères anatomiques	1- Lobe pulmonaire supérieur gauche 2- Trachée 3- Crosse aortique
Description de l'imagerie	A- Volumineuse hyperclarté à paroi fine → bulle d'emphysème B- Hyperclarté centro-lobulaire → Emphysème centrolobulaire C- Hyperclarté sous-pleurale → Emphysème paraseptal
Diagnostic	Emphysème

DOSSIERS TOMBES ET TOMBABLES

	ANNEE	CONTENU
DOSSIER TOMBE A L'ECN	2005 DOSSIER 6	Pneumothorax - RADIO thorax
	2009 DOSSIER 4	Hémoptysie - RADIO thorax
	2011 DOSSIER 2	Cancer bronchique - TDM thorax & TEP
DOSSIER TOMBABLE	**PROBABILITE**	**CONTENU**
	+++	RADIO / TDM thorax

Notes personnelles

LESIONS PERI-ARTICULAIRES ET LIGAMENTAIRES DU GENOU, DE LA CHEVILLE ET DE L'EPAULE

257

MGS

X 0

PRINCIPALES CONSTATATIONS : DESCRIPTIONS-CLES

- **Lésions ligamentaires post-traumatiques récentes du genou**
  - Radiographies face-profil-défilé fémoro-patellaire : fracture, arrachement osseux aux insertions ligamentaires, épanchement
  - Clichés dynamiques à distance en tiroir antérieur et postérieur : recherche de laxité
  - IRM : visualisation directe des lésions du pivot central et des ligaments collatéraux recherche d'une atteinte méniscale associée
- **Lésions méniscales du genou**
  - Radiographie: lésion osseuse ou ostéo-chondrale
  - Arthroscanner et/ou IRM: fissuration horizontale/verticale
- **Lésions ligamentaires de la cheville**
  - Pas de radiographies si tous les critères d'Ottawa remplis
  - Sinon radiographies de face, profil et déroulé de l'avant pied à la phase aiguë (fracture malléolaire, du talus, du 5ème métatarsien)
  - Echographie : bilan ligamentaire plus précis mais non systématique
  - +/- Radiographies dynamiques en inversion et tiroir, à distance, si entorses à répétition

Iconographie n°1

Traumatisme du genou en ski avec suspicion de lésion du pivot central. Bilan à 1 mois.

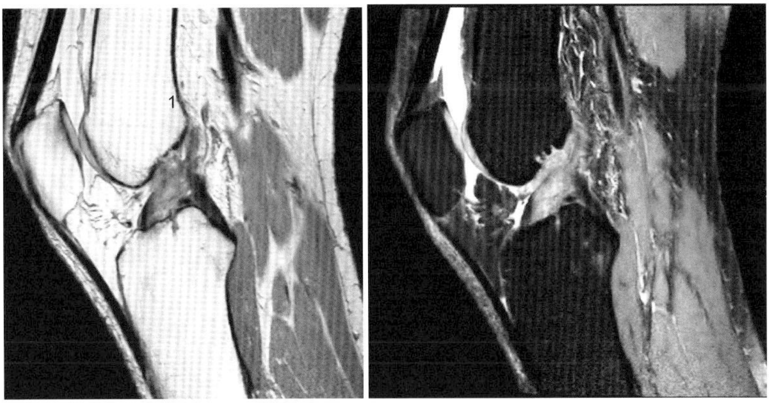

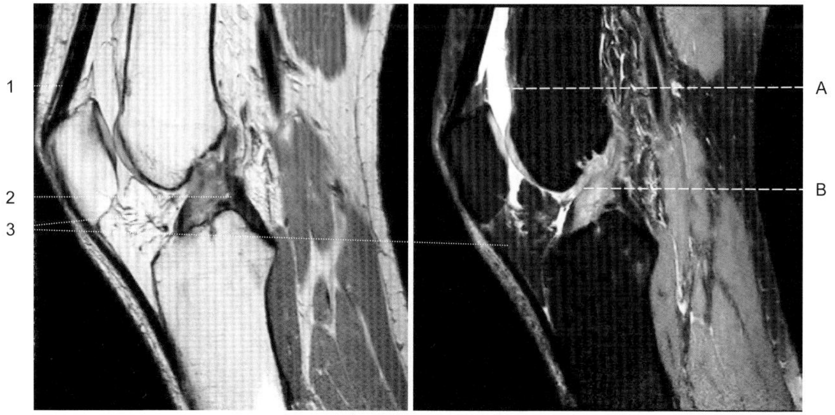

Analyse	Descriptif
Type d'examen	• **IRM du genou, séquences sagittales en T2 et T2 avec saturation de la graisse (qui est normalement en hypersignal T1 et T2)**
Indications de l'examen dans cette pathologie	• **Diagnostic positif et lésions associées**
Repères anatomiques	1- Tendon quadricipital 2- LCP 3- Graisse de hoffa
Description de l'imagerie	A- Epanchement liquidien (en hypersignal T2) intra-articulaire sous quadricipital B- LCA en hypersignal, détendu, non visible sur la totalité de son trajet
Diagnostic	Rupture complète du LCA.

Iconographie n°2

Douleur du compartiment interne du genou après une chute.

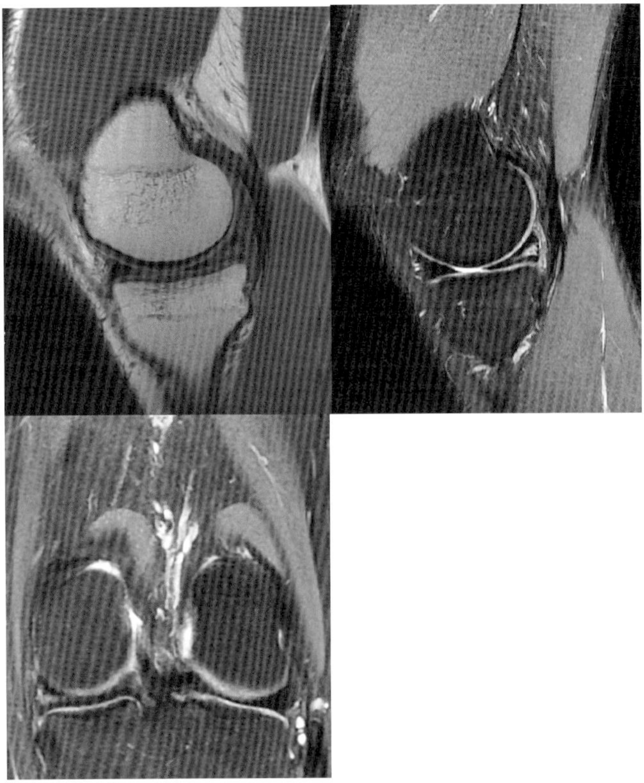

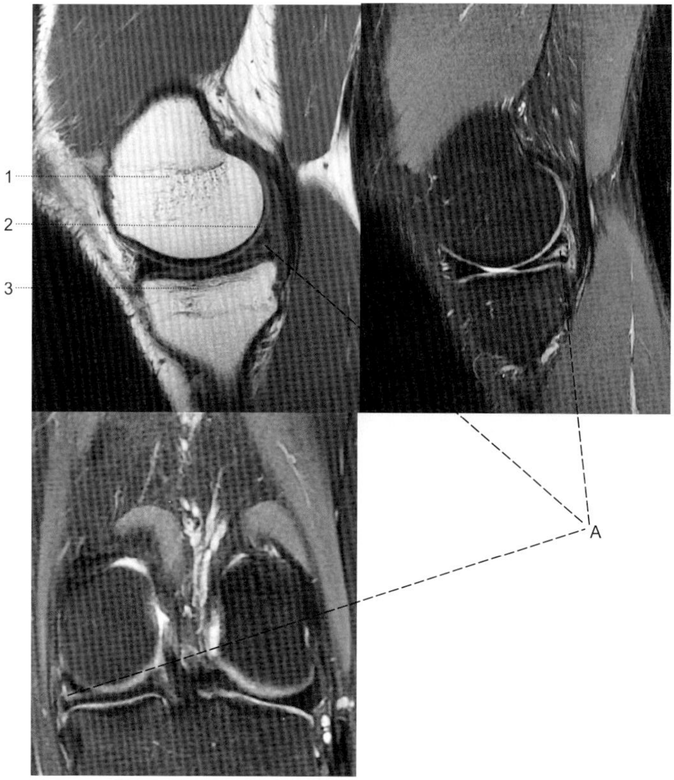

Analyse	Descriptif
Type d'examen	• **IRM du genou séquences sagittale T1, sagittale et frontale T2 avec saturation de la graisse**
Indications de l'examen dans cette pathologie	• **Diagnostic positif et de gravité**
Repères anatomiques	1- Condyle fémoral 2- Cartilage 3- Plateau tibial
Description de l'imagerie	A- Lésion linéaire horizontale de la corne postérieure du ménisque interne apparaissant en iso signal T1 et hypersignal T2
Diagnostic	Fissure horizontale de la corne postérieure du ménisque interne

DOSSIERS TOMBES ET TOMBABLES

DOSSIER TOMBE A L'ECN	ANNEE	CONTENU
	0	

DOSSIER TOMBABLE	PROBABILITE	CONTENU
	+	IRM genou

Notes personnelles

LITHIASE BILIAIRE ET COMPLICATIONS

258

MGS

X 1

PRINCIPALES CONSTATATIONS : DESCRIPTION-CLES

Cholécystite aiguë (**Echo**+++)

- Signe de Murphy échographique
- Calculs vésiculaires → hyperéchogènes, déclives, mobiles, cône d'ombre postérieur
- Epaississement feuilleté de la paroi vésiculaire > 3 mm
- Distension vésiculaire > 4 cm
- Complications: épanchement périvésiculaire, abcès, dilatation des VBIH (Sd de Mirizzi), péritonite biliaire par perforation, fistule bili-digestive et iléus biliaire

Angiocholite

- **Dilatation des VBIH** → images hépatiques linéaires, hypoéchogènes, "en rail" : double canal (biliaire+portal)
- Calcul de la voie biliaire principale (**bili IRM**+++)

Pancréatite aiguë biliaire : cf. Item n° 268

Iconographie n°1

Fièvre, douleur de l'hypochondre droit irradiant à l'épaule.

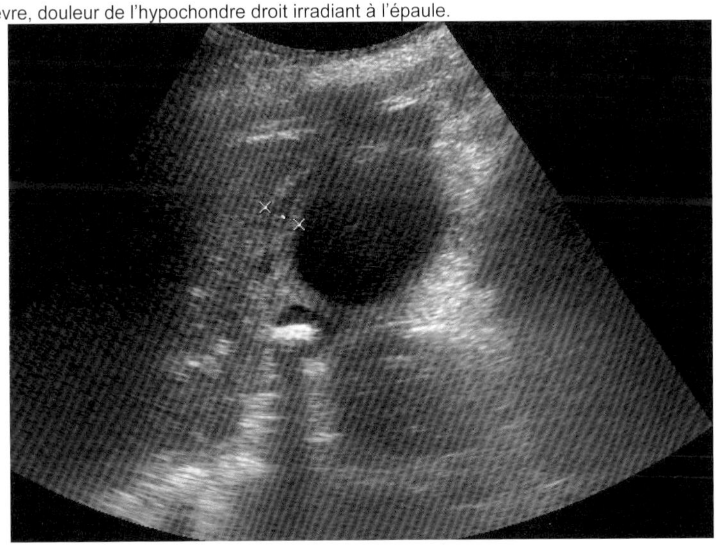

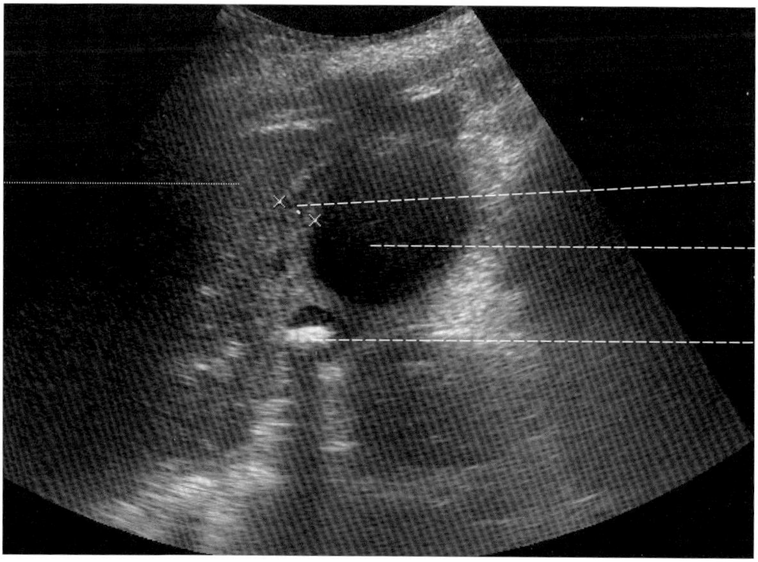

Analyse	Descriptif
Type d'examen	• **Echographie abdominale**
Indications de l'examen dans cette pathologie	• **Diagnostic positif**
Repères anatomiques	1- Foie
Description de l'imagerie	A- Epaississement feuilleté de la paroi vésiculaire B- Vésicule biliaire distendue C- Calcul hyperéchogène avec cône d'ombre postérieur dans le collet vésiculaire
Diagnostic	Cholécystite aiguë

Iconographie n°2

Fièvre et altération de l'état général.

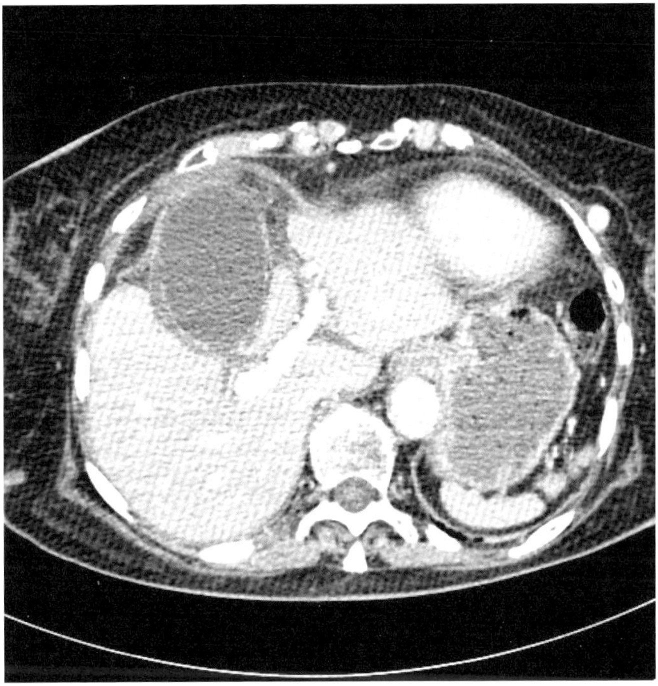

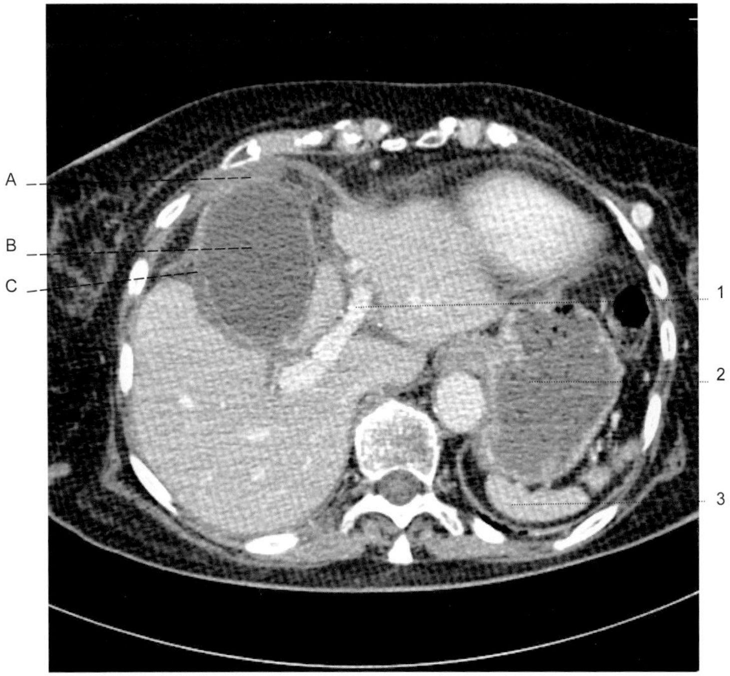

Analyse	Descriptif
Type d'examen	• **TDM abdominale injectée**
Indications de l'examen dans cette pathologie	• **Complément spécialisé possible après l'échographie dans les formes compliquées** **Attention, dans 1 cas sur 5 les calculs biliaires sont invisibles en TDM.**
Repères anatomiques	1- Branche portale gauche 2- Estomac 3- Rate
Description de l'imagerie	A- Infiltration périvésiculaire B- Vésicule distendue C- Epaississement feuilleté de la paroi avec zones focales mal rehaussées (→ nécrose pariétale)
Diagnostic	Cholécystite aiguë gangréneuse

Iconographie n°3

Douleurs de l'hypochondre droit, fièvre, ictère.

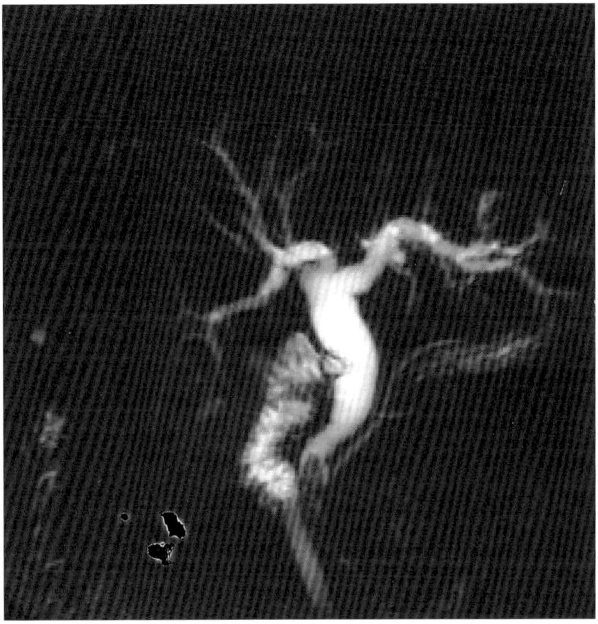

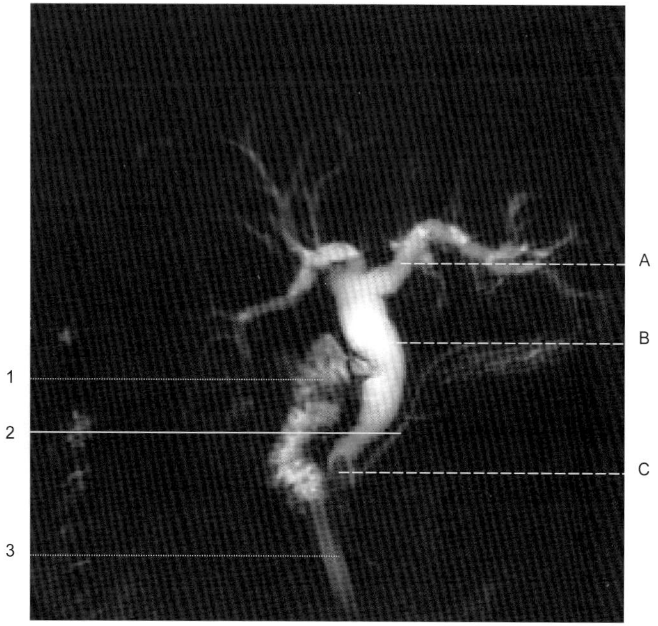

Analyse	Descriptif
Type d'examen	• **Bili–IRM = Cholangio-Pancréatographie par Résonance Magnétique (CPRM)**
Indications de l'examen dans cette pathologie	• **Examen non invasif de référence pour la recherche de lithiase de la voie biliaire principale** 💣
Repères anatomiques	1- Duodénum 2- Canal pancréatique principal 3- Uretère droit
Description de l'imagerie	A- Canal hépatique gauche dilaté B- Voie biliaire principale (VBP) dilatée C- Arrêt en cupule du bas cholédoque avec obstacle endoluminal en hyposignal → calcul
Diagnostic	Lithiase de l'abouchement de la VBP avec dilatation des voies biliaires en amont

DOSSIERS TOMBES ET TOMBABLES

DOSSIER TOMBE A L'ECN	**ANNEE**	**CONTENU**
	2012 DOSSIER 8	**Pancréatite aiguë - TDM abdominale**
DOSSIER TOMBABLE	**PROBABILITE**	**CONTENU**
	++	**ECHO / TDM abdomen**

Notes personnelles

LITHIASE URINAIRE

259
MGS
X 1

PRINCIPALES CONSTATATIONS : DESCRIPTION-CLES

Signe direct

- **Calcul** → image spontanément hyperdense (ou radiopaque ou hyperéchogène avec cône d'ombre postérieur) sur le trajet des voies urinaires

Signes indirects

- Uretérohydronéphrose → **dilatation** de l'uretère et des cavités pyélocalicielles
- Infiltration graisse périrénale, périuretérale
- Collection liquidienne périrénale, fuite de PDC au temps tardif (urinome) = rupture fornix

Iconographie n°1

Douleur aiguë de la fosse lombaire gauche irradiant aux organes génitaux.

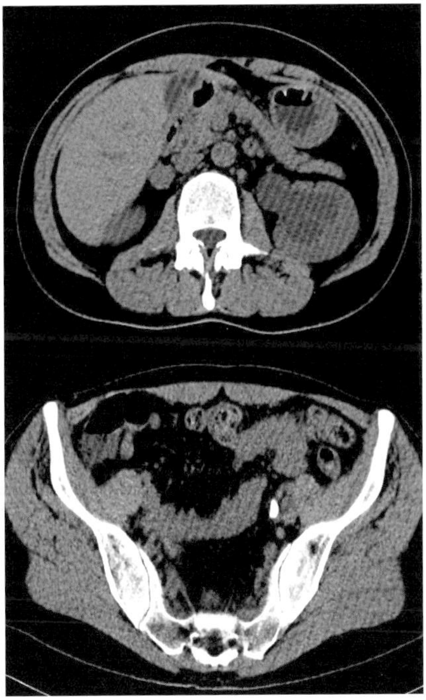

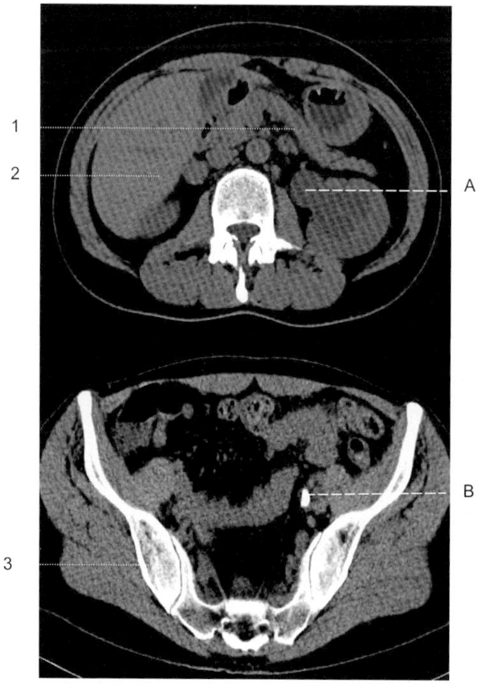

Analyse	Descriptif
Type d'examen	• **TDM abdomino-pelvienne sans injection**
Indications de l'examen dans cette pathologie	• **Diagnostic positif en remplacement du couple AUSP+écho, en particulier si critères clinico-biologiques de gravité**
Repères anatomiques	1- Pancréas 2- Foie 3- Interligne sacro-iliaque
Description de l'imagerie	A- Dilatation pyélo-calicielle gauche B- Image ovalaire spontanément hyperdense de l'uretère iliaque gauche
Diagnostic	Colique néphrétique obstructive gauche sur calcul de l'uretère iliaque

Iconographie n°2

Colique néphrétique gauche.

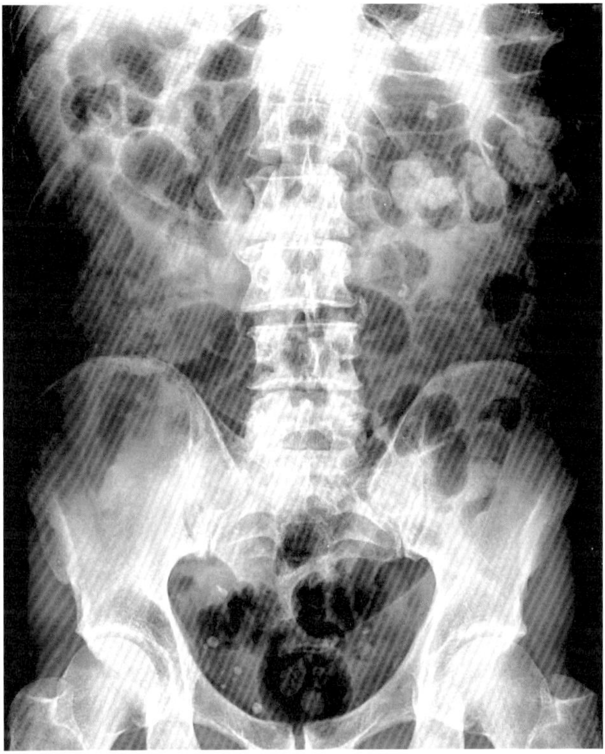

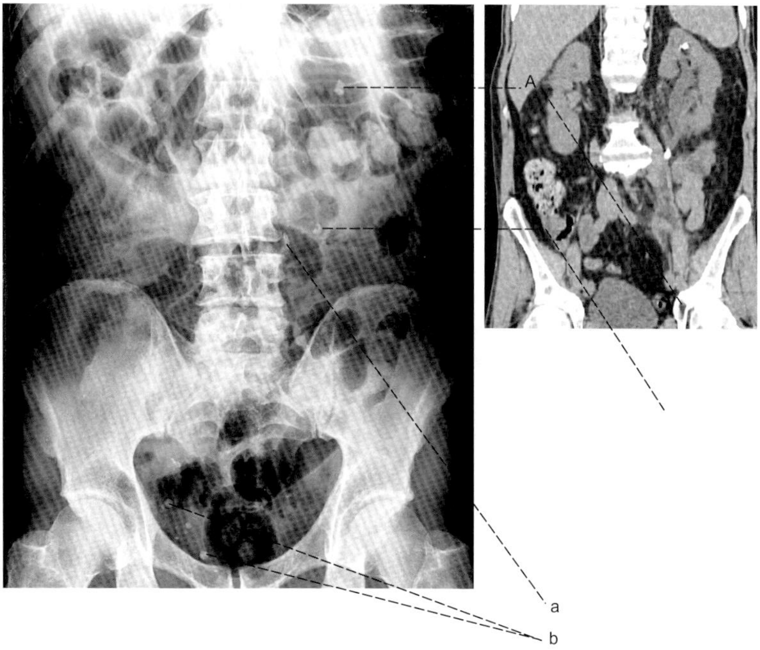

Analyse	Descriptif
Type d'examen	• **AUSP**
Indications de l'examen dans cette pathologie	• **Diagnostic positif (couplé avec une échographie rénale), à défaut de TDM sans injection**
Description de l'imagerie	A- Image arrondie radio opaque → calcul rénal gauche B- Calcul urétéral gauche
Autres constatations	a- Ostéophyte vertébral b- Phlébolithes pelviens
Diagnostic	Colique néphrétique sur calcul urétéral gauche

Iconographie n°3

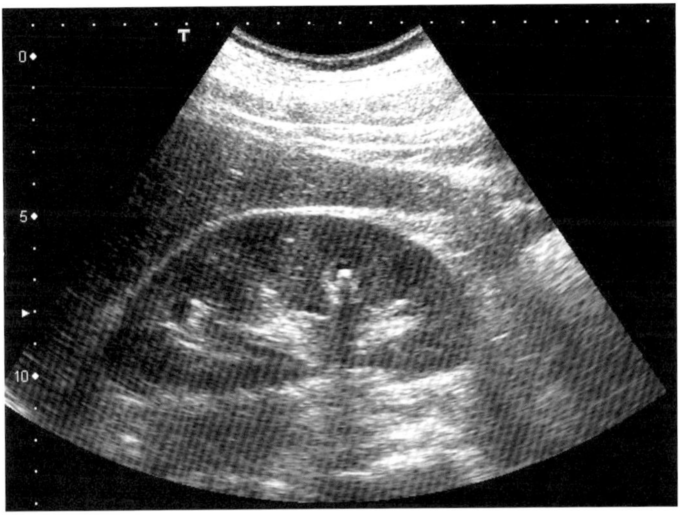

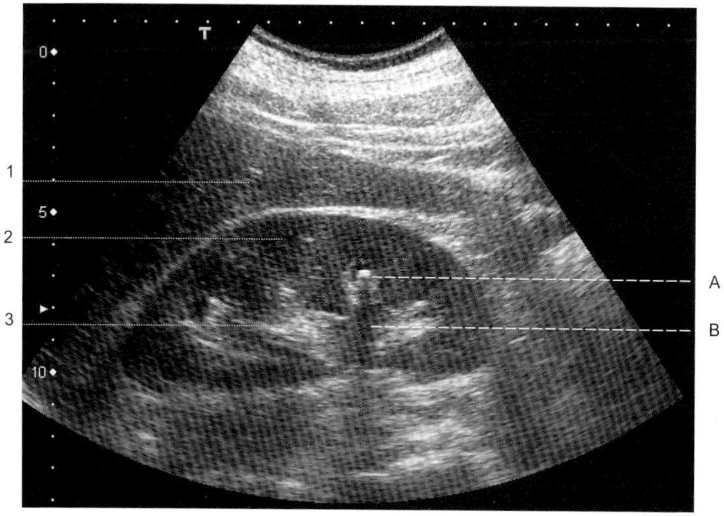

Analyse	Descriptif
Type d'examen	• **Echographie rénale**
Indications de l'examen dans cette pathologie	• **Bilan d'une colique néphrétique simple (couplé avec un AUSP), à défaut de TDM sans injection**
Repères anatomiques	1-Foie 2-Parenchyme du rein droit 3-Sinus du rein droit (hyperéchogène)
Description de l'imagerie	A-Image arrondie hyperéchogène au sein d'un fond caliciel B-Cône d'ombre postérieur
Diagnostic	Calcul rénal droit du groupe caliciel moyen

DOSSIERS TOMBES ET TOMBABLES

DOSSIER TOMBE A L'ECN	ANNEE	CONTENU
	2009 DOSSIER 6	Colique néphrétique (pas d'imagerie)
DOSSIER TOMBABLE	PROBABILITE	CONTENU
	++	ECHO / TDM reins et voies urinaires

Notes personnelles

MYASTHENIE

263

MGS

X 0

PRINCIPALES CONSTATATIONS : DESCRIPTIONS-CLE

- **Thymome** → masse **arrondie du médiastin antéro-supérieur**, contours réguliers +/- lobulés, homogène

Iconographie

Voix nasonnée, diplopie transitoire, ptosis

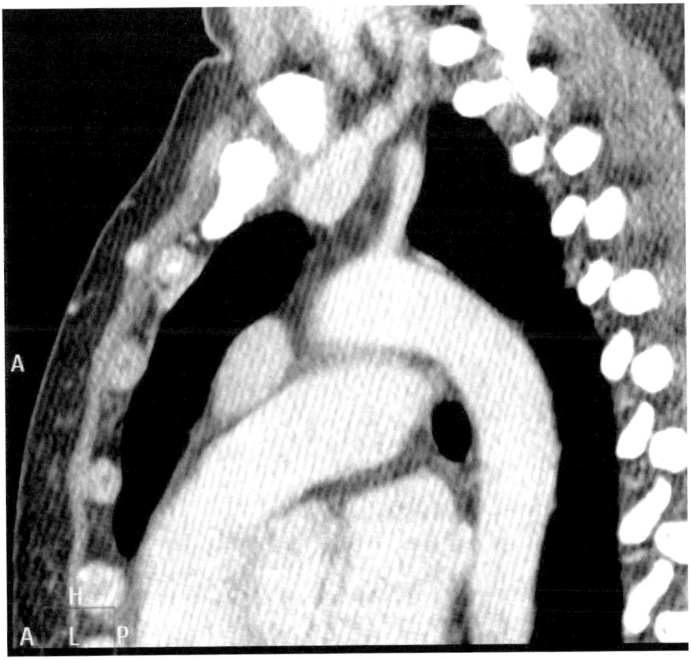

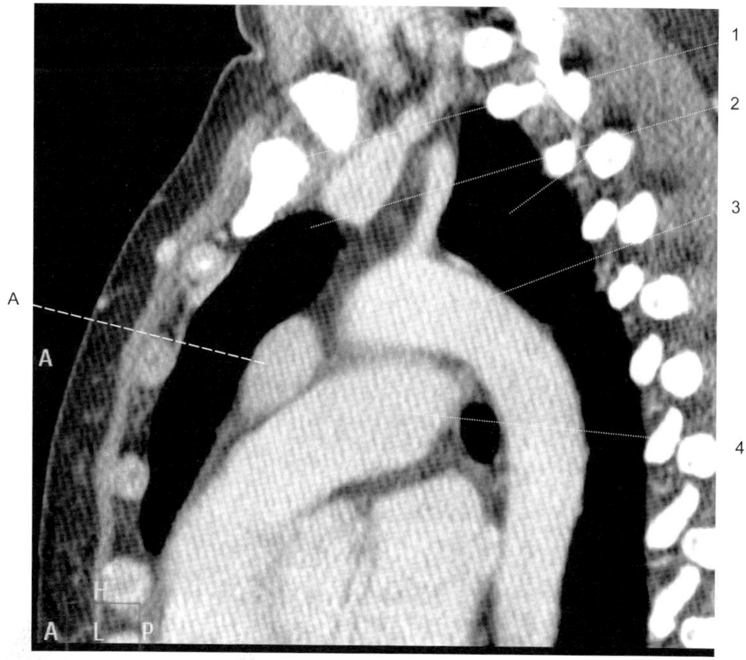

Analyse	Descriptif
Type d'examen	• **TDM thoracique, en inspiration, fenêtre médiastinale, avec injection de produit de contraste, reconstruction sagittale**
Indications de l'examen dans cette pathologie	• **Diagnostic**
Repères anatomiques	1- Manubrium sternal 2- Poumon 3- Crosse aortique 4- Tronc de l'artère pulmonaire
Description de l'imagerie	A- Opacité arrondie, homogène, régulière située dans le médiastin antérieur
Diagnostic	Thymome

DOSSIERS TOMBES ET TOMBABLES

DOSSIER TOMBE A L'ECN	ANNEE	CONTENU
	0	
DOSSIER TOMBABLE	**PROBABILITE**	**CONTENU**
	+	TDM horax

Notes personnelles

PANCREATITE AIGUE

268

MGS

X 1

PRINCIPALES CONSTATATIONS : DESCRIPTION-CLES

Eléments de cotation TDM du **score de gravité**

- Hypertrophie pancréatique (Balthazar B)
- Infiltration péripancréatique → hyperdensité de la graisse (Balthazar C)
- Coulées de nécrose → collections extra pancréatiques (Balthazar D à E)
- Zones de nécrose pancréatique → défaut de rehaussement du parenchyme

Etiologie

- Lithiasique → calculs vésiculaires/cholédociens (écho/bili IRM +++)
- Alcoolique → anomalies hépatiques (stéatose, cirrhose, ...)

Complications

- Infectieuses: surinfection de la nécrose → bulles d'air dans les coulées, abcès pancréatique
- Vasculaires: pseudoAnévrisme artériel, thrombose spléno-portal
- Pseudokyste → Collection arrondie hypodense persistant au-delà d'1 mois

Iconographie

Douleur abdominale avec irradiation dorsale depuis 2 jours et hyperlipasémie.

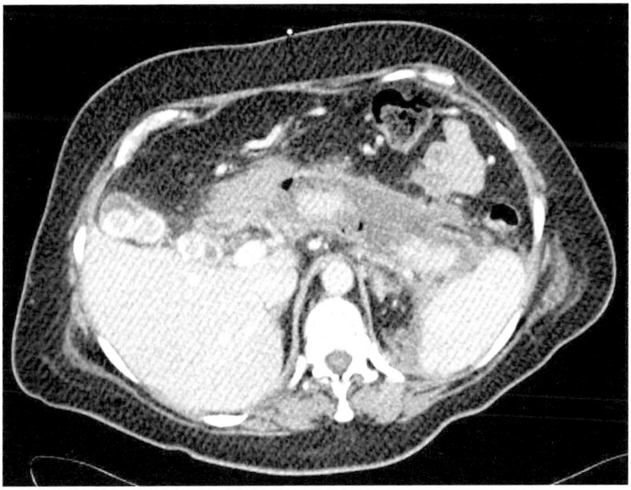

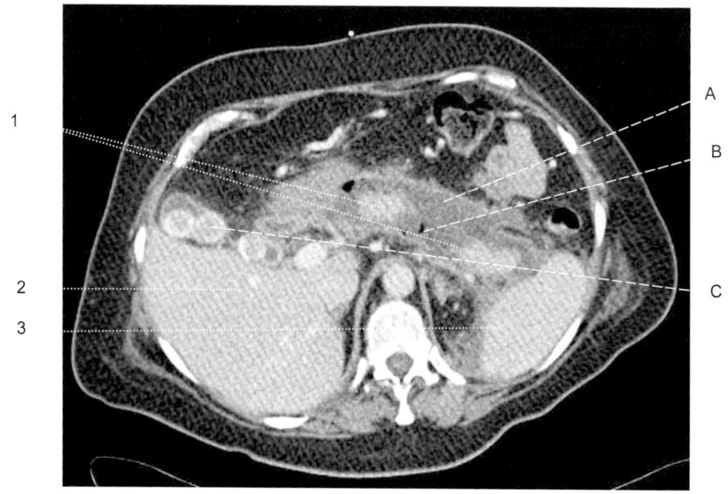

Analyse	Descriptif
Type d'examen	• **TDM abdominale avec injection**
Indications de l'examen dans cette pathologie	• **Evaluation de la gravité, idéalement à 48h (diagnostic positif en principe clinico-biologique)**
Repères anatomiques	1- Portions de parenchyme pancréatique non nécrosées 2- Foie 3- Rate
Description de l'imagerie	A- Collection de la loge pancréatique B- Bulle d'air au sein des coulées de nécrose C- Images vésiculaires arrondies hyperdenses → Calculs vésiculaires
Diagnostic	Pancréatite aiguë lithiasique nécrotique surinfectée

DOSSIERS TOMBES ET TOMBABLES

DOSSIER TOMBE A L'ECN	ANNEE	CONTENU
	2012 DOSSIER 8	Pancréatite aiguë - TDM abdominale
DOSSIER TOMBABLE	PROBABILITE	CONTENU
	++	TDM abdomen

Notes personnelles

PANCREATITE CHRONIQUE

269

MGS

X 0

PRINCIPALES CONSTATATIONS : DESCRIPTION-CLES

- **Calcifications du parenchyme pancréatique**
- Atrophie du parenchyme pancréatique
- Dilatation irrégulière du canal pancréatique principal
- Pseudokyste (séquellaire d'une poussée aiguë)

ICONOGRAPHIE

Ethylisme chronique, antécédents de pancréatite aiguë.

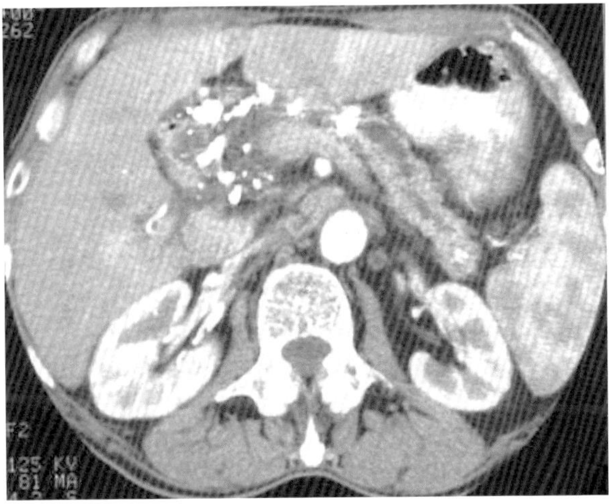

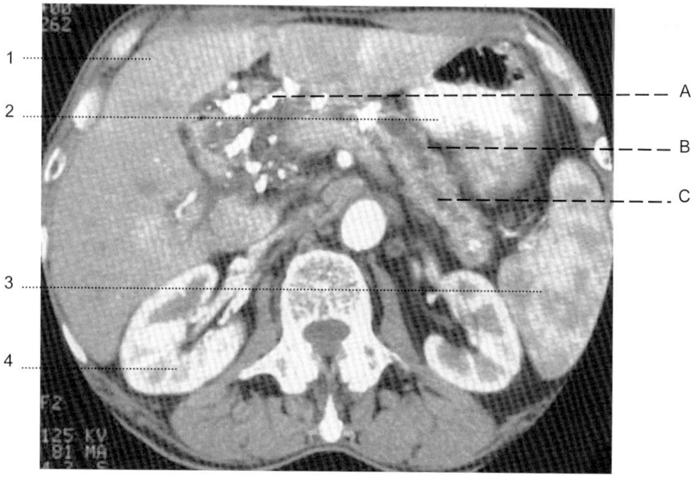

Analyse	Descriptif
Type d'examen	• **TDM abdominale avec injection**
Indications de l'examen dans cette pathologie	• **Diagnostic positif** • **Recherche de complications**
Repères anatomiques	1- Foie 2- Estomac (contenant du produit de contraste) 3- Rate (hétérogénéité normale à ce temps précoce artériel) 4- Rein droit
Description de l'imagerie	A- Calcifications de la tête pancréatique B- Atrophie du parenchyme pancréatique C- Dilatation irrégulière du canal pancréatique principal
Diagnostic	Pancréatite chronique calcifiante

DOSSIERS TOMBES ET TOMBABLES

DOSSIER TOMBE A L'ECN	**ANNEE**	**CONTENU**
	0	
DOSSIER TOMBABLE	**PROBABILITE**	**CONTENU**
	++	**TDM abdomen**

Notes personnelles

PERICARDITE AIGUE

274

MGS

X 1

PRINCIPALES CONSTATATIONS : DESCRIPTIONS-CLE

- **Echographie cardiaque capitale** → épanchement hypoéchogène péri-cardique, compression cardiaque, tamponnade
- Radiographie thoracique → élargissement de la silhouette cardiaque, coeur en carafe, épanchement pleural gauche
- TDM → analyse fine du péricarde, épaississement, épanchement pleuro-péricardique, effet de masse sur les cavités cardiaques, tamponnade.

Iconographie n°1 :

Polypnée, douleur thoracique, turgescence jugulaire.

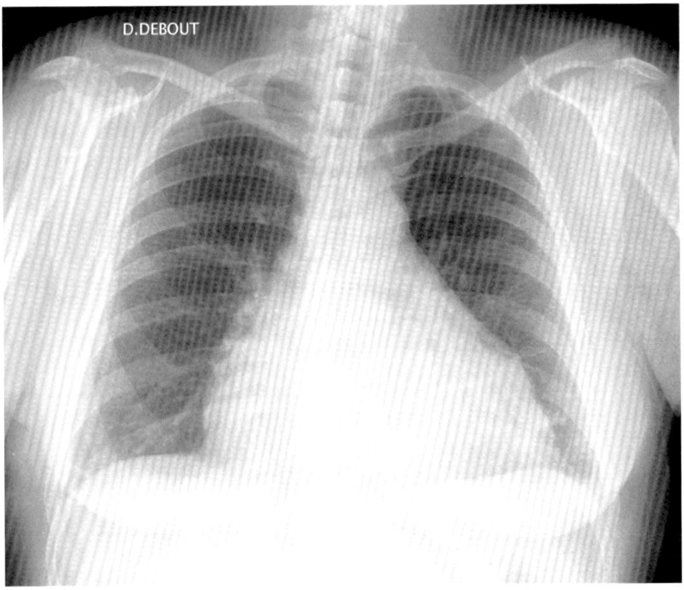

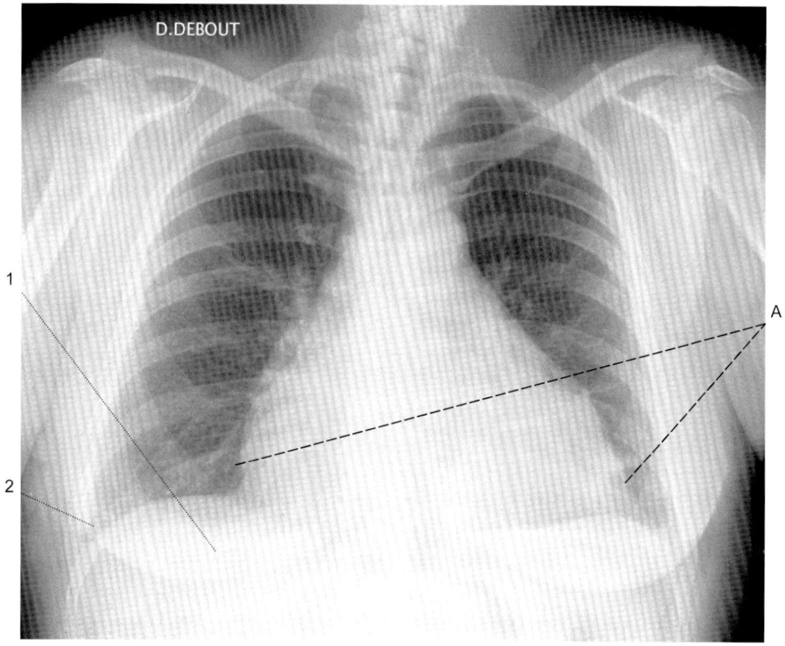

Analyse	Descriptif
Type d'examen	• **Radiographie thoracique de face en inspiration**
Indications de l'examen dans cette pathologie	• **Diagnostic positif et diagnostic différentiel**
Repères anatomiques	1- Silhouette mammaire 2- Cul de sac costo-diaphragmatique droit
Description de l'imagerie	A- Augmentation de l'index cardio-thoracique → élargissement du cœur en carafe
Diagnostic	Epanchement péricardique

Iconographie n°2

Polypnée, douleur thoracique, turgescence jugulaire.

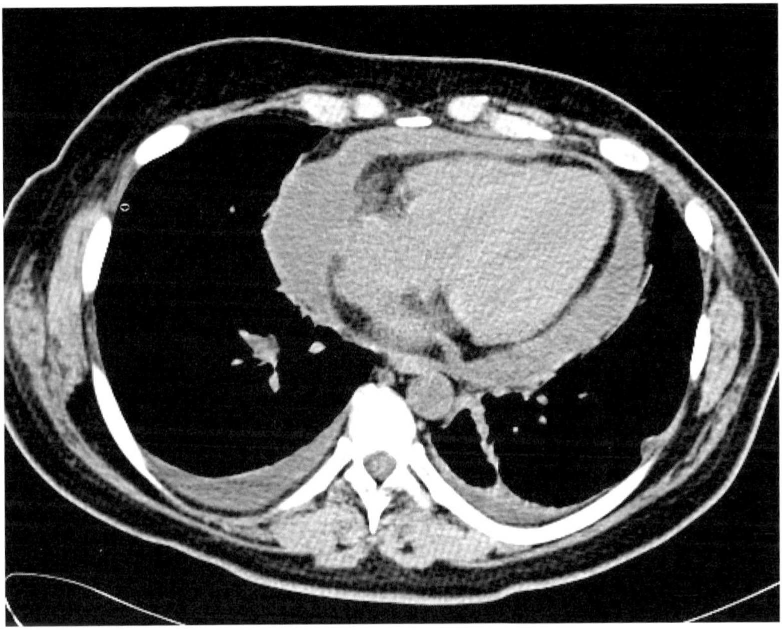

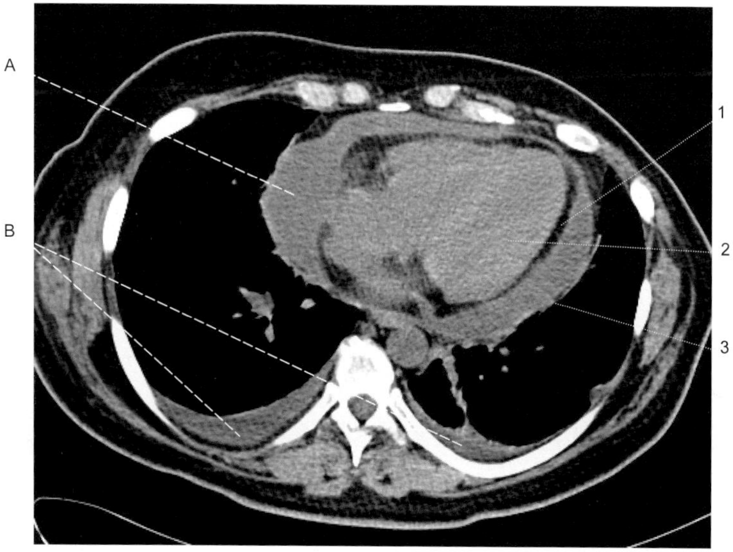

Analyse	Descriptif
Type d'examen	• **TDM thoracique, en fenêtre médiastinale, sans injection de produit de contraste**
Indications de l'examen dans cette pathologie	• **TDM sur avis spécialisé**
Repères anatomiques	1- Graisse épicardique 2- Ventricule gauche 3- Péricarde pariétal
Description de l'imagerie	A- Epanchement péricardique B- Epanchement pleural bilatéral
Diagnostic	Péricardite avec épanchement pleural bilatéral

DOSSIERS TOMBES ET TOMBABLES

DOSSIER TOMBE A L'ECN	ANNEE	CONTENU
	2008 DOSSIER 9	Péricardite (pas d'imagerie)
DOSSIER TOMBABLE	**PROBABILITE**	**CONTENU**
	+	RADIO thorax - ECHO coeur

Notes personnelles

PERITONITE AIGUE

275

MGS

X 0

PRINCIPALES CONSTATATIONS : DESCRIPTION-CLES

- **Pneumopéritoine en cas de perforation d'organe creux** (post-traumatique,/ ulcère duodénal / diverticulite) → Air extra digestif
- Epanchement liquidien intra péritonéal

Iconographie n°1

Ulcère duodénal, défense abdominale.

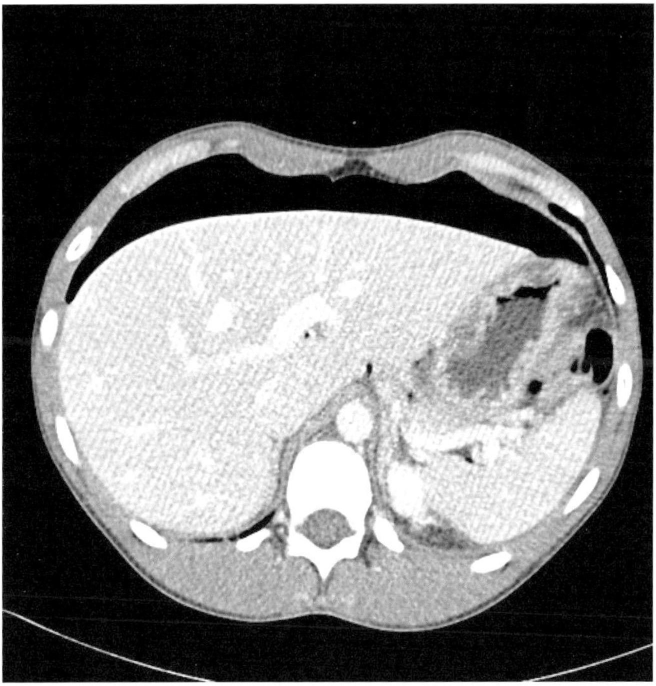

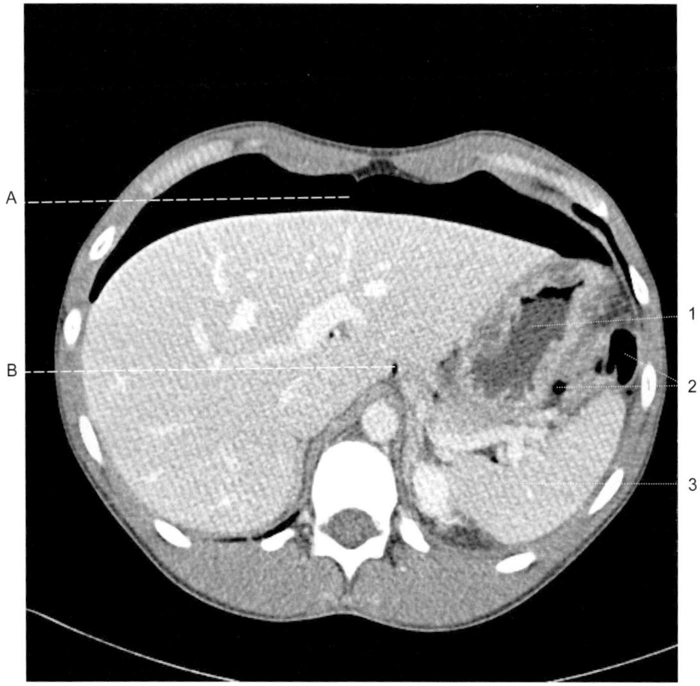

Analyse	Descriptif
Type d'examen	• **TDM abdominale avec injection**
Indications de l'examen dans cette pathologie	• **Si la gravité n'impose pas une chirurgie d'emblée, la TDM est l'examen de référence de la majorité des urgences abdominales**
Repères anatomiques	1- Estomac 2- Air normal intra digestif 3- Rate
Description de l'imagerie	A- Air extradigestif inter hépato diaphragmatique, moulant le bord antérieur du foie B- Petites bulles d'air extradigestives du hile hépatique
Diagnostic	Pneumopéritoine : perforation d'organe creux

Iconographie n°2

Fièvre, altération de l'état général, douleur abdominale avec contracture.

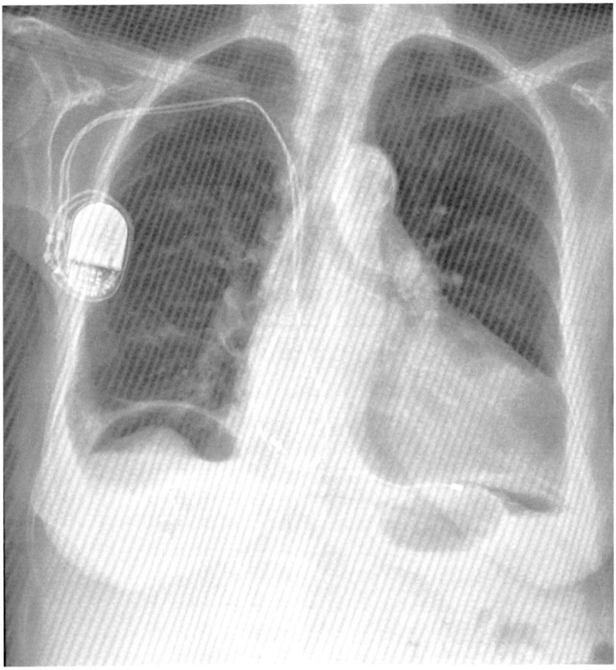

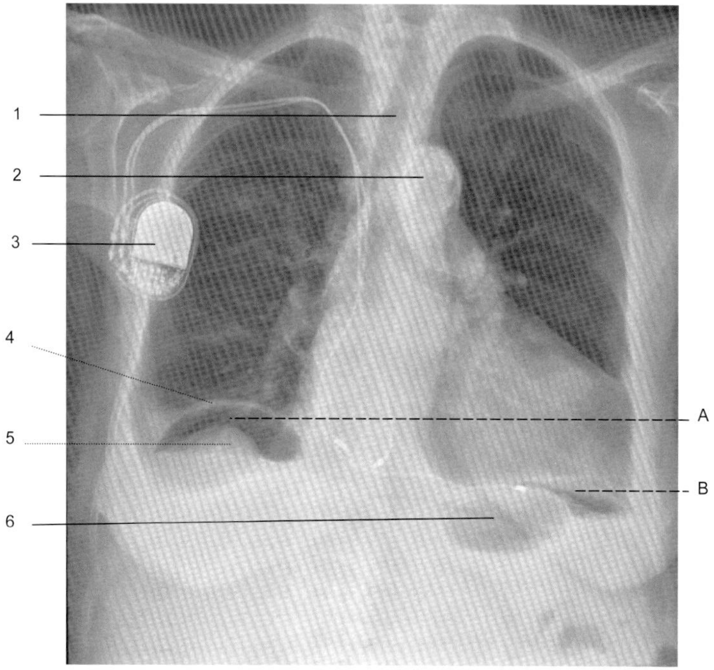

Analyse	Descriptif
Type d'examen	• **Radiographie standard debout**
Indications de l'examen dans cette pathologie	• **l'ASP et/ou les clichés centrés sur les coupoles n'ont actuellement plus d'indication dans le bilan des urgences abdominales (remplacés le plus souvent par la TDM)**
Repères anatomiques	1-Trachée 2- Bouton aortique calcifié 3- Pacemaker 4- Diaphragme 5- Dôme hépatique 6- Air gastrique
Description de l'imagerie	A- Croissant aérique inter hépato-diaphragmatique B- Croissant aérique sous diaphragmatique gauche
Diagnostic	Pneumopéritoine : perforation d'organe creux

DOSSIERS TOMBES ET TOMBABLES

DOSSIER TOMBE A L'ECN	ANNEE	CONTENU
	0	
DOSSIER TOMBABLE	PROBABILITE	CONTENU
	+++	ASP / TDM abdomen

Notes personnelles

PNEUMOTHORAX

276

MGS

X 1

PRINCIPALES CONSTATATIONS : DESCRIPTIONS-CLE

- Radiographie thoracique en inspiration, + **expiration** si on soupçonne un petit pneumothorax
- **Hyperclarté pleurale**, pneumothorax complet et collapsus pulmonaire
- Signe de gravité : **pneumothorax compressif** → déplacement du médiastin, **bride sous tension**

Iconographie :

Patient jeune, douleur en coup de poignard, dyspnée, toux sèche.

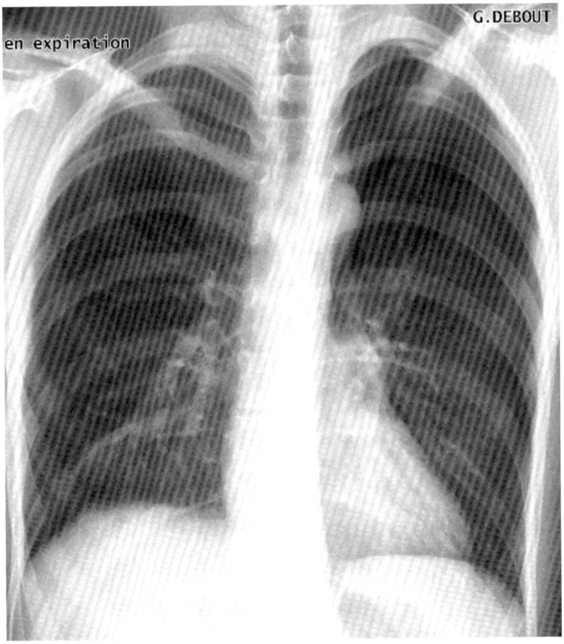

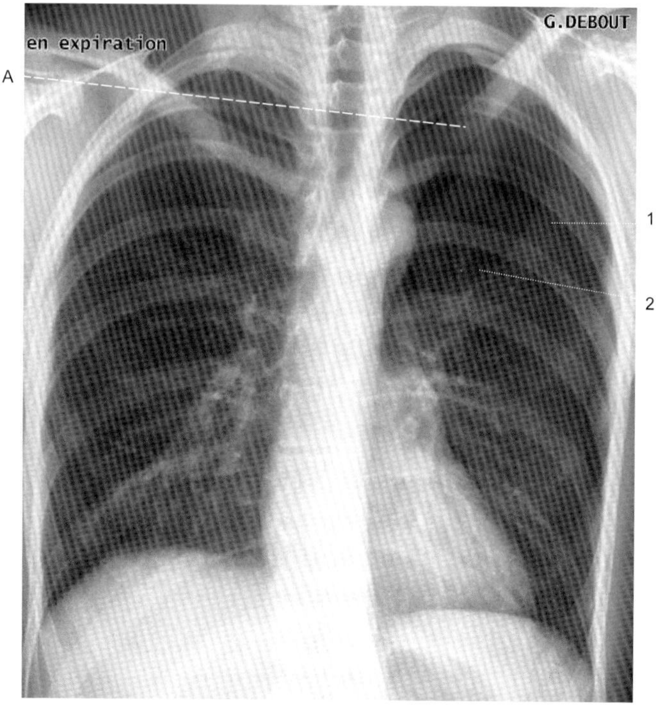

Analyse	Descriptif
Type d'examen	• **Radiographie thoracique de face en expiration**
Indications de l'examen dans cette pathologie	• **Diagnostic**
Repères anatomiques	1- Plèvre viscérale 2- Lobe pulmonaire supérieur gauche
Description de l'imagerie	A- Hyperclarté pleurale apicale gauche
Diagnostic	Pneumothorax apical gauche non compliqué

DOSSIERS TOMBES ET TOMBABLES

DOSSIER TOMBE A L'ECN	ANNEE	CONTENU
	2005 DOSSIER 6	Pneumothorax - RADIO thorax
DOSSIER TOMBABLE	PROBABILITE	CONTENU
	+	RADIO thorax

Notes personnelles

SPONDYLARTHRITE ANKYLOSANTE

282

MGS

X 1

PRINCIPALES CONSTATATIONS : DESCRIPTIONS-CLES

- Atteinte axiale (rachis et sacro-iliaques) et des enthèses (calcanéum)
  - Rachis :
    mise au carré des vertébres (vertèbre de Romanus) par érosion des coins vertébraux
    syndesmophytes (ossifications verticales), ankylose à un stade tardif (colonne bambou)
  - Sacro-iliaques → sacroiliite bilatérale :
    aspect flou avec érosion des interlignes (aspect en timbre post)
    condensation des berges
    pseudo-élargissement
    ankylose
- Atteinte périphérique: arthrite des hanches (pincement de l'interligne articulaire), érosions du calcanéum, ossification des enthèses du bassin

Iconographie n°1: Patient suivi pour une spondylarthrite ankylosante avec atteinte axiale.

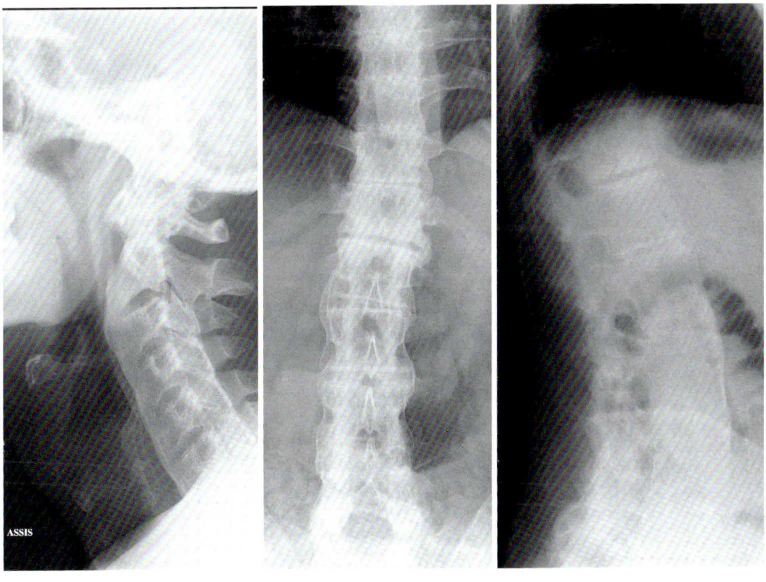

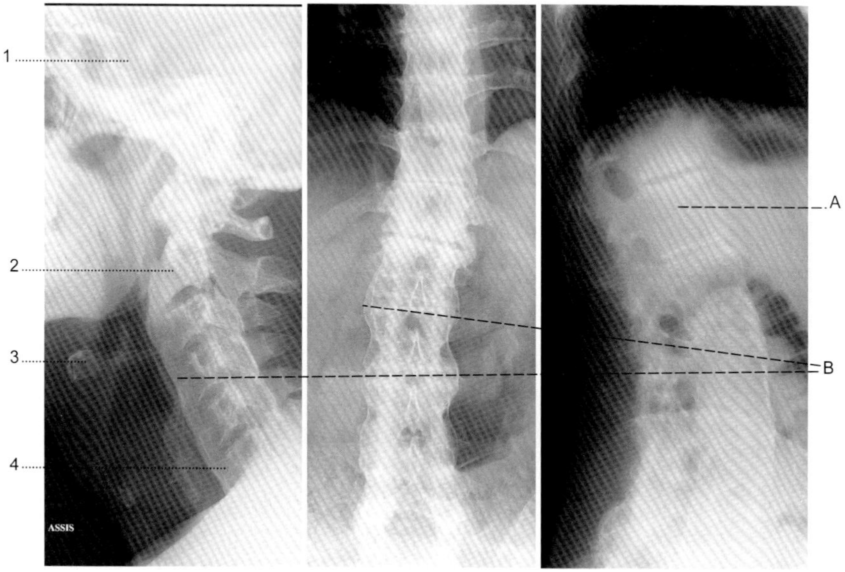

Analyse	Descriptif
Type d'examen	• **Radiographie du rachis cervical de profil et du rachis thoracique de face et profil**
Indications de l'examen dans cette pathologie	• **Diagnostic positif et suivi** • **Radiographies du rachis cervical, thoraco-lombaire et du bassin dans le bilan initial**
Repères anatomiques	1- Selle turcique 2- C2 3- Os hyoïde 4- C6
Description de l'imagerie	A- « Mise au carré » des vertèbres (vertèbre de Romanus) B- Syndesmophytes avec aspect de « colonne de bambou »
Diagnostic	Spondylarthrite ankylosante évoluée avec atteinte rachidienne.

Iconographie n°2

Autre patient suivi pur une spondylarthrite ankylosante.

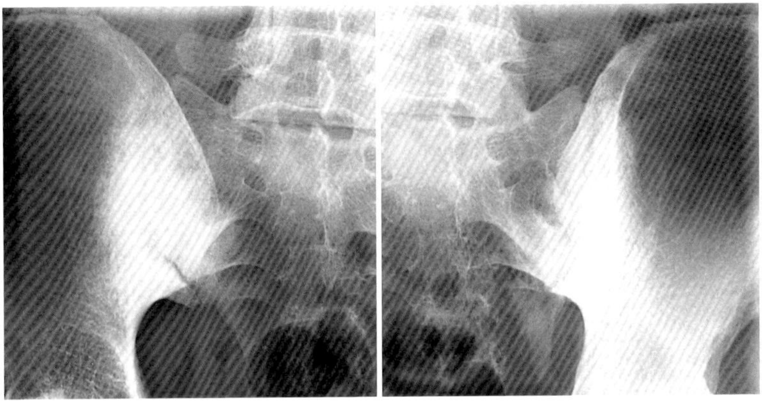

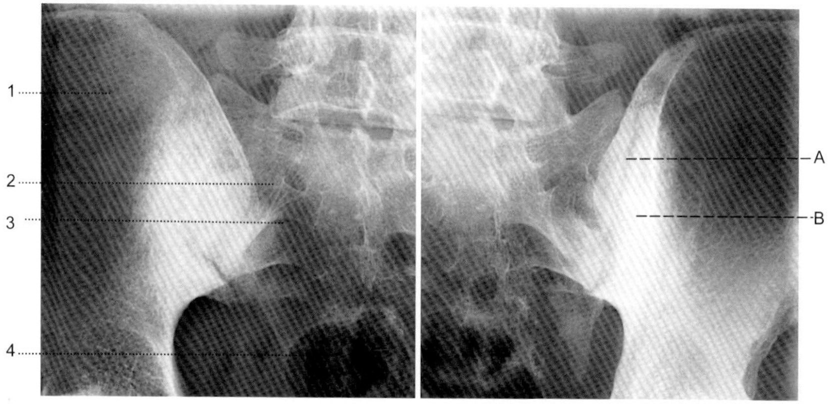

Analyse	Descriptif
Type d'examen	• **Radiographie de face des articulations sacro-iliaques**
Indications de l'examen dans cette pathologie	• **Diagnostic positif et suivi**
Repères anatomiques	1- Aile iliaque droite 2- Sacrum 3- 3ème trou sacré droit 4- Air et matières digestives
Description de l'imagerie	A- Irrégularité et flou de l'interligne sacro-iliaque B- Condensation osseuse
Diagnostic	Sacro-iliite bilatérale

DOSSIERS TOMBES ET TOMBABLES

DOSSIER TOMBE A L'ECN	ANNEE	CONTENU
	2010 DOSSIER 6	SPA - RADIO bassin
DOSSIER TOMBABLE	**PROBABILITE**	**CONTENU**
	+	RADIO rachis

Notes personnelles

ALTERATION DE LA FONCTION AUDITIVE

294

ODD

X 0

PRINCIPALES CONSTATATIONS : DESCRIPTIONS-CLE

- **Atteinte du conduit auditif interne :**
  Neurinome → extra-axial, point de départ : conduit auditif interne, refoule les structures adjacentes, iso/hypo-intense T2, aspect en « cornet de glace » ou « en bouchon de champagne », rehaussé sur les séquences T1 avec injection.
- **Atteinte de l'angle ponto-cérébelleux:**
  Méningiome → extra-axial, base d'implantation large sur la dure-mère, réaction durale (« dural tail »), comblement de l'angle ponto-cérébelleux, effet de masse sur le tronc basilaire, envahissement du conduit auditif interne

Iconographie n°1

Hypoacousie droite de perception, acouphène.

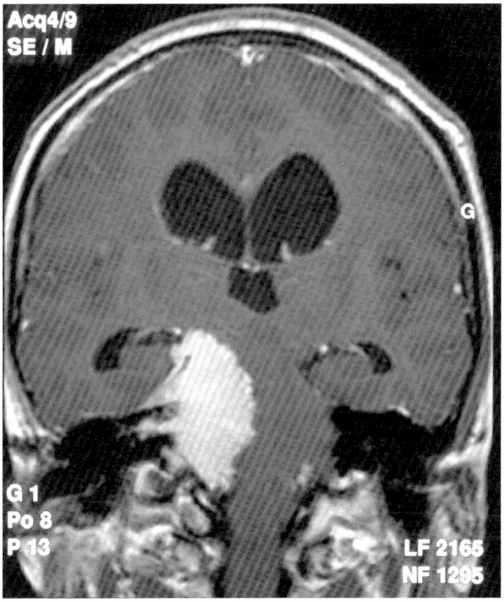

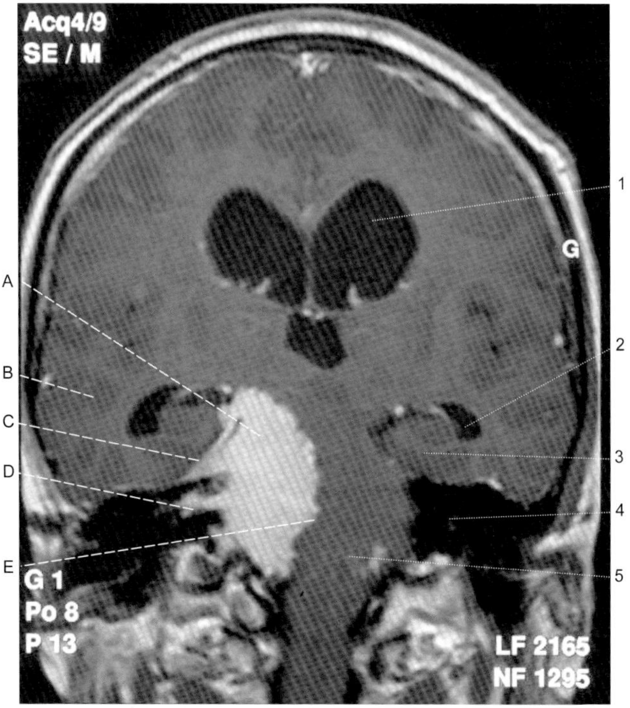

Analyse	Descriptif
Type d'examen	• **IRM pondérée en T1 après injection de gadolinium, coupe coronale centrée sur l'angle ponto-cérébelleux**
Indications de l'examen dans cette pathologie	• **IRM plus performante que la TDM pour l'exploration encéphalique, en fonction du plateau technique**
Repères anatomiques	1- Ventricule latéral gauche 2- Corne temporale gauche 3- Hippocampe gauche 4- Conduit auditif interne gauche 5- Tronc cérébral
Description de l'imagerie	Lésion de l'angle pontocérébelleux droit (A) à base d'implantation durale large (C), envahissant le conduit auditif interne droit (D) et responsable d'un important effet de masse sur le lobe temporal, en haut (B), et le tronc cérébral, en dedans (E)
Diagnostic	Méningiome de l'angle ponto-cérébelleux droit

Iconographie n°2

Hypoacousie gauche de perception, acouphène.

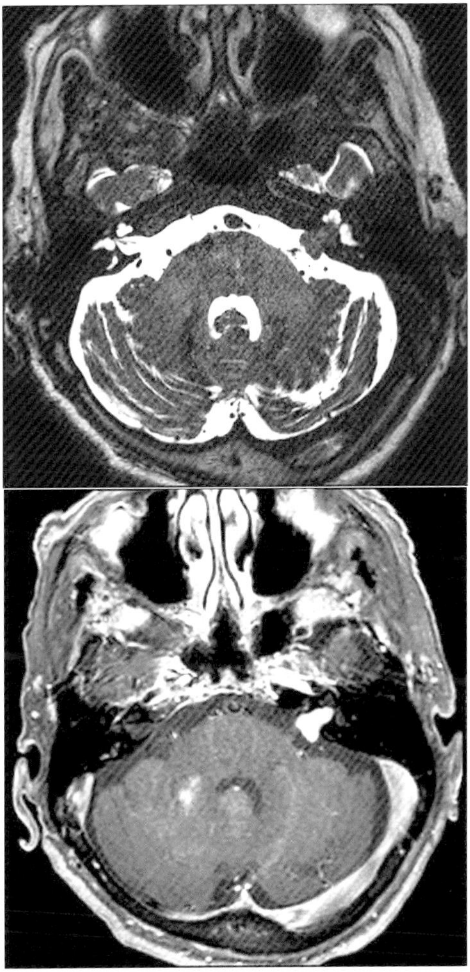

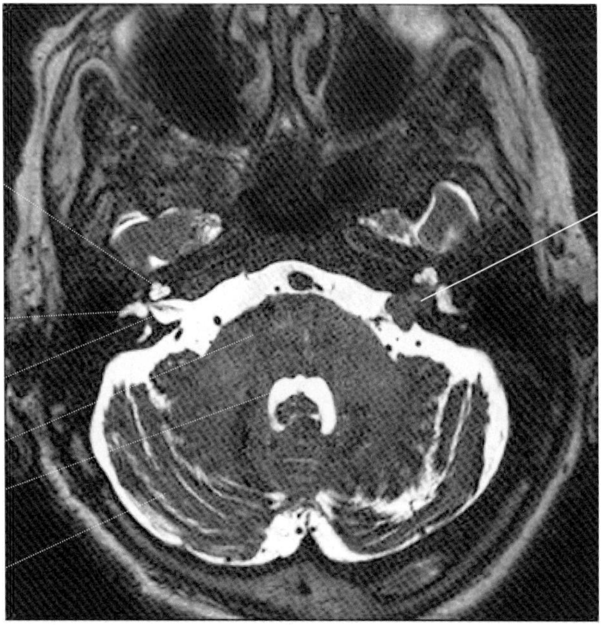

Analyse	Descriptif
Type d'examen	• **IRM pondéré en T2, acquisition axiale centrée sur les conduits auditifs internes**
Indications de l'examen dans cette pathologie	• **IRM plus performante que la TDM pour l'exploration des angles ponto-cérébelleux** 💣
Repères anatomiques	1- Cochlée 2- Vestibule 3- Paquet acoustico-facial 4- Pont 5- 4ème ventricule 6- Hémisphère cérébelleux droit
Description de l'imagerie	A- Lésion hypoT2 centrée sur le paquet acoustico-facial dépassant le conduit auditif interne → aspect en « cornet de glace »
Diagnostic	Neurinome de l'acoustique gauche

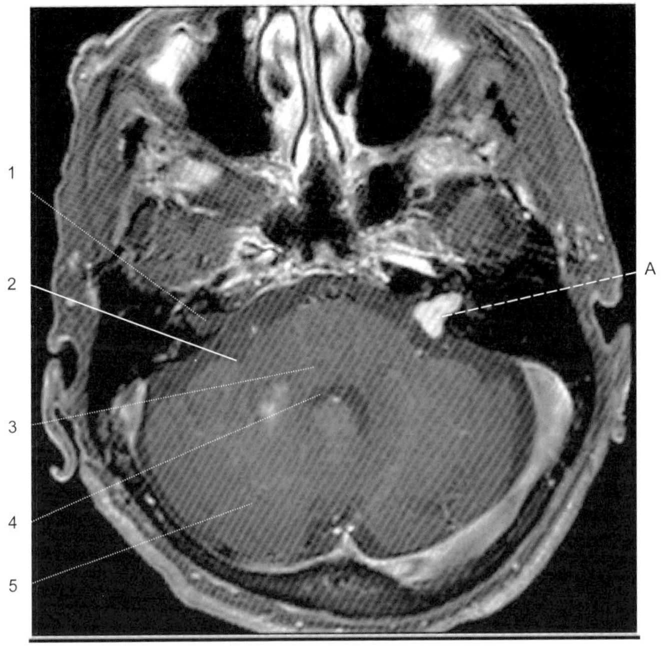

Analyse	Descriptif
Type d'examen	• **IRM pondérée en T1 après injection de gadolinium, coupe axiale**
Indications de l'examen dans cette pathologie	• **IRM plus performante que la TDM pour l'exploration des angles ponto-cérébelleux** 💣
Repères anatomiques	1- Paquet acoustico-facial 2- Angle ponto-cérébelleux droit 3- Pont 4- 4ème ventricule 5- Hémisphère cérébelleux droit
Description de l'imagerie	A- Rehaussement homogène après injection
Diagnostic	Neurinome de l'acoustique gauche

DOSSIERS TOMBES ET TOMBABLES

DOSSIER TOMBE A L'ECN	ANNEE	CONTENU
	0	
DOSSIER TOMBABLE	**PROBABILITE**	**CONTENU**
	+	IRM conduits auditifs internes

BOITERIE ET TROUBLE DE LA DEMARCHE CHEZ L'ENFANT

299

ODD

X 0

PRINCIPALES CONSTATATIONS : DESCRIPTIONS-CLE

- **Synovite aigüe transitoire (rhume de hanche) :**
  Radiographie du bassin → RAS
  Echo de hanche→ hypoéchogénicité intra articulaire signant l'épanchement
- **Arthrite septique :**
  Au stade aigu, même tableau **mais fièvre+++**. Si fièvre et bilan radio normal → scintigraphie osseuse +++ (foyer d'hyperfixation), IRM centré pour voir ostéomyélite
- **Ostéochondrite primitive de hanche :**
  Radio bassin → aplatissement du noyau épiphysaire, image en « coup d'ongle », image linéaire sous chondrale « en coquille d 'œuf », au maximum coxa plana
- **Epiphysiolyse fémorale supérieure :**
  Radio du bassin → glissement postérieur de la tête fémorale

Iconographie n°1

Enfant de 4 ans amené par ses parents devant une boiterie d'esquive du membre inférieur droit. Pas de fièvre. Notion d'infection ORL il y a 2 semaines.

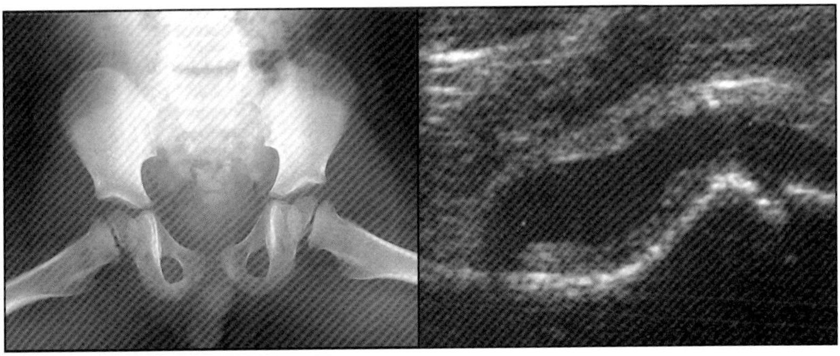

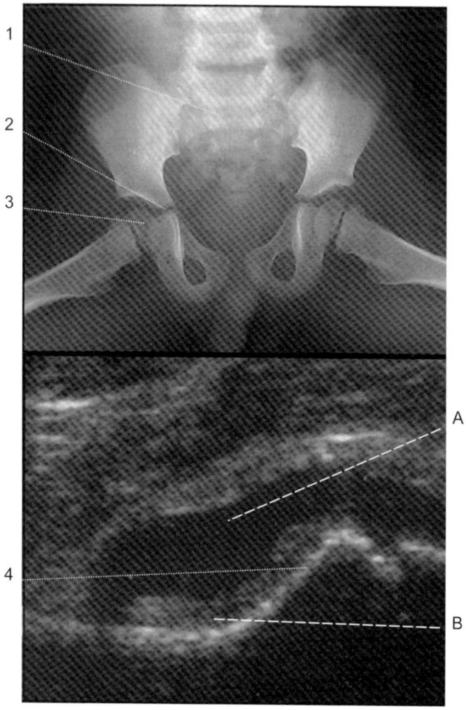

Analyse	Descriptif
Type d'examen	• **Icono du haut : radiographie du bassin incidence de Lowenstein icono du bas: échographie de la hanche droite**
Indications de l'examen dans cette pathologie	• **Radiographie du bassin et échographie de hanche indiqués. Bassin de face et de profil (incidence dite en « grenouille » ou Lowenstein). Contrôle radiographique à 2-3 mois (pour ne pas passer à côté d'une ostéochondrite)** 💣
Repères anatomiques	1- Sacrum 2- Cartilage en Y 3- Epiphyse fémorale droite bien arrondie 4- Métaphyse fémorale droite
Description de l'imagerie	A- Hypoéchogénicité intra-articulaire → épanchement B- Epaississement hyperéchogène → épaississement de la synoviale
Diagnostic	Synovite aigüe transitoire

Iconographie n°2

Petit garçon de 8 ans amené par ses parents devant une boiterie d'esquive augmentant à l'effort et en fin de journée, évoluant depuis plusieurs semaines.

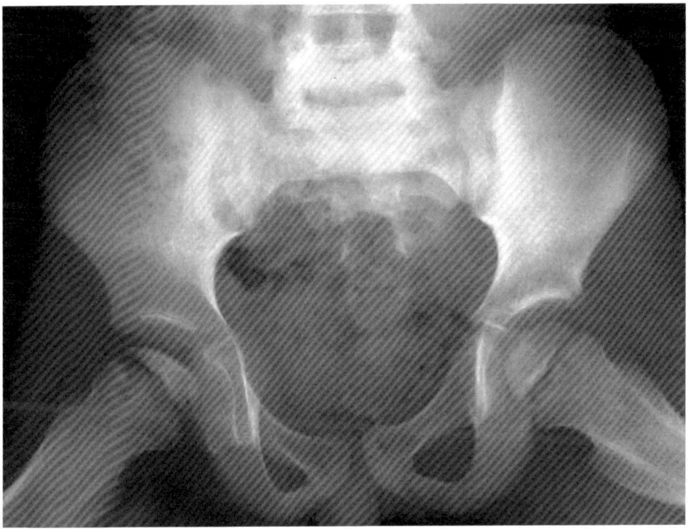

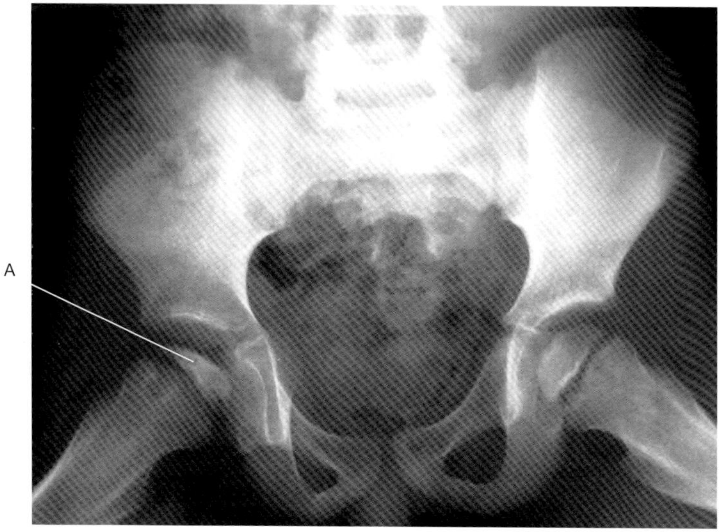

Analyse	Descriptif
Type d'examen	• **Radiographie du bassin incidence de profil**
Indications de l'examen dans cette pathologie	• **Radiographie du bassin et échographie de hanche indiqués. Bassin de face et de profil (incidence dite en « grenouille » ou Lowenstein)**
Description de l'imagerie	A- Aplatissement et condensation de la tête fémorale droite
Diagnostic	Ostéochondrite primitive de la hanche droite

Iconographie n°3

Adolescent obèse amené par ses parents pour boiterie d'esquive et douleur au pli inguinal gauche.

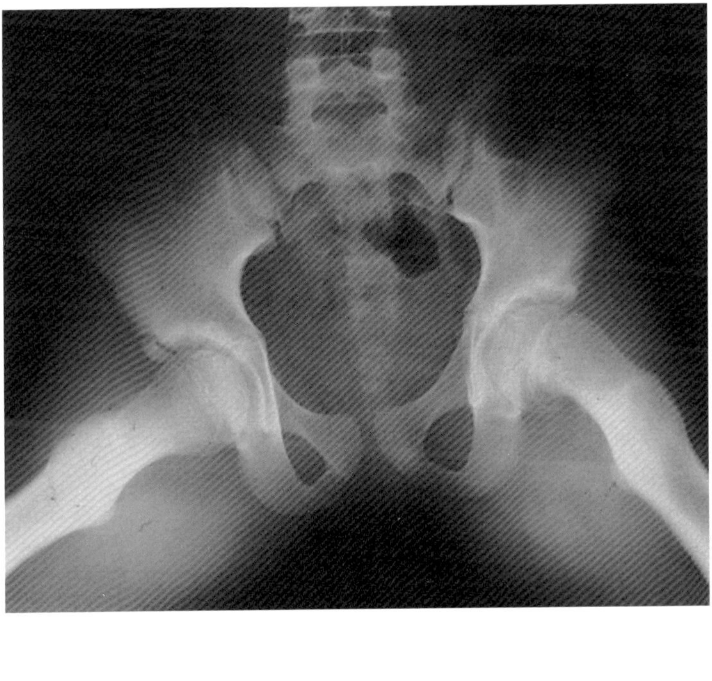

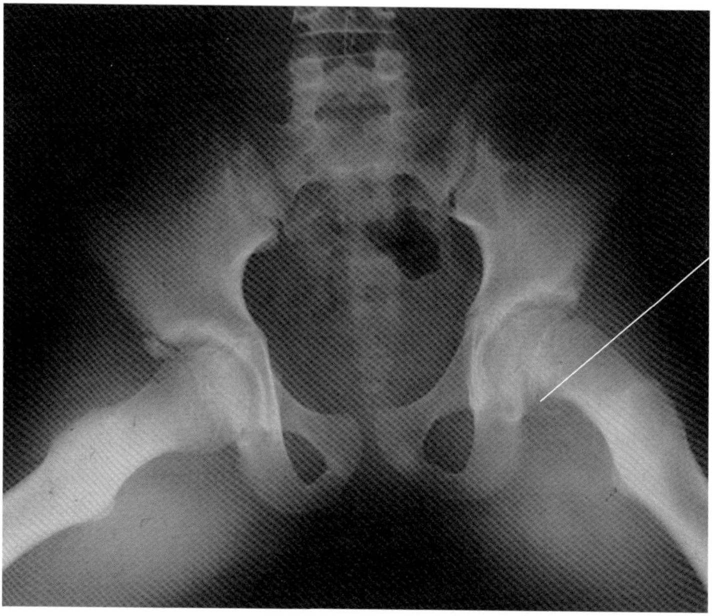

Analyse	Descriptif
Type d'examen	• **Radiographie du bassin incidence de profil**
Indications de l'examen dans cette pathologie	• **Radiographie du bassin et échographie de hanche indiqués. Bassin de face et de profil (incidence dite en « grenouille » ou Lowenstein)**
Description de l'imagerie	A- Bascule postérieure de l'épiphyse fémorale gauche
Diagnostic	Epiphysiolyse fémorale supérieure gauche

DOSSIERS TOMBES ET TOMBABLES

DOSSIER TOMBE A L'ECN	ANNEE	CONTENU
	0	
DOSSIER TOMBABLE	**PROBABILITE**	**CONTENU**
	+++	RADIO / ECHO hanches

Notes personnelles

DIPLOPIE

304
ODD
X 1

PRINCIPALES CONSTATATIONS : DESCRIPTIONS-CLE

- **Atteinte périphérique :**
  Fracture du plancher de l'orbite :
  TDM → fenêtre osseuse : fracture de la paroi inférieure de l'orbite (os maxillaire), fracture de la paroi interne (os ethmoïdal), emphysème sous cutanée
  → fenêtre tissulaire : incarcération graisseuse, musculaire, énophtalmie
- **Atteinte chiasmatique :**
  Tumeurs de la région sellaire :
  Craniopharyngiome : TDM → tumeurs calcifiées, IRM → portion charnue rehaussée par l'injection de gadolinium, portion kystique non rehaussée, compression chiasmatique, compression tige pituitaire, dilatation ventriculaire (Hypertension intracérébrale).

Iconographie n°1

Traumatisme direct de l'œil gauche. Douleur du bord inférieur de l'orbite, diplopie binoculaire dans le regard vers le haut.

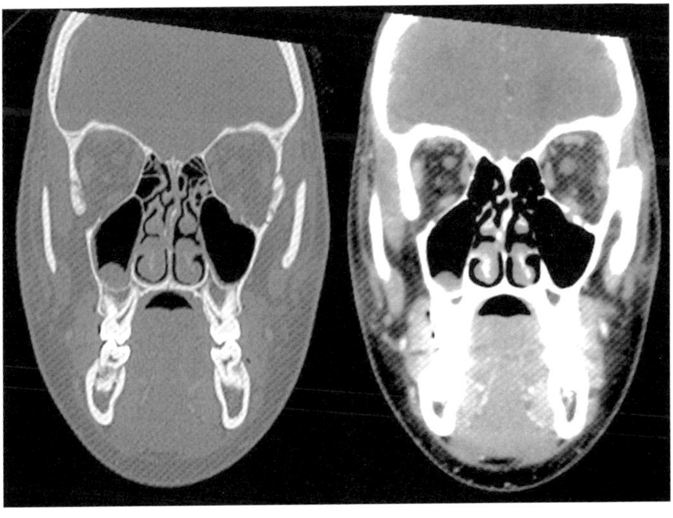

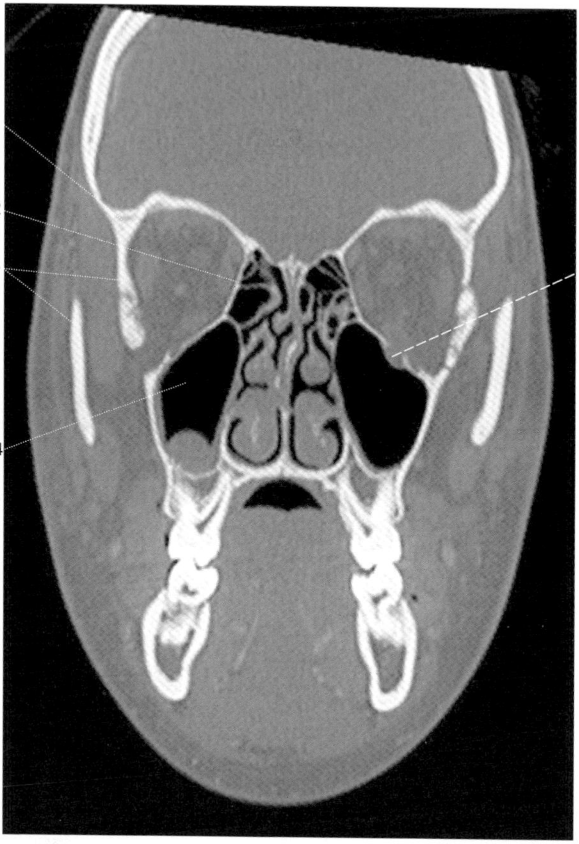

Analyse	Descriptif
Type d'examen	• **TDM de la face, fenêtre osseuse, reconstruction coronale**
Indications de l'examen dans cette pathologie	• **TDM indiquée pour explorer fracture de la face. Injection de produit de contraste permet une analyse des parties molles (muscles) et des vaisseaux**
Repères anatomiques	1- Os frontal droit 2- Lame papyracée droite (os ethmoïde droit) 3- Os zygomatique droit 4- Sinus maxillaire droit
Description de l'imagerie	A- Solution de continuité au niveau du plancher → fracture
Diagnostic	Fracture du plancher de l'orbite gauche

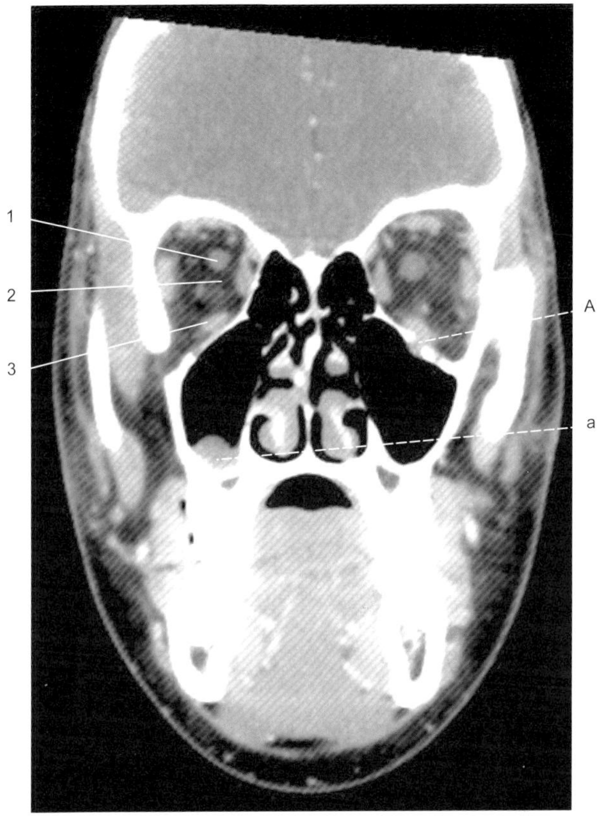

Analyse	Descriptif
Type d'examen	• **TDM de la face, fenêtre tissulaire, avec injection de produit de contraste, reconstruction coronale**
Indications de l'examen dans cette pathologie	• **TDM indiquée pour explorer fracture de la face. Injection de produit de contraste permet une analyse des parties molles (muscles) et les vaisseaux**
Repères anatomiques	1- Nerf optique droit 2- Graisse intra-orbitaire 3- Muscle droit inférieur droit
Description de l'imagerie	A- Traction du muscle droit inférieur à travers le plancher
Autres constatations	a- Epaississement muqueux du sinus maxillaire droit → sinusite
Diagnostic	Fracture du plancher de l'orbite gauche avec incarcération du muscle droit inférieur gauche

Iconographie n°2

Baisse d'acuité visuelle progressive, céphalées récurrentes, panhypopituitarisme.

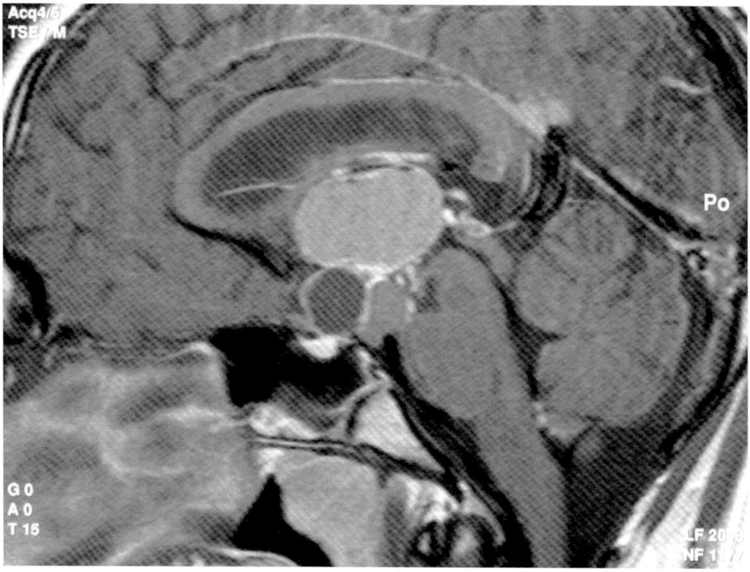

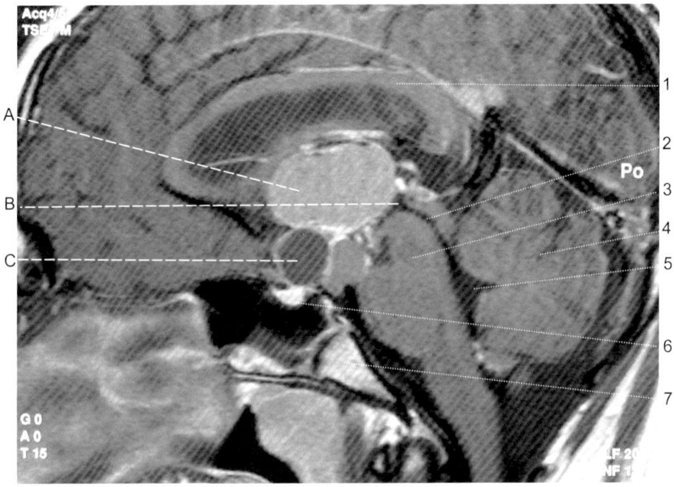

Analyse	Descriptif
Type d'examen	• **IRM pondérée T1 avec injection de gadolinium, coupe sagittale**
Indications de l'examen dans cette pathologie	• **IRM indiquée et plus performante que la TDM pour l'exploration des régions sellaire et suprasellaire. TDM plus performante pour voir les calcifications**
Repères anatomiques	1- Corps calleux 2- Aqueduc de Sylvius 3- Pédoncules cérébraux 4- Vermis du Cervelet 5- 4ème ventricule 6- Selle turcique 7- Os sphénoïdal
Description de l'imagerie	A- Portion de la lésion rehaussée par le contraste → portion charnue B- Quasi disparition du 3ème ventricule → effet de masse C- Portion de la lésion hypoT1 non rehaussée → portion kystique
Diagnostic	Craniopharyngiome

DOSSIERS TOMBES ET TOMBABLES

DOSSIER TOMBE A L'ECN	ANNEE	CONTENU
	2006 DOSSIER 7	NORB (pas d'imagerie)
DOSSIER TOMBABLE	PROBABILITE	CONTENU
	+	IRM cérébrale

DOULEUR ET EPANCHEMENT ARTICULAIRE. ARTHRITE D'EVOLUTION RECENTE

307

ODD

X 3

PRINCIPALES CONSTATATIONS : DESCRIPTIONS-CLES

- Radiographies
  - Signes retardés : pincement global de l'interligne articulaire, érosions, séquestre osseux
- **Echographie +++**
  - Sensible et spécifique: **épanchement liquidien intra articulaire, synovite** (inflammation de la synoviale avec hyperhémie)
  - Arthrite septique peu probable si normale
  - Guidage de ponction
- TDM
  - Plus sensible que les radiographies pour détecter érosions et séquestres
  - Articulations difficile d'accès en échographie: sacro iliaques, sterno claviculaires
- IRM
  - **Hypersignal liquidien non spécifique en T2** (ne différencie pas inflammatoire /infectieux)
  - Atteinte des parties molles
- Scintigraphie
  - Hyperfixation non spécifique
  - Scintigraphie aux polynucléaires marqués (ex: infection sur prothèse)

Iconographie n°1

Tuméfaction du genou, contact rotulien.

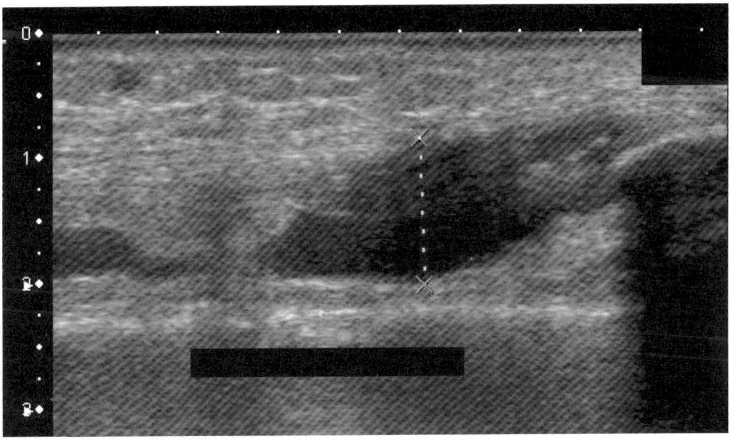

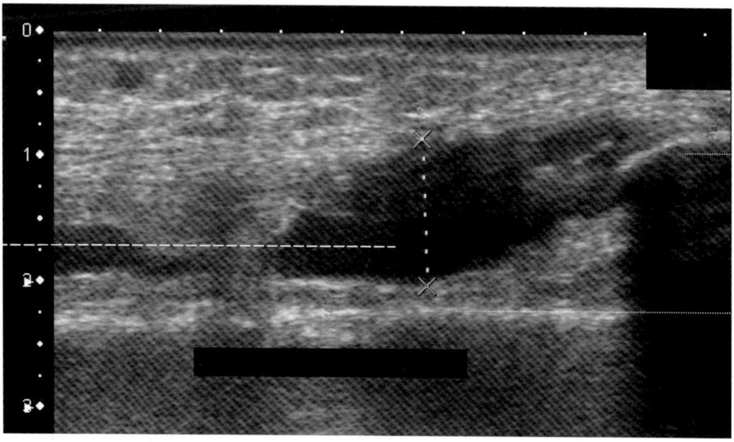

Analyse	Descriptif
Type d'examen	• **Echographie du genou**
Indications de l'examen dans cette pathologie	• **Diagnostic positif**
Repères anatomiques	1- Patella 2- Corticale fémorale antérieure
Description de l'imagerie	A- Epanchement liquidien du cul de sac sous quadricipital
Diagnostic	Epanchement du genou

Iconographie n°2

Boiterie depuis 1 mois avec épanchement articulaire chez un enfant de 2 ans.

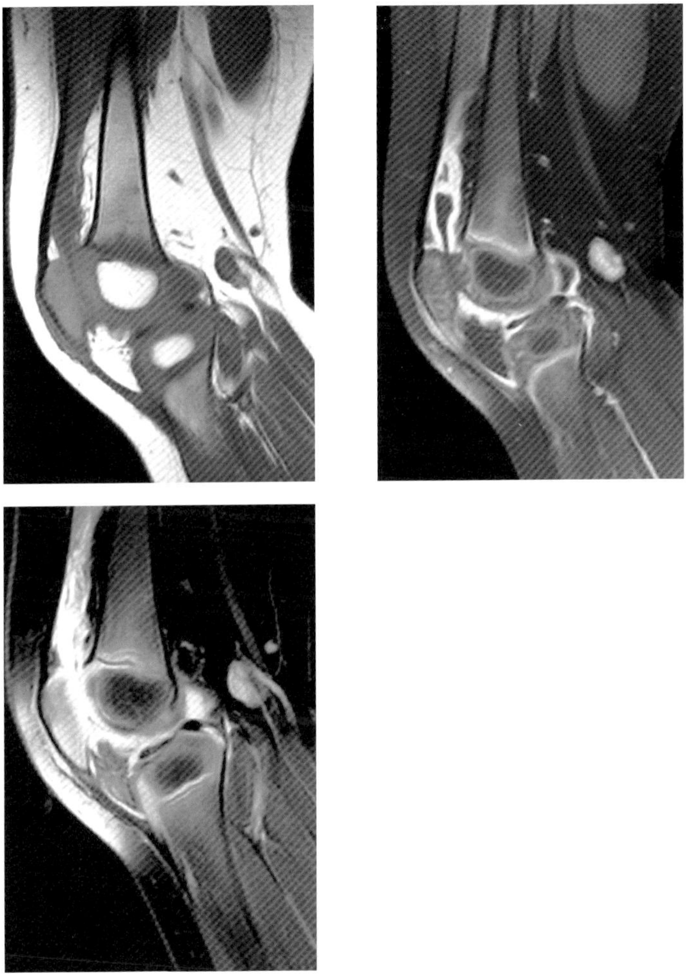

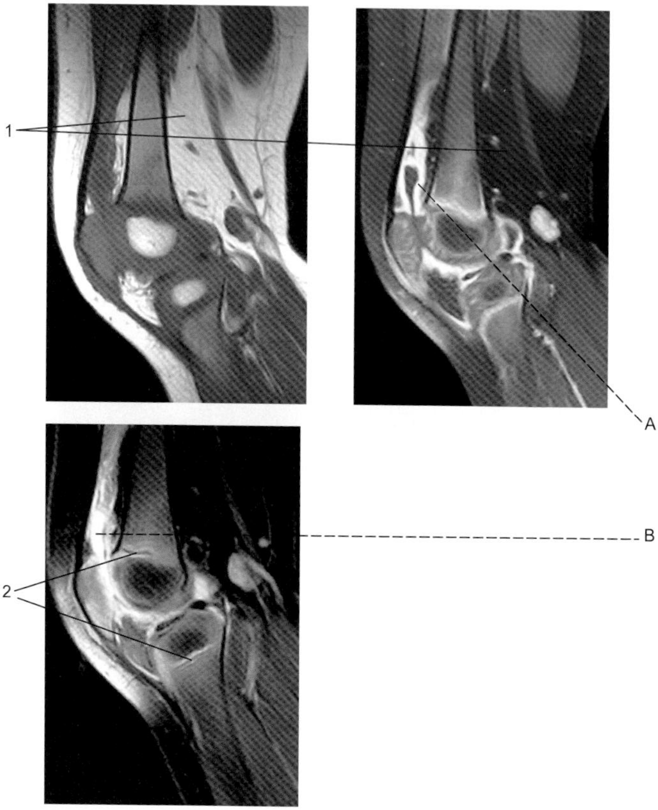

Analyse	Descriptif
Type d'examen	• **IRM du genou, séquences sagittales en T1, T1 après injection de gadolinium et saturation de la graisse et T2 avec saturation de la graisse**
Indications de l'examen dans cette pathologie	• **Diagnostic positif et de gravité**
Repères anatomiques	1- Graisse 2- Cartilages de croissance
Description de l'imagerie	A- Synoviale épaissie prenant le contraste B- Epanchement liquidien
Diagnostic	Arthrite du genou

DOSSIERS TOMBES ET TOMBABLES

	ANNEE	CONTENU
DOSSIER TOMBE A L'ECN	2005 DOSSIER 2	Gonarthrose - RADIO genou
	2008 DOSSIER 2	Chondrocalcinose - RADIO genou
	2011 DOSSIER 3	Rhumatisme psoriasique (pas d'imagerie)
DOSSIER TOMBABLE	PROBABILITE	CONTENU
	++	RADIO / ECHO articulations

Notes personnelles

EPANCHEMENT PLEURAL

312
ODD
X 1

PRINCIPALES CONSTATATIONS : DESCRIPTIONS-CLE

- Radiographie pulmonaire de face en inspiration **+ profil** pour dépister épanchement postérieur
- Opacité **dense homogène** non systématisée comblant **le cul de sac pleural** et **effaçant les structures adjacentes** (signe de la silhouette), concave vers le haut (ligne de Damoiseau)
- Epanchement : libre / localisé / inter-scissuraire

Iconographie

Douleur en inspiration irradiant vers l'épaule gauche, dyspnée.

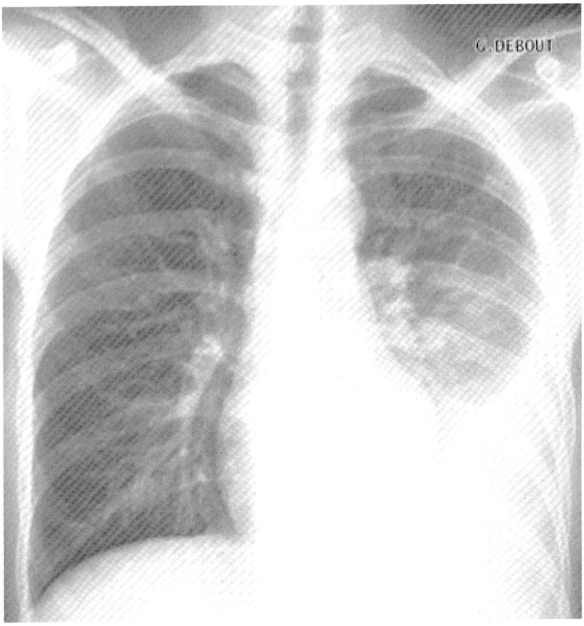

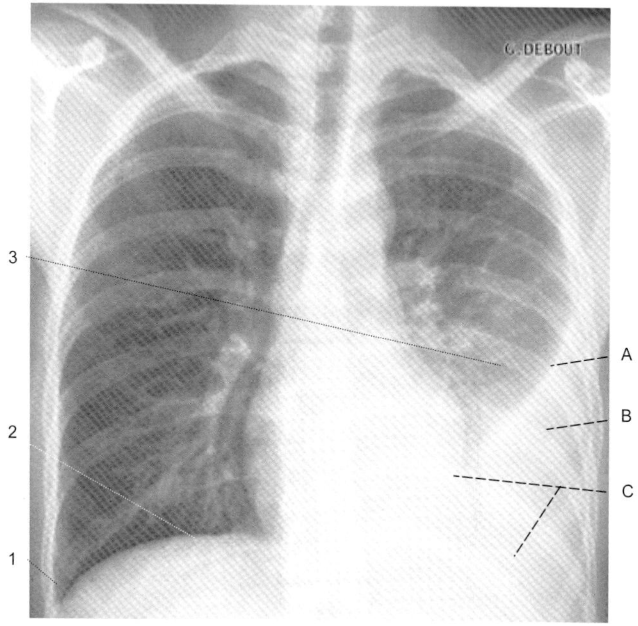

Analyse	Descriptif
Type d'examen	• **Radiographie thoracique de face en inspiration**
Indications de l'examen dans cette pathologie	• **Diagnostic** • **Echographie thoracique et TDM = compléments spécialisés possibles**
Repères anatomiques	1- Cul de sac pleural droit 2- Diaphragme droit 3- Lobe pulmonaire inférieur gauche
Description de l'imagerie	A- Ligne de Damoiseau B- Opacité homogène effaçant le cul de sac pleural gauche C- Effacement du bord gauche du cœur et du diaphragme gauche → signe de la silhouette
Diagnostic	Epanchement pleural gauche

DOSSIERS TOMBES ET TOMBABLES

DOSSIER TOMBE A L'ECN	ANNEE	CONTENU
	2010 DOSSIER 8	Cancer pleural - RADIO & TDM thorax
DOSSIER TOMBABLE	**PROBABILITE**	**CONTENU**
	+	RADIO / TDM thorax

Notes personnelles

HEMOPTYSIE

317

ODD

X 2

PRINCIPALES CONSTATATIONS : DESCRIPTIONS-CLE

- **Hémorragie alvéolaire** → comblement alvéolaire, granité localisé, trouble de ventilation
- **Bronchectasie** → dilatation de la clarté bronchique, épaississement des parois, comblement muqueux
- **Tumeur pulmonaire**
- **Tuberculose**
- **Embolie pulmonaire**

Iconographie n°1

Bronchite chronique, toux, hémoptysie.

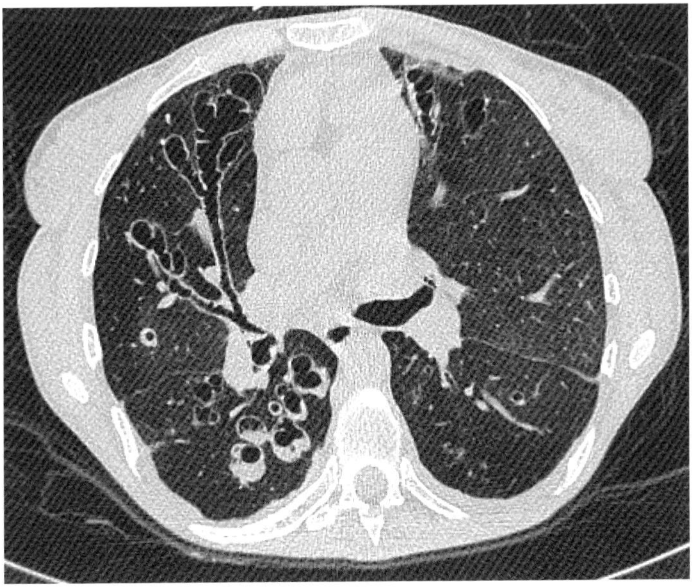

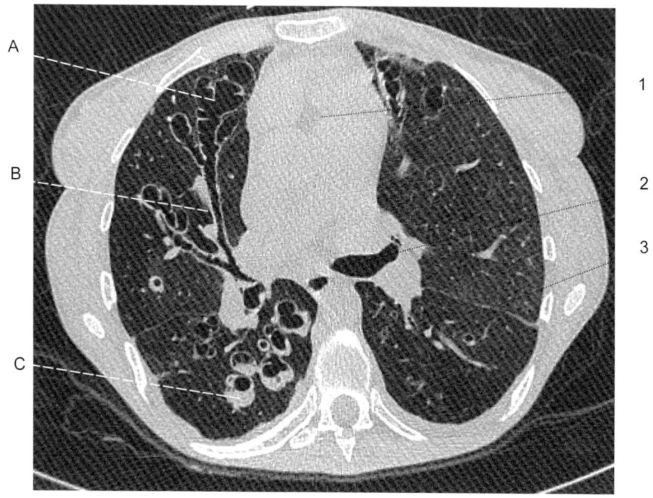

Analyse	Descriptif
Type d'examen	• **TDM thoracique, en inspiration, fenêtre parenchymateuse, sans injection de produit de contraste**
Indications de l'examen dans cette pathologie	• **Diagnostic, avis spécialisé en complément de la radiographie thoracique**
Repères anatomiques	1- Médiastin 2- Bronche souche gauche 3- Grande scissure
Description de l'imagerie	A- Dilatation kystique des bronches du lobe moyen droit B- Epaississement paroi bronchique → syndrome bronchique C- Hyperdensité déclive intra-bronchique
Diagnostic	Dilatation des bronches bilatérales

DOSSIERS TOMBES ET TOMBABLES

DOSSIER TOMBE A L'ECN	ANNEE	CONTENU
	2009 DOSSIER 4	Hémoptysie - RADIO thorax
	2011 DOSSIER 2	Cancer bronchique - TDM thorax & TEP
DOSSIER TOMBABLE	**PROBABILITE**	**CONTENU**
	++	RADIO / TDM thorax

Notes personnelles

SPLENOMEGALIE

332
ODD
X 3

PRINCIPALES CONSTATATIONS : DESCRIPTION-CLES

- Augmentation de taille de la rate > 13 cm d'axe bipolaire
- Splénomégalie homogène / hétérogène

Iconographie

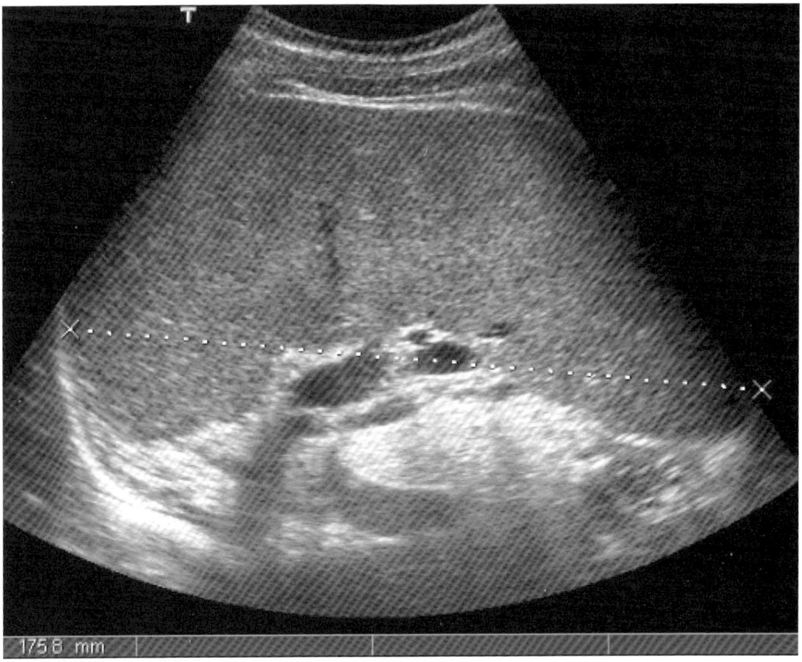

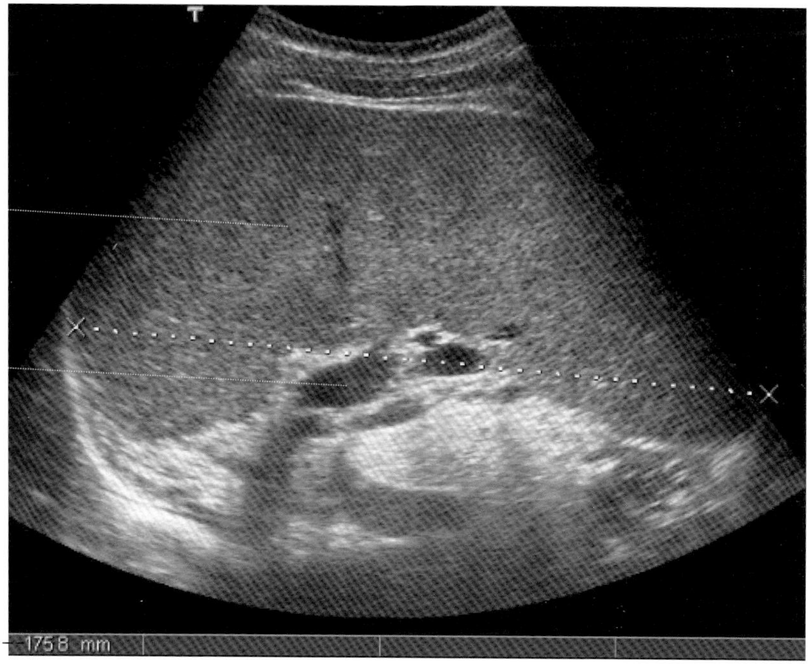

Analyse	Descriptif
Type d'examen	• **Echographie abdominale**
Indications de l'examen dans cette pathologie	• **En complément éventuel de l'examen clinique**
Repères anatomiques	1- Rate homogène 2- Veine splénique
Description de l'imagerie	A- Taille > 13 cm d'axe bipolaire
Diagnostic	Splénomégalie homogène

DOSSIERS TOMBES ET TOMBABLES

DOSSIER TOMBE A L'ECN	ANNEE	CONTENU
	2004 DOSSIER 9	Angine (pas d'imagerie)
	2007 DOSSIER 4	Accès palustre - TDM abdominale
DOSSIER TOMBABLE	**PROBABILITE**	**CONTENU**
	++	ECHO / TDM abdomen

Notes personnelles

VOMISSEMENTS DU NOURRISSON, DE L'ENFANT ET DE L'ADULTE

345

ODD

X 3

PRINCIPALES CONSTATATIONS : DESCRIPTIONS-CLE

- **Sténose hypertrophique du pylore :**
  ASP → distension gastrique, faible aération digestive d'aval
  Echo → stase gastrique, « olive » pylorique avec paroi musculaire hypoéchogène épaissie (épaisseur paroi > 3,5 mm), image en cocarde (coupe transversale) ou canal pylorique allongé > 15-20 mm (coupe longitudinale)
  TOGD → hyperkinésie gastrique, retard d'évacuation, canal pylorique allongé, étiré

Iconographie

Petit garçon de 1 mois amené par ses parents pour vomissement alimentaire abondant, en jet, survenant après un intervalle libre en post-prandial.

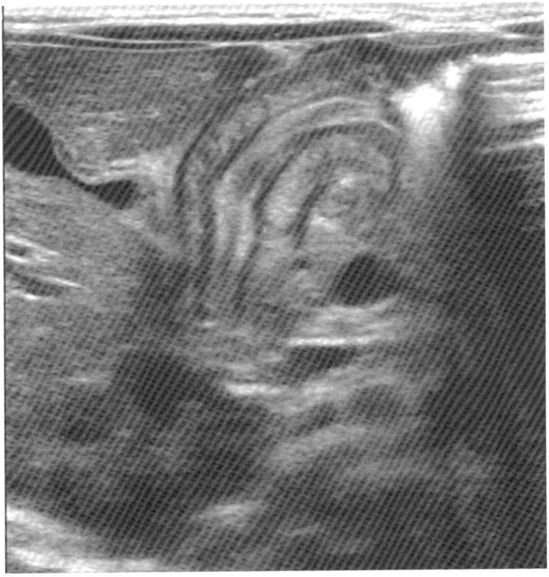

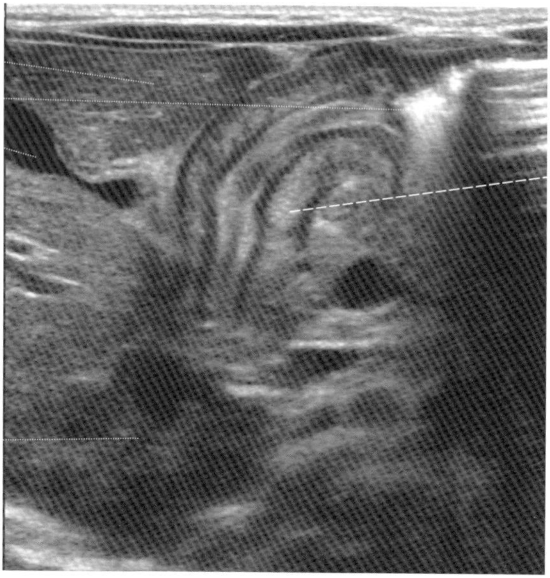

Analyse	Descriptif
Type d'examen	• **Echographie abdominale, coupe oblique passant par le pylore**
Indications de l'examen dans cette pathologie	• **ASP envisageable, échographie diagnostique chez l'enfant**
Repères anatomiques	1- Foie 2- Cavité gastrique 3- Vésicule biliaire 4- Bulbe duodénal
Description de l'imagerie	A- Allongement et épaississement du pylore
Diagnostic	Sténose hypertrophique du pylore

DOSSIERS TOMBES ET TOMBABLES

	ANNEE	CONTENU
DOSSIER TOMBE A L'ECN	2006 DOSSIER 9	Intoxication CO (pas d'imagerie)
	2011 DOSSIER 2	Cancer bronchique - TDM thorax & TEP
	2011 DOSSIER 4	Intolérance au lait de vache (pas d'imagerie)
DOSSIER TOMBABLE	PROBABILITE	CONTENU
	++	RADIO thorax